Prof. Dr. Borwin Bandelow

Das Endorphin-Prinzip
Wie Glück im Gehirn entsteht

Die besten psychologischen Tipps und neuesten Erkenntnisse von Deutschlands bekanntestem Angstforscher

MAXIMUM

Alles zum Lebensthema Glück von Deutschlands bekanntestem Angstforscher

„Nichts, was mit dem Gehirn zu tun hat, ist einfach. Wenn das Gehirn so einfach wäre, dass wir es durchschauen könnten, wären wir so einfach, dass wir es nicht durchschauen würden."

Was ist Glück? Wie entsteht es? Wie können wir es bestmöglich aktivieren – und was können wir Menschen raten, die keine Freude mehr empfinden?

Tief in unserem Gehirn laufen alle Fäden zusammen. Aus der Sicht der Hirnforschung werden Genuss und Wohlgefühl in einem Teil des Gehirns erzeugt, der als Belohnungssystem bezeichnet wird. Alle Formen des Sich-richtig-gut-Fühlens gehen letztendlich auf die Ausschüttung einiger weniger Hormone im Gehirn zurück.

Dieses Buch gibt die besten Tipps, wie wir dem Traum vom Glück ein wenig näherkommen können – quasi ein individuelles und legales „Doping". Glück hängt nur zu einem geringen Teil von den tatsächlichen äußeren Gegebenheiten ab. Und das Erstaunliche ist: Ob und wie wir Glück empfinden, können wir selbst beeinflussen.

Verblüffende Erkenntnisse, konkrete Tipps, einprägsame Merksätze: Dr. Borwin Bandelow erklärt komplexe Sachverhalte und die neuesten wissenschaftlichen Erkenntnisse verständlich, praxisnah und immer mit einem Augenzwinkern!

„Erst wenn du aufhörst, dem Glück nachzujagen, hast du es gefunden! Aber bis dahin kannst du jede Menge Spaß haben ..."
Borwin Bandelow

Prof. Dr. med. Dipl.-Psych.
Borwin Bandelow

DAS ENDORPHIN-PRINZIP

Wie **Glück** im **Gehirn** entsteht

Die besten **psychologischen Tipps** und **neuesten Erkenntnisse** von Deutschlands bekanntestem Angstforscher

MAXIMUM

Hauptstraße 33
27299 Langwedel
www.maximum-verlag.de

3. Auflage 2024

Lektorat: Bernadette Lindebacher
Korrektorat: Angelika Wiedmaier
Satz/Layout: Alin Mattfeldt
Umschlaggestaltung: Alin Mattfeldt
Umschlagmotiv: Johan Swanepoel/ Shutterstock
E-Book: Mirjam Hecht

Druck: CPI Books GmbH
Made in Germany
ISBN: 978-3-98679-017-2

Für meine Familie

INHALT

Kapitel 2

Ein perfekter Tag

Was für ein wunderbarer Tag für die Ärztin Luisa B.! Sie hatte ihre medizinische Doktorprüfung mit „sehr gut“ bestanden und strahlte nur so vor Selbstsicherheit und echtem Glück. Bei einer kleinen Sektfeier mit dem wissenschaftlichen Team sprach die Leiterin der Klinik sie an und versicherte ihr, dass ihr Arbeitsvertrag verlängert werden würde.

Gerade als die ersten Gäste gingen, kam Luisas ärztlicher Kollege, Elias M., ein gutaussehender, dunkelhaariger Mann, mit dem sie schon früher oft intensive Gespräche geführt hatte. Er gratulierte ihr mit einem verschmitzten Lächeln auf den Lippen und fasste sich endlich den Mut, Luisa zu fragen, ob er sie zur Feier des Tages zum Abendessen einladen dürfte. Das ist mein Glückstag, freute sich Luisa im Stillen und sagte natürlich zu. Und so fanden sich die beiden abends im Nobellokal „Chez Henri“ wieder, bei Garnelen in Weißweinsoße, begleitet von einer Flasche Elsässer Crémant. Das Gespräch fühlte sich so leicht und locker an wie die Mousse au citron zum Dessert. Die Gedanken berührten sich und ihr gleichgesinnter Humor brachte beide immer wieder zum Lachen. Der Abend war noch jung – beschwingt spazierten die beiden unter dem Sternenhimmel durch die Stadt und sahen am Fluss fröhliche Menschen tanzen. Getragen von der Lebensfreude der Musik und der zeitlosen Atmosphäre blickten sich Luisa und Elias an und wiegten sich bereits im Rhythmus der Musik und der Herzen. Traumwandlerisch begann der Tanz einer Zweisamkeit – ein zärtlicher Kuss steigerte das Verlangen. Die Nacht gehört den Katzen und den Liebenden! … Was für ein perfekter Tag! So glücklich habe ich mich schon lange nicht mehr gefühlt, dachte Luisa, als bereits die ersten Sonnenstrahlen des neuen Tages auf ihre Haare fielen und Elias neben ihr eingeschlafen war …

Wann haben Sie das letzte Mal einen so perfekten Tag gehabt? Haben Sie überhaupt einmal so einen vollkommen stimmigen Tag erlebt? Tage wie dieser, zugegeben literarisch konstruierte, lassen uns strahlen vor Glück und erhalten von uns an ihrem Ende das Prädikat „das Höchste der Gefühle". Falls Sie also schon lange keinen bis ins Detail perfekten Tag mehr erlebt haben, sollten Sie sich nicht grämen. Aber können Sie sich vielleicht noch an glückliche Momente der letzten Woche oder des letzten Monats erinnern? Oder zählen Sie zu den Menschen, denen das ultimative Glück eigentlich nie zuteilwird? Gehören Sie auch zu denjenigen, deren Leben durch die drei „I's" gekennzeichnet ist – „Irgendwas Ist Immer"? Dann läuft vielleicht mal eine Sache in Ihrem Leben richtig gut, aber dafür zwei oder drei andere Sachen gründlich schief. Kaum ein Mensch kann sagen, dass er sich immer absolut glücklich fühlt. Und ein so perfekter Tag, wie ihn Luisa hier erlebt, ist zugegeben richtig selten. Doch manche Menschen fühlen sich fast ständig unausgeglichen und unzufrieden.

Haben Sie vielleicht auch in der letzten Zeit öfters gedacht, dass Sie schon lange nicht mehr so richtig wonnetrunken, vergnügt und sorglos in den Tag hineingelebt haben wie in Ihrer Jugend? Dass die Zeiten vorbei sind, in denen man mit einer Clique junger Leute hemmungslos Spaß hatte und gelacht hat, bis die Tränen kamen? Hand aufs Herz: Haben

Sie sich nicht schon gelegentlich gesagt „Das kann doch noch nicht alles gewesen sein?!“

Was ist eigentlich Glück? Ist jeder seines Glückes Schmied? Können wir unsere persönliche Zufriedenheit verändern und vor allem steigern? Wie können wir es erreichen, dass unser Leben mehr Bergfest als Jammertal ist?

Nach einer Studie bezeichnen sich 78 Prozent aller Menschen als glücklich.[1] Das ist doch schon eine hervorragende Ausgangsbasis! Aber man kann immer noch etwas mehr Glück empfinden, und wenn Sie sich zu den übrigen 22 Prozent rechnen, dann brauchen Sie tatsächlich umso mehr davon. Wenn Sie also glücklich werden wollen, sollten wir uns damit beschäftigen, was im Gehirn passiert, wenn wir uns fröhlich und zufrieden fühlen.

KAPITEL 1

Das Belohnungssystem

Im Jahre 1956 machten die kanadischen Forscher James Olds und Peter Milner ein Experiment mit Ratten: Sie führten ihnen winzige Drähte ins Gehirn ein.[2] Die Nager fanden schnell heraus, dass sie nun ihr Gehirn mithilfe eines Schalthebels über die Kabel elektrisch stimulieren konnten. Mit einer Pfotenbewegung konnten sie sich plötzlich Glücksemotionen verschaffen, denn die Wissenschaftler hatten mit den Kabeln zufällig ein Gehirngebiet getroffen, in dem die schönen Gefühle entstanden. Die Ratten konnten nicht genug davon bekommen und drückten bis zu 5000-mal am Tag auf den Hebel. Dabei vergaßen sie, das zu tun, was Ratten normalerweise eigentlich machen: fressen und Sex haben. Warum auch, denn die Belohnungsgefühle, die man normalerweise durch Ernähren und Vermehren bekommt, brauchten sie nicht mehr. Sie bekamen durch die Stromstimulation ja den Superorgasmus und dachten auch, dass ihre Hungergefühle komplett befriedigt waren. Das waren sie offensichtlich nicht, denn die Ratten starben über kurz oder lang, weil sie das Essen und Trinken vergaßen.[2]

Die Forscher nannten das Areal im Gehirn, das sie mit dem Experiment entdeckt hatten, das „Belohnungssystem" (reward system). Später fand man heraus, dass dieses Belohnungssystem auch bei Menschen vorhanden ist. Man hatte es vornehmlich in einem Gebiet verortet, das als der *Nucleus accumbens* bezeichnet wird, der sich im ventralen Striatum befindet. Heute weiß man, dass nicht nur ein einziges Gebiet, sondern viele verstreute Gebiete im Gehirn zu diesem Belohnungssystem gehören.[3] Eins ist allen diesen Gehirnsystemen gemeinsam: Sie funktionieren und kommunizieren über die sogenannten Endorphine, auch „endogene Morphine" (also vom Körper selbst produzierte Opioide) genannt.[4] Das sind Hormone, die in Gehirngebieten wie dem Hypothalamus und der Hypophyse gebildet werden. Immer wenn wir etwas Schönes und Angenehmes machen, werden Endorphine im Kopf in die Blutbahn geschossen. Diese Endorphine docken an Rezeptoren an, die „Opiatrezeptoren" genannt werden.

Lange bevor die Endorphine im Jahre 1975 entdeckt wurden, kannte man schon die Droge Opium. Dieses Schmerzmittel aus dem Schlafmohn war schon vor etwa 8000 Jahren gebräuchlich. Die Sumerer nannten es „Pflanze der Freude". Der Saft aus dem Schlafmohn, das Opium, das Schmerzen bekämpft und euphorische Gefühle macht, wirkt deshalb so, wie es wirkt, weil es sich im Gehirn an die Opiatrezeptoren anklinkt. Die pflanzliche Droge hat eben große Ähnlichkeit mit den natürlichen Endorphinen, die im Gehirn gebildet werden, und wirkt deswegen fast identisch.

Wenn wir einen gegrillten Maiskolben essen oder ein frisch gezapftes Kellerbier trinken, werden unsere primären Bedürfnisse befriedigt.

Eine andere wichtige Tätigkeit, die die Menschheit erhalten soll, ist Sex. Wenn ein Paar im Bett einen Orgasmus hat, werden auch Endorphine frei. Die Natur will es so, dass wir für diese wichtigen Tätigkeiten, nämlich „Ernähren und

Vermehren" mit Glücksgefühlen belohnt werden – durch Ernähren wird das Lebewesen erhalten, durch Vermehren die Art. Wenn dies nicht so wäre, würden wir vielleicht aufhören zu essen oder Sex zu haben.

Merksatz:
Glück ist eine Ausschüttung von Endorphinen im Belohnungssystem.

Die meisten Menschen haben in der Regel eine positive oder neutrale Grundstimmung. Wenn wir nicht ab und zu unsere Endorphinausschüttungen hätten, wäre das Leben nicht zum Aushalten. Unter bestimmten Umständen kann es aber zu einem Mangel an diesen erquicklichen Chemikalien kommen. Wenn sie zu selten an die Opiatrezeptoren andocken, entstehen Leeregefühle, Reizbarkeit, erhöhte Schmerzempfindlichkeit und eine unerträglich schlechte Stimmung. Daher sind Menschen bestrebt, ihren Endorphinpegel immer auf einem gewissen Niveau zu halten, sofern sie das beeinflussen können.

Die Endorphine haben aber noch weitere wichtige Funktionen: So werden sie zum Beispiel bei jeder Form von Stress ausgeschüttet, wie bei Hunger, beim Frieren, bei Bedrohung oder bei Verletzungswunden. Doch davon später mehr. Bleiben wir erst einmal bei den positiven Dingen des Lebens.

Warum haben wir ein Belohnungssystem?

Dass wir ein Belohnungssystem haben, ist ein Ergebnis der Evolution. Im Laufe der Geschichte der Welt wurden nach und nach solche Lebensformen aussortiert, die kein gut funktionierendes Belohnungssystem hatten. Diejenigen Lebewesen, die beim Essen eine ordentliche Belohnungsausschüttung bekamen, waren kräftiger als diejenigen, die eher lustlos aßen. Tiere, die beim Sex besonders starke positive Gefühle hatten, waren enthusiastischer und ehrgeiziger auf dem Gebiet der Fortpflanzung tätig und hatten dementsprechend mehr Nachkommen.

Der englische Forscher Charles Darwin erschuf die Theorie vom „Überleben des am besten Angepassten" (survival of the fittest). Dies ist das Prinzip, nach dem sich die gesamte Natur weiterentwickelt. So hatten in Ländern mit starker Sonneneinstrahlung Menschen mit dunkler Hautfarbe größere Überlebenschancen. Zwar können auch weiße Menschen in Ghana überleben, aber über Tausende Generationen gesehen war schwarz zu sein eben sicherer. Dass in Spitzbergen Eisbären mit einem extrem dicken weißen Fell leben, ist auch einem solchen Selektionsprozess geschuldet. Darwins Theorie lässt sich auch auf das Belohnungssystem anwenden. Es ist nicht so, dass die Natur eines Tages beschließt, ihre Lebewesen mit einem solchen Apparat im Gehirn auszustatten. Das ist ein sehr langsamer Prozess, der sich in winzigen Schritten immer weiterentwickelt. Immer kommen wieder ein paar neue Extras und

Upgrades dazu. Die Gene, die für die Ausbildung der belohnenden Gehirnbahnen zuständig sind, verändern sich durch winzige Mutationen von Generation zu Generation. Das ist ein Prozess, der Millionen Jahre dauert – aber die Natur hat jede Menge Zeit.

Ein Interview mit Gott

Frage: *Lieber Gott, wozu braucht man eigentlich ein Belohnungssystem?*
Gott: Meine Erschaffung des Belohnungssystems war so ein bisschen das Ergebnis von Versuch und Irrtum. Am Anfang meiner Schöpfung hatte ich Lebewesen, die zum Beispiel während des Sexualverkehrs keine Endorphinausschüttung hatten; die sind einfach ausgestorben, das war ein Auslaufmodell.
Frage: *Warum haben Sie eigentlich die Menschen so erschaffen, dass viele von ihnen ständig unglücklich und unzufrieden sind? Hätte man es nicht so einrichten können, dass die Menschen einen ständigen Wohlfühlpegel haben, egal, welche Missgeschicke ihnen passieren?*
Gott: Gute Frage. Ich habe das Belohnungssystem zu Beginn der Schöpfung entwickelt. Danach hat sich das Ganze – ohne mein Zutun – verselbstständigt. Diejenigen, die mit einem viel zu hohen Endorphinspiegel auf die Welt kamen, haben sich auf die Dauer als nicht hilfreich erwiesen – sie bemühen sich ja nicht, glücklich zu werden, arbeiten deswegen nicht und suchen auch keine Partner. Auch die anderen, die notorisch einen zu niedrigen Pegel hatten, waren nicht überlebensfähig.
Frage: *Aber es gibt doch glückliche und unglückliche Menschen?*
Gott: Die muss es auch geben. Stellen Sie sich vor, alle Menschen wären immer glücklich. Die Welt ist nun mal mein Baby – sie würde aufhören, sich zu drehen, weil nichts vorwärtsgeht. Und das möchte ich nicht! Niemand würde sich bemühen, zum Beispiel Medikamente gegen Krebs zu finden, das Weltklima zu verbessern oder die Hungernden

zu versorgen. Oder neue Emojis zu entwickeln. Das scheint eine der wichtigsten Aufgaben der Menschheit heutzutage zu sein, davon verstehe ich aber nichts.
Umgekehrt wäre es auch nichts. Wenn alle immer unglücklich wären, würden sich die Menschen ständig von hohen Felsen stürzen – das wäre auch nicht zuträglich für den Fortgang meines Projekts „Erde". Die gesunde Mischung macht's.
Frage: *Aber es gibt so viel Leid in der Welt, dass die Leute sich fragen, ob es überhaupt einen Gott gibt.*
Gott: Sehen Sie, wenn es kein Leid gäbe, gäbe es auch keine Freude. Das Belohnungssystem denkt nicht in absoluten Maßstäben, sondern fragt sich: „Wie geht es mir relativ zu vorgestern?" Und wenn es mir sehr dreckig geht, so fühle ich mich vielleicht doch gut, weil es mir nicht ganz so schlecht geht wie vorgestern. Umgekehrt: Denken Sie an die Leute, die ständig auf hohem Niveau jammern. Eigentlich haben sie alles, was sie brauchen; sie erinnern sich aber an Zeiten, in denen es ihnen noch besser ging.
Frage: *Warum haben Sie das Belohnungssystem nicht auf dauerhaftes Glück eingestellt?*
Gott: Ich hielt es für eine gute Idee, das System so einzustellen, dass es mal Hochstimmung, mal Trauer produziert, aber im großen Ganzen sollten die Menschen vorwiegend positive Gefühle haben – auch wenn es manchmal dumm läuft. Unterm Strich habe ich es also so eingerichtet, dass der Daumen meist nach oben zeigt. Der Mensch ist standardmäßig auf die Einstellung „leicht positiv" geeicht.

Lieber Gott, wir danken Ihnen für das Gespräch.

Tequila Sunrise

Seien Sie gewarnt: In diesem Buch werden viele Phänomene immer wieder auf einige wenige Gehirnfunktionen zurückgeführt. Deswegen muss ich mir öfters anhören: „Sie wollen mir doch nicht erzählen, dass man Glückseligkeit, Freudentaumel, Entzücken, Frohsinn, Genuss, Wohlgefühl, Wonne, Begeisterung, Euphorie, Ekstase, Liebe, Sex und Gaudi alles mit einem einzigen Molekül im Gehirn erklären kann? Die unendliche Vielfalt der menschlichen Emotionen wollen Sie auf eine banale chemische Reaktion zurückführen?"

Mit Leuten, die eine solche Diskussion mit mir anfangen wollen, trinke ich gerne ein Glas Tequila Sunrise. „Nachdem Sie nun etwa zehn Minuten lang Ihren bunten Drink genossen haben," entgegne ich dann einem solchen Skeptiker, „sind Sie völlig verändert. Sie sind lustiger, spritziger, aufgeschlossener und redseliger geworden. Das liegt alles an einem einzigen Molekül, C_2H_5OH, auch Ethanol genannt, das Ihre Laune sehr rasch ins Positive gedreht hat. Es liegt sicher nicht am Orangensaft oder am Granatapfelsirup."

Manche lassen sich davon überzeugen, andere wechseln schnell den Gesprächspartner oder holen sich ein stilles Wasser.

Warum einfach, wenn es auch kompliziert geht?

Ich habe einen nicht unerheblichen Teil meines Lebens damit verbracht, mir über die Neurobiologie des Gehirns Gedanken zu machen. Eins ist mir dabei klar geworden: Nichts, was mit dem Gehirn zu tun hat, ist einfach. Wenn das Gehirn so einfach wäre, dass wir es durchschauen könnten, wären wir so einfach, dass wir es nicht durchschauen würden. Besonders dann, wenn wir es mit Neurotransmittern (Botenstoffen) zu tun haben, ist das Gehirn wie ein Mobile: Stößt man einen Part an, bewegen sich alle anderen gleichzeitig mit, und zwar unvorhersehbar und unberechenbar. Alle Neurotransmittersysteme hängen in irgendeiner Form miteinander zusammen, und jede Veränderung des einen Systems führt zur Beeinflussung eines anderen.

Dennoch scheint es so, als ob das Belohnungssystem eines der wenigen Systeme im Gehirn ist, das verhältnismäßig einfach gestrickt und überschaubar ist. Dafür gibt es auch einen Grund. Lange bevor es Menschen gab, hatten auch Tiere schon ein Belohnungssystem, das auch das „endogene Opiatsystem", kurz EOS, genannt wird. Ohne ein funktionierendes EOS hätten die Tiere von damals nicht überleben und sich fortpflanzen können, und Menschen wären gar nicht erst entstanden. Aus rein praktischen Gründen hat die Natur bei der Evolution der ersten Menschen vom Typ homo sapiens das bewährte, simple System einfach übernommen, ohne es durch ein komplexeres Gebilde zu ersetzen. Es ist vergleichbar mit dem BIOS in einem Computer. Das Basic Input/Output System, kurz BIOS, ist das erste System, das sich einschaltet, wenn Sie bei Ihrem Rechner den Netzschalter drücken. Es benötigt nur minimalen Speicherplatz und hat das Denkvermögen eines Moorhuhnes – aber ohne das BIOS bringen Sie Ihren PC nicht zum Laufen. Genauso ist das EOS im Gehirn ein einfaches, aber grundlegendes Prinzip, ohne das nichts läuft. Und wenn man das einmal verstanden hat, lassen sich viele menschliche Verhaltensweisen leichter erklären als mit komplexen psychologischen Theorien.

Nun könnte man argumentieren, dass es ja schön und gut ist, alle diese Chemikalien aufzuzählen, die für unser Glück zuständig sind. Es muss doch im Gehirn noch etwas anderes geben, was das Glück ausmacht, was nichts, aber auch gar nichts mit Chemie zu tun hat? Ein Hardcore-Neurobiologe würde vielleicht fragen: „Okay, es soll also nichts mit Molekülen, Nervenzellen und Flüssigkeiten zu tun haben? Mit was dann? Was gibt es denn sonst noch im Gehirn?“ Mit anderen Worten, er würde so reagieren wie ein Elektriker, dem man sagt: „Hören Sie mal zu, in so einem Fernseher müsste es doch etwas anderes geben als nur Drähte, Chips, Transistoren und Elektroden? So ein Fernseher müsste doch auch eine Seele haben. Wie könnte er sonst solche schönen und emotionalen Filme wie ‚Vom Winde verweht‘, ‚Bodyguard‘ oder ‚Die Farbe Lila‘ übertragen?“

Es gibt tatsächlich ernsthafte Wissenschaftler, die das Gehirn für eine Art sehr, sehr komplizierten Computer halten und alles Denken der Menschen auf elektrische Prozesse zurückführen, denn die Erregung einer Nervenzelle ist nichts anderes als ein elektrischer Vorgang. Andere sagen natürlich, dass positive Gefühle etwas sind, das sich unsere Schulweisheit nicht träumen lässt und das man nicht in Form einer 0/1-Schaltung abbilden kann. Aber wenn es wirklich eine Seele gibt, woraus besteht sie? Es gibt keinen Grund, anzunehmen, dass es so etwas gibt wie ‚Äther' oder ein ‚Fluidum' oder wie man es auch immer nennen will, das völlig losgelöst von den Gehirnsynapsen durch die Schädelkalotte driftet. Zumindest hat die Wissenschaft bisher nichts dergleichen gefunden.

Aber solange wir das nicht genau wissen, ist es zumindest ein praktikabler Weg, wenn wir annehmen, dass unser Denken vor allem durch relativ einfache chemische Prozesse bestimmt wird – mehr, als wir vielleicht oft wahrhaben wollen.

7,2 Sekunden

Merksatz:
Glück ist ein seltenes Vögelchen – kaum hat man es gefunden, ist es schon wieder weggeflogen.

Aristoteles betont die Vergänglichkeit des Glücks: „Wie eine Schwalbe noch keinen Sommer macht, so macht ein Tag oder eine kurze Zeit noch niemanden glücklich und selig.“[5] Die dauerhafte Glückseligkeit aber, so Aristoteles, bleibt den Göttern vorbehalten; der Mensch könne sie nur zeitweilig erreichen.

Pech, dass wir keine Götter sind. Ob wir Erdlinge glücklich werden, hängt nach Aristoteles zum einen vom persönlichen Schicksal ab (wer hätte das gedacht?), zum anderen vom Wohlwollen der Götter – aber das könne man durch ein tugendhaftes Leben erringen. Zumindest in einer Beziehung hatte Aristoteles recht: Glücksgefühle sind immer flüchtig. Beziehungsweise: Glück ist eine treulose Tomate.

Eine Endorphinausschüttung ist nur kurz, wenige Sekunden lang. Ich las einmal über einen jungen Mann, dem man eine Elektrode ins Gehirn eingepflanzt hatte, mit der er sich selbst per Knopfdruck ein Glücksgefühl verschaffen konnte, so wie bei den erwähnten Ratten der Forscher Olds und Milner.[6] Dies tat er etwa 1500-mal in drei Stunden. Daraus kann man errechnen, wie lange es dauerte, bis das schöne Gefühl nachließ und er erneut den Wunsch verspürte, es durch Kopfdruck auszulösen – nämlich 7,2 Sekunden.

Eines der schönsten Gefühle des Menschen ist der Orgasmus. Der sogenannte Höhepunkt beim Sex dauert auch nur wenige Sekunden. Hier haben Frauen einen Vorteil: Männer müssen mindestens zehn Minuten warten, bis sie wieder „können". Frauen dagegen können innerhalb kürzerer Zeit mehrere Orgasmen hintereinander erleben. Aber: Während Männer beim Liebesspiel fast immer einen Orgasmus bekommen, gaben achtzehn Prozent der Frauen in einer Umfrage an, selten oder nie einen Orgasmus zu empfinden.[7]

Wenn Glücksgefühle nur kurz anhalten, heißt das, dass man nie dauerhaft glücklich sein kann, sondern allenfalls durch häufige Wiederholungen seinen Endorphinpegel immer wieder nach oben schrauben kann. Während eines Computerspiels kommt es zum Beispiel immer wieder zu kleinen Erfolgsmomenten. Wenn man gerade einen hässlichen Alien neutralisiert hat, biegt schon der nächste triefäugige Zombie um die Ecke und gibt einem die Gelegenheit, sich kurz glücklich zu schätzen, weil man auch diese ekelhafte Kreatur mit der Laserkanone verdampft hat. Und schon taucht wieder ein grünkotziger Untoter auf, um liquidiert zu werden. Menschen, die Spiele entwickeln, gestalten den Spielverlauf so, dass es alle paar Sekunden zu diesen Momenten der Befriedigung kommen kann. Auch beim Skifahren kommt es immer wieder, praktisch nach jedem Schwung, zu einer minimalen Endorphinausschüttung, da das Angstsystem befürchtet, dass man geradeaus in die Fichten kracht und für eine vorsorgliche Endorphinausschüttung sorgt, damit der Körper den Unfall besser überstehen kann. Wenn die Angst nach der Kurve weg ist, bleiben die Endorphine kurz im Blut, bis zur nächsten Wende. Und das fühlt sich schön an.

Vorfreude ist die schönste Freude

Wir hatten in der psychiatrischen Klinik mal einen Patienten namens Alex F., der vor jeder Mahlzeit lange hungerte, weil er hoffte, dass der Genuss beim Essen dann umso schöner sein würde. So aß er den ganzen Tag nichts, in der Hoffnung, das Abendbrot in vollen Zügen genießen zu können. Im Geiste malte er sich eine opulente Schlemmerei aus. Als der Abend dann kam, begnügte sich Alex F. allerdings mit nur wenigen Bissen, da er nun an das Frühstück am nächsten Morgen dachte und hoffte, es mit leerem

Magen besser genießen zu können. Er schwelgte dabei in Fantasien von Spiegeleiern mit gebratenem Speck, frisch gepresstem Orangensaft, knusprigen Brötchen und hausgemachter Aprikosenmarmelade. Dazu kam es aber auch wieder nicht; er aß morgens wieder extrem wenig, da er nun wiederum für das Abendbrot hungern wollte. So machte er es mit jeder Mahlzeit. Die unweigerliche Folge: Er magerte immer mehr ab, bis er schließlich ein lebensgefährliches Untergewicht erreicht hatte. Verschiedene Spezialisten versuchten, ihn wie einen Magersucht-Patienten zu behandeln – was bei Männern eine äußerst seltene Diagnose ist –, allerdings ohne Erfolg. Herr F. betonte auch immer wieder, dass er sich nicht für zu dick hielte und deswegen hungerte, wie es bei Anorexiepatientinnen der Fall ist. Sein Streben war auf die Vorfreude gerichtet, und er verzichtete auf das Sattessen, um die gespannte Erwartung auf ein üppiges Mahl zu optimieren. Alle bisherigen Behandlungen fruchteten nicht, und tatsächlich war jetzt sein Leben in Gefahr, denn man konnte ihm seine bizarren Vorstellungen nicht ausreden. Irgendetwas mussten wir tun und so dachten wir uns eine experimentelle Therapie aus: Wir vermuteten bei ihm eine Störung des Belohnungssystems und behandelten ihn mit dem Medikament Naltrexon, einem Gegenspieler des Belohnungssystems. Alex F. wollte unserer Vermutung nach mit seinem bizarren Essverhalten unbewusst eine maximale Stimulierung dieses Gehirngebiets erreichen. Mit Naltrexon blockierten wir seine Opiatrezeptoren, sodass die belohnende Wirkung des Hungerns ausblieb. Und es funktionierte: Der Patient nahm wieder zu und zeigte schließlich ein normales Essverhalten.[8]

Dieses Beispiel zeigt, dass auch die Vorfreude zu einer

Aktivierung des Belohnungssystems führt. Das konnte man in wissenschaftlichen Untersuchungen nachweisen: Schon die Erwartung eines Geldgewinns führt zu einer Aktivierung des Nucleus accumbens, einem der wichtigsten Gebiete des Belohnungssystems.[9]

Wenn man es aber nicht übertreibt wie Alex F., ist die Vorfreude eine wichtige Quelle des Glücks. Ein gutes deutsches Bier braucht drei Minuten, wenn es korrekt gezapft wird. In dieser Zeit entwickelt sich beim Besteller eine freudige Erwartung, die auch mit einem Glücksgefühl einhergeht, das fast vergleichbar ist mit dem tatsächlichen Genuss der Hopfenkaltschale. Wenn Sie gespannt der Bekanntgabe der Lottozahlen harren, wenn Sie schon eine halbe Stunde auf die Pizza gewartet haben, maximal angeregt vom leckeren Geruch geschmolzenen Käses von den Nachbartischen, wenn sich beim Roulette die Scheibe scheinbar endlos lange dreht, bis die Kugel in das entscheidende Loch fällt, wenn ein verliebtes Pärchen schon im Fahrstuhl nicht erwarten kann, dass es die Wohnung erreicht hat – immer spielt die Vorfreude eine aufputschende Rolle. „Hurra, mein Leben macht endlich wieder einen Sinn" werden Sie vielleicht schon einmal gedacht haben, wenn Sie die Nachricht des Zustelldienstes erhalten haben, dass Ihre neuen Sneakers am Folgetag geliefert werden. Die Vorfreude in Erwartung eines schönen Glücksgefühls erreicht zwar bei Weitem nicht das Wohlbefindensniveau, das sich einstellt, wenn der erwünschte Zustand eingetreten ist, dafür hält es aber auch länger an.

Merksatz:
Vorfreude bewirkt nicht so starke Glücksgefühle wie die Freude selbst, dafür hält sie länger an.

TIPP:

- Versuchen Sie bei allen schönen Dingen des Lebens, den Eintritt eines Glückserlebnisses hinauszuzögern und genießen Sie die freudige Erwartung.

Kaviarkanapee und Currywurst

Wenn Sie in einem All-inclusive-Hotel am ersten Tag des Urlaubs das reichhaltige Büfett sehen, läuft Ihnen das Wasser im Munde zusammen. Am letzten Tag sind Sie dann aber nicht mehr so begeistert, denn das opulente Angebot hängt Ihnen zum Hals heraus. Sie denken nur an das Magendrücken und Völlegefühl, das dem hemmungslosen Bauchvollschlagen folgt. Und es kommt der Tag, an dem Sie von einer einfachen Currywurst oder einem Magermilchjoghurt träumen.

Glücksgefühle können nur funktionieren, wenn vorher ein Mangelzustand geherrscht hat. Wer zehn Kilometer durch eine heiße Wüste gelaufen ist, dem mundet eine eisgekühlte Cola besser als der teuerste Champagner, obwohl einem die braune Brause zu Hause nur klebrig vorkommt. Wer eine gewisse Zeit gehungert hat, dem schmeckt selbst eine Schale Reis besser als das Kaviarkanapee beim Empfang der Mittelstandsunternehmer. Wenn man einen Partner verlassen hat, merkt man oft erst, was man an ihm hatte. Wer eine lange Krankheitsphase durchgemacht hat, weiß jetzt erst zu schätzen, was ein Spaziergang im Wald für ein Glückserlebnis sein kann. Wenn wir nach einer weiten Reise den Rückweg antreten, erscheint uns die alte Heimat viel lebens- und liebenswerter als an dem Tag, an dem wir unbedingt in die Ferne wollten, weil es zu Hause zu langweilig wurde. Das helle Licht auf dem Gipfel kann nur empfinden, wer vorher durch das tiefe Tal der Finsternis gewandert ist.

Unser Gehirn funktioniert so, dass es nicht ein absolutes Maß an Glück, sondern einen relativen Zugewinn an Wohlbefinden braucht. Hätte man immer nur Glücksgefühle, wäre das irgendwann nicht mehr zum Aushalten.

Merksatz:
Ohne Jammertal kein Bergfest!

Glück wird überbewertet – oder?

Es gibt kaum einen Philosophen, der nicht das Glück auf möglichst eloquente Art neu definiert hat.

So war Platon der Ansicht, dass für ein gutes und glückliches Leben allein entscheidend ist, ob jemand Weisheit erlangt.[10] Und er fügte hinzu, dass man das Richtige studiert haben muss, um glücklich zu werden: „Die Kompetenz für die Bestimmung und Herbeiführung des Glücks liegt bei der Philosophie: Sie spielt die Rolle einer Lebenskunst."[11] Wenn die grundlegende Kenntnis der Philosophie eine Grundvoraussetzung für Zufriedenheit wäre, müssten Philosophen und andere Intellektuelle demnach überglücklich sein. Und wer nie fünf Bände Schopenhauer durchgearbeitet hat, unglücklich wie ein vertrockneter Leberegel.

Manche Philosophen schreiben aber in einem derart akademischen, spaßfreien Stil über Glück, dass man ihnen nicht glauben kann, dass ausgerechnet Lebenskunst ihre Kernkompetenz ist. Ein grundlegendes Problem mit Glücksdefinitionen dieser Gelehrten ist, dass die klügsten Köpfe mit dem intelligentesten Teil ihres Gehirns vortrefflich über ein Gebiet des Denkorgans spekulieren, das kognitiv auf dem Niveau eines Fadenwurms angesiedelt ist – nämlich das Belohnungssystem.

Letztendlich ist es aber mit allen Begriffsbestimmungen von Glück genauso wie mit der Definition von Rock 'n' Roll: Wenn man versucht, Regeln aufzustellen, wie Rock 'n' Roll definiert wird, hat man ihn nicht im Blut.

Prediger, Philosophen, Psychologen und Personal Coaches wollen uns immer wieder einreden, dass wir nicht dem Glück hinterherrennen sollen. „Glück wird überbewertet", so ihr Credo. Folgt man diesen Mentoren, sollen wir uns mit dem, was wir haben, zufriedengeben. Wir sollen uns an einen breiten Strom setzen, mit verklärtem Blick auf das träge fließende Wasser starren und uns daran freuen, dass dieser Fluss niemals derselbe sein wird. Wir sollen nicht mehr nach materiellen Gütern streben. Auch sollen wir uns nicht aus niederen Beweggründen dafür interessieren, wie wohl die Brünette aus der Informatikabteilung oder der dunkelhaarige Romanistikstudent im Bett ist. Wir sollen unsere SUVs verkaufen, nicht mehr der Weihnachtsgratifikation nachjagen, nicht mehr an heiße Partys im angesagten Club denken oder für ein neues Handy sparen, das neben vielen Sonderfunktionen wie Garagentor öffnen, Rasieren und Sockenflicken nebenbei noch das Telefonieren beherrscht. Wir sollen stattdessen in ein abgelegenes Dorf ziehen, das Melken und die Schafschur erlernen, uns natürlich und fleischlos ernähren und den ganzen Unfug mit den sozialen Netzwerken ein für alle Mal ad acta legen. Vor allem sollen wir gar nicht nach mehr Glück suchen, stattdessen sollen wir warten, bis das Glück uns findet – ein Vorgehen, das genauso aussichtsreich ist wie der Plan, meinen verlorenen Geldbeutel nicht zu suchen, sondern zu warten, bis er mich findet.

Das Problem ist, dass es kaum einen Menschen gibt, der diese Weisheiten beherzigt. Wenn es so wäre, bräuchten wir keine Lebensberater, die uns diese Erkenntnis verkaufen wollen. Wie kommt es, dass es kein Land auf der Welt gibt, in dem niemand Glücksspielen frönt? Warum ist Prostitution das älteste Gewerbe der Welt? Warum finden Menschen seit Jahrtausenden immer wieder heraus, wie man aus Pflanzen Drogen oder Alkohol herstellen kann? Alle diese Dinge sind für manche Philosophen und kirchliche Würdenträger überflüssig und schädlich. Und dennoch halten sie sich penetrant in jedem Zeitalter und jeder Kultur. Man sollte sich lieber fragen, warum die Evolution uns mit einem Spaßgehirn ausgestattet hat, das auf Rubbellose, Pornofilme und Eierlikör abfährt. Es gibt nichts, was auf der Welt nicht irgendeinen Zweck hat. Also müssen wir uns damit abfinden, dass auch Fußballtoto, Pferdewetten und Hahnenkämpfe einen tieferen Sinn haben.

Die Rolling Stones behaupten zwar, dass sie alle drei, nämlich Sex, Drogen und Rock 'n' Roll erfunden hätten – aber im Mittelalter gab es auch schon Wein, Weib und Gesang. Schon vor 5000 Jahren brauten die Chinesen Bier, und vor 7000 Jahren gab es Weinanbau – ausgerechnet im Iran. Vielleicht haben sich die Menschen davor auch schon mit vergorenen Beeren beschwipst. In einer Grabbeigabe, einem Gefäß in Form einer Schlafmohnkapsel, fanden Forscher in Kanaan 3500 Jahre altes Opium. Zu allen Zeiten gab es überall auf der Welt Menschen, die ohne Alkohol und Drogen das Leben weniger lustig fanden.

Das soll nun wirklich keine Aufforderung sein, sich hemmungslos berauschenden Mitteln hinzugeben. Aber wir sollten uns schon darüber Gedanken machen, warum Erdenbewohner immer auf irgendeine Weise herausgefunden haben, wie sie sich volldröhnen können, um ihre Alltagssorgen zu vergessen.

The show must go on

Das Gemeine ist, dass die Natur sich das Endorphinsystem nicht allein ausgedacht hat, um uns bei Laune zu halten. Wenn es einen Masterplan hinter der Erde, dem Universum und dem ganzen Rest gibt, lautet dieser nicht: „Den Menschen ein Wohlgefallen", sondern „The show must go on!". Die Erhaltung der Welt – unter allen Umständen – ist das Ziel. Wenn Menschen Glück dabei empfinden, wenn sie etwas Anständiges zu essen bekommen, dient die Endorphinausschüttung nur sekundär dazu, ihnen Gutes zu tun. Der tiefere Sinn der hormonellen Ekstase ist, dass der Mensch sich weiter ernährt, damit er nicht vom Fleische fällt und weiterlebt. Und wenn wir mit einer geliebten Person Turnübungen im Bett machen, dient dies nur vordergründig unserem Lustgewinn. Der tiefere Sinn dahinter besteht im Kindermachen, damit die Menschheit weiterexistiert. Im Laufe der Evolution sind eben diejenigen Menschen, die keinen Spaß am Sex hatten und die Essen langweilig fanden, weil sie in ihrem Gehirn keinerlei Lusthormone dabei verspürten, ausgestorben, während die Stammeslinien, die beides mit Spaß taten, weiterlebten und sich fortpflanzten.

TIPPS:

- Jetzt könnte man frustriert sein und sagen: In Ordnung, der Sinn unseres Daseins auf dieser Welt ist scheinbar nur, dass die Schöpfung bestehen bleibt – wie es uns Menschen dabei geht, ist egal. Schlauer wäre es aber, das Beste daraus zu machen. Genießen Sie das Grillhähnchen und nehmen Sie es hin, dass Sie Ihr Überleben und das der Menschheit sichern, wenn Sie es verspeisen. Akzeptieren Sie, dass das Knutschen mit dem süßen Kfz-Mechatroniker auf der Engtanzparty indirekt nichts anderes ist als Arterhaltung. Genießen Sie es, wenn Sie eine WhatsApp-Nachricht mit zehn Herzen von Ihrem neuen Lover bekommen und verdrängen Sie dabei den Gedanken, dass Ihr Hochgefühl ausschließlich dem Fortbestand der Welt dient.
- Wenn Sie Ihr persönliches Glück finden wollen, dann sollten Sie nicht versuchen, die Evolution auszuhebeln. Akzeptieren Sie, was die Natur uns vorgegeben hat. Dabei sollte man aber ein paar Regeln einhalten …

Angst – der Gegenspieler des Belohnungssystems

Das Belohnungssystem oder EOS (endogenes Opiatsystem) ist, wie wir gesehen haben, geistig auf der Stufe eines Kartoffelkäfers. Sehr einfach gestrickt. Es hat keinen Hochschulabschluss. Es kennt nur ein Ziel: Ich will die Befriedigung, und zwar sofort! Es kann nicht abwägen, ob die sofortige Triebbefriedigung vielleicht gerade opportun ist oder ob man sie nicht besser aufschieben sollte. Würde man dem EOS freie Bahn geben, würden Menschen gleich auf der Straße kopulieren, wie es die Tiere im afrikanischen Busch tun, denen völlig egal ist, ob ihnen die Touristen im Safarimobil dabei zuschauen.

Der Gegenspieler des EOS ist unser soziales Angstsystem. Wenn ein junger Mann eine Frau umgarnt, meldet sich bei der Angebeteten das Angstsystem gleich mit einer ganzen Reihe von Warnhinweisen: Ist er wirklich an mir interessiert oder nur am schnellen Sex? Ist es nicht ein bisschen früh, schon am ersten Abend mit ihm in die Falle zu steigen? Und was, wenn ich ein Kind bekomme? Oder mich mit irgendeiner Geschlechtskrankheit anstecke? Und da ist doch noch dieser andere Junge, der auch an mir interessiert ist – wird der nicht maßlos enttäuscht sein? Und wenn ich mit ihm schlafe, kann es sein, dass ich alles falsch mache und er nachher unzufrieden ist und nichts mehr mit mir zu tun haben will? Was würde meine Mutter zu ihm sagen? Hat er Geld, sozialen Rückhalt, ist er wirklich was für die Zukunft? Bedenken über Bedenken.

Man muss verstehen, dass das Gehirn wie eine staatliche Behörde organisiert ist: Es gibt mehrere Abteilungen, die nicht unbedingt gut miteinander kooperieren. Bei der Frau ist das EOS angesprungen – das hat ein großes Verlangen nach Sex. Aber das Angstsystem feuert ununterbrochen mit Mahnrufen. Dann gibt es noch das Vernunftsystem im Gehirn. Dieses ist in der Lage, abwägend zu denken. Es muss zwischen dem Belohnungssystem und dem Angstsystem vermitteln. Es kann nüchtern und emotionslos das Für und Wider der verschiedenen Möglichkeiten abwägen. Vielleicht entscheidet es sich so: „Der Junge ist ja ganz süß, ich werde ihn aber heute noch nicht ranlassen, sondern ihn erst mal ein bisschen zappeln lassen! Er muss erst einmal sein echtes Interesse beweisen. Vielleicht lasse ich mich beim nächsten Mal herumkriegen …“

Beide, das EOS und das Angstsystem, sind uralte Gehirnanteile – sie sind auch bei Tieren vorhanden und waren auch schon bei den Urmenschen aktiv. Das Vernunftsystem dagegen gehört zur Großhirnrinde; es ist nur bei Menschen, nicht aber bei Tieren vorhanden.

Das Belohnungssystem ist nicht diskussionsbereit. Ein Pitbull denkt nicht darüber nach, ob er vielleicht die Hälfte eines Fleischbrockens dem Borderterrier des Nachbarn abgibt – er will alles behalten. Der Löwe, der über die Löwin steigen will, wird nicht von Gewissensbissen wegen Untreue gegenüber einer anderen Löwin geplagt.

Merksatz:
Das Belohnungssystem ist so kompromissbereit wie ein hungriger Pitbull.

Nun gibt es Menschen, bei denen das Angstsystem übermächtig ist. Sie werden ständig von Skrupeln und Bedenken geplagt. Sie gönnen sich nichts im Leben, weil sie überall Gefahren und Probleme sehen. Auf der anderen Seite gibt es Zeitgenossen, die ein Problem mit einem zu gierigen EOS haben. Offenbar haben sie zu wenig der Endorphine im Gehirn oder einen erhöhten Bedarf und versuchen daher, ihr Belohnungssystem auf vielfältigste Weise zu befriedigen. Dabei greifen sie auch zu Methoden, die illegal, ungesund oder sozial geächtet sind. Ein Sexualtriebtäter lauert Frauen auf, um sie zu vergewaltigen, wohl wissend, dass er gefasst und hart bestraft werden kann. Trotzdem ist seine Gier nach Sex so unbändig, dass er alle Warnungen seines Angstsystems außer Acht lässt. Ein Alkoholiker greift immer wieder zur Flasche, auch wenn er dadurch schon seinen Job und seine Familie verloren hat. Bei den meisten gesunden Menschen besteht aber eine Balance zwischen dem EOS und dem Angstsystem. Manchmal gönnen sie sich ein bisschen Spaß, manchmal verkneifen sie sich das.

Alles, was Menschen tun, kann man auf zwei Grundbedürfnisse reduzieren: Befriedigung des Belohnungssystems oder Vermeidung von Angst. So komplex und vielfältig das Leben auf dieser Welt ist: All unser Streben geht letztendlich nur auf diese zwei Dinge zurück. Wenn jemand bei der Arbeit Geld verdient, so dient das letztendlich dem Zweck, dass er sich und seiner Familie etwas zu essen kaufen kann. Wenn eine Frau im Fitnessstudio den Hüftspeck wegtrainiert, zum Friseur geht oder ein vorteilhaftes Kleid aussucht, steckt dahinter indirekt oder direkt der Gedanke, dass sie dadurch bessere Chancen bei den Männern haben könnte (oder ihr eigener Partner ihr treu und an ihr interessiert bleibt). Wenn ein Student fleißig für das Examen lernt, hofft er, einen tollen Job zu bekommen, der ihn bei den Romanistikstudentinnen attraktiv erscheinen lässt. Das Angstsystem hindert uns daran, dass wir die Bockwurst einfach im Supermarkt stehlen oder einer Rentnerin die Handtasche mit vorgehaltener Sig-Sauer-Pistole entreißen. Die soziale Angst sorgt dafür, dass ein verliebtes Pärchen nicht in einer vollen Straßenbahn übereinander herfällt. Ohne das Angstsystem würden wir hemmungslos unsere Triebwünsche ausleben. Nennen Sie mir irgendeine Tätigkeit, die nicht direkt oder indirekt auf eines dieser beiden Ziele gerichtet ist. Allerdings kommt es auf das richtige Maß an.

Theophrastus Bombastus

Theophrastus Bombastus von Hohenheim (1493–1541) war jemand, den man heute einen Kurpfuscher oder Wunderheiler nennen würde. Er war ein ätzender Kritiker der Schulmedizin und verbrannte öffentlich die Werke berühmter Ärzte. Auch sprach er in seinen Vorträgen Deutsch und nicht Latein, wodurch er sich bei seinen etablierten Kollegen auch nicht gerade beliebt machte, dafür umso mehr bei seinen Patienten. Alle früheren medizinischen Theorien erklärte er für Humbug. Seiner Ansicht nach entstanden Krankheiten durch Einflüsse der Geister, der Gestirne oder Gottes. Er behandelte sie nach einem einfachen Prinzip: Gleiches mit Gleichem. Dabei kam es nur auf die Optik an: Gegen Stechen in der Brust halfen stachlige Disteln, gegen Herzkrankheiten herzförmige Blüten. Nierenleiden behandelte man mit Bohnen, weil diese einer Niere ähneln. Gehirnkrankheiten wurden mit Walnüssen, Geschwülste mit verwachsenen Wurzeln bekämpft. Seine berühmteste Medizin war allerdings „Laudanum" – es wurde als Allheilmittel verwendet und half gegen Schmerzen, Nervosität oder Depressionen. Kein Wunder, denn es bestand aus neun Teilen Wein, gemischt mit einem Teil Opiumtinktur. Unzählige Menschen wurden von dem Teufelszeug abhängig, aber Theophrastus verdiente bombastisch daran.

Theophrastus wurde für seine Verfahren jedoch auch vielfach kritisiert. Man warf ihm vor, seine Patienten mit Gift zu behandeln. Die verbreitete Geschlechtskrankheit Syphilis wurde damals allgemein mit Quecksilber behandelt – da die Dosis aber häufig zu hoch war, starben viele Patienten. Theophrastus studierte Quecksilbervergiftungen bei Bergarbeitern und kam zu dem Schluss, dass die Dosis darüber entschied, ob eine Substanz ein Gift oder ein Heilmittel war. Er bestimmte die richtige, ungefährliche Dosis für Quecksilber und konnte somit viele Menschen von der Syphilis heilen, ohne dass die Kur sie umbrachte. Auch wenn wir heute unseren Patienten nicht eine einzige seiner absonderlichen Arzneien zumuten würden, so ist dem selbst ernannten Mediziner doch der Satz zu verdanken: „Allein die Dosis macht das Gift." Oder im Original: „Was ist, das nit gifft ist? Alle ding sind gifft und nichts ohn gifft. Allein die dosis macht, dass ein ding kein gifft ist." Wenn auch das Meiste, was Bombastus an kuriosen Theorien in die Welt gesetzt hat, heute unter der Kategorie „Scharlatanerie" laufen würde, hatte er mit diesem Satz ausnahmsweise recht. Theophrastus Bombastus ist besser bekannt als Paracelsus und wird heute als großer Arzt verehrt.

Für alle Endorphin-Gewinnungsmethoden, die in diesem Buch beschrieben werden, gilt, dass man die richtige Dosis finden muss. Genau wie jedes Medikament positive Wirkungen, aber auch Nebenwirkungen hat, so sind die hier beschriebenen Glücksmethoden in hoher Dosis schädlich.

Merksatz:
Glück ist, die richtige Dosis zu finden.

Manchmal werden Sie in diesem Buch Ratschläge finden, die sich widersprechen. So wird mal empfohlen, noch ordentlicher, perfekter und genauer zu sein – dann wird wieder mal dazu geraten, fünfe gerade sein zu lassen und Aufgaben schleifen zu lassen. Oder es wird manchmal das Trinken eines kühlen Glases Weißwein angepriesen, dann wieder dringend davor gewarnt. Es kommt eben immer auf die Situation und die Menge an! Ein, zwei Gläschen Chablis, zum gedämpften Saibling gereicht, können nicht schaden. Anderthalb Pullen pro Tag – und man ist Alkoholiker. Erdbeeren mit Schlagsahne können köstlich schmecken – zu viel davon führt aber zu Herzverfettung und Gallenkoliken. Daher soll hier eine allgemeine Warnung vor allen in diesem Buch gegebenen Tipps ausgesprochen werden: Übertreiben Sie es nicht! Selbst die gesündesten Sachen wie Möhren, Kopfsalat oder Gurken können zu einem Gesundheitsrisiko werden, wenn man sie kiloweise vertilgt. Fragen Sie Ihren Arzt oder Apotheker! Würde es einen Beipackzettel für Schokolade geben, würde er auf schwerwiegende Nebenwirkungen wie Bauchschmerzen, Erbrechen, Karies, Gewichtszunahme, Diabetes, Bluthochdruck, Schlaganfall oder Herzinfarkt hinweisen.

Legales Doping

Jeder Mensch strebt nach Glück, Wohlbefinden, Zufriedenheit. Jeder hat für sich einige mehr oder weniger funktionierende Techniken entwickelt, wie er seinen Endorphinpegel steigern kann. Mit dem Borderterrier durch den Wald laufen, Biowein anbauen, ein gutes Sauerteigbrot auf natürliche Weise backen, mit Freunden bis in die Puppen Karten spielen oder einem erhellenden Vortrag über die Antarktis zu lauschen – dies sind einige Beispiele, wie man sich auf harmlose Weise bei Laune halten kann.

Nur allzu leicht finden aber Menschen heraus, wie sie die Jagd nach Endorphinen auf die Spitze treiben können. Und dabei geraten sie allzu leicht an Praktiken, die gesundheitsschädlich, gefährlich, teuer oder sozial unerwünscht sind. Drei Packungen Zigaretten rauchen, eine Flasche Wodka auf Ex trinken, einen Monatslohn bei Hahnenkämpfen verwetten oder im Bordell verschwenden – es gibt zahllose Möglichkeiten, wie man das Streben nach Wohlgefühl in schädliche, übertriebene Bahnen lenken kann. Und zu allem Überfluss gibt es verschiedene psychische Erkrankungen, bei denen im Gehirn von Natur aus ein Mangel an den begehrten Endorphinen herrscht.

Schon aus manchen Worten können wir herauslesen,

welche Verhaltensweisen vom Belohnungssystem gesteuert werden. In Ausdrücken wie Spiel-Trieb, Spiel-Sucht, Neugier-Trieb, Gefall-Sucht oder Sammler-Leidenschaft werden bestimmte Eigenschaften vom Volksmund als suchtartig charakterisiert.

Kann ich irgendwas tun, um glücklicher zu werden, ohne meine Gesundheit dabei zu ruinieren oder bei anderen Menschen anzuecken? Wie kann ich mein Wohlfühlsystem tunen? Gibt es einfache Möglichkeiten, aus dem alltäglichen Jammertal herauszukommen?

Hier erhalten Sie einige Tipps für legales Doping. Lesen Sie über Endorphin-Ausschüttungsmethoden, die gesund, sozial verträglich oder sogar nützlich sind. Das Gute an ihnen ist, dass sie auch bei Menschen hilfreich sind, die seelisch gesund sind. Aber: Wie überall im Leben muss das Maß eingehalten werden, denn genussreiche Dinge verführen leicht zum Übertreiben.

Erstaunlich ist, dass die verschiedenen Endorphin-Gewinnungsmethoden in gewisser Weise austauschbar sind. Zwar gibt es gewisse persönliche Vorlieben. Der eine braucht eine Maß helles Bier und einen krossen Haxenbraten, der andere wählt gleich drei Sportarten beim Triathlon, und wieder ein anderer findet sein persönliches Hochgefühl beim Aktienhandel. Fragt man Menschen in Hungergebieten, würden sie es als das vollkommene Glück empfinden, sich einmal so richtig satt essen zu können. Und Menschen, die seit Jahrzehnten in einem Kriegsgebiet leben, wünschen sich nichts sehnlicher, als dass die streitenden Parteien endlich Frieden schließen.

Dennoch ist es so, dass alle wirksamen Methoden, mit denen man Zufriedenheit und Freude erlangen kann, im

Gehirn an einer Zentralstelle zusammenlaufen. Das heißt konkret, dass man, wenn eine bewährte Methode nicht zur Verfügung steht, sie meist durch eine andere ersetzen kann (mehr oder weniger). Im Iran ist für Muslime Alkohol verboten – so suchen sich die Menschen als Ausweg das Opiumrauchen, wobei die Droge aus Afghanistan und Pakistan reichlich über die Grenze geschafft wird, mit der Folge, dass Iran die höchste Rate von Opiumabhängigen weltweit hat.

Menschen finden ganz schnell heraus, wie sie ihr Spaßgehirn aktivieren können. Es gibt natürlich auch Personen, die alle Methoden gleichzeitig ausprobieren. So findet man Hemmungslose, die alles im Übermaß praktizieren; sie rauchen Kette, trinken zu viel Alkohol, sind vom übermäßigen Schlemmen übergewichtig, spielen ständig am Computer und sehen sich dazu suchtartig im Internet Sexfilme an.

Um auf elegante Art an Glückshormone heranzukommen, sollte man die Tatsache ausnutzen, dass sich das Belohnungssystem auf ganz unterschiedliche Weise befriedigen lässt. Der Trick besteht darin, dass man die schädlichen Methoden gegen die positiven austauscht. Dafür gibt es genügend Beispiele.

Ein Elektroinstallateur hatte durch seine Spielsucht Schulden angehäuft. Mehrere Versuche, das pathologische Spielen mit Psychotherapien zu beeinflussen, waren gescheitert. Bis er zum Joggen kam. Er wurde ein passionierter Dauerläufer, gewann mehrere Wettbewerbe und konnte fortan ohne Glücksspiel auskommen, weil er sein chemisches Gleichgewicht nun auf gesunde Weise aufrechterhalten konnte – denn auch sportliche Tätigkeiten produzieren Endorphine.

Oder: Eine junge Frau war extrem unglücklich über ihr Übergewicht. Sie arbeitete akribisch an der Entwicklung einer neuen Diät, wurde bekannt durch ihre Diätbücher, nahm tatsächlich auch mithilfe ihrer eigenen Methode ab und verdiente eine hübsche Stange Geld mit ihren Ratgebern.

Ein Heroinabhängiger hatte durch seine Sucht seinen Körper völlig ruiniert. Nachdem er es unter ungeheurer Willensanstrengung schaffte, sich von der Droge zu lösen, eröffnete er einen Laden für ausgefallene Obst- und Gemüse-Smoothies und arbeitete unermüdlich am Aufbau einer kleinen Ladenkette für seine Gesundheitsdrinks.

Merksatz:
Glücksquellen sind austauschbar – tausche die schädlichen gegen die nützlichen.

Streicheleinheiten

Die wichtigste Endorphin-Gewinnungsmethode, mit der Sie Ihr Leben positiv gestalten können, sind zwischenmenschliche Beziehungen. Ein rasanter Flirt oder ein Sexabenteuer im Urlaub, aber auch eine gut funktionierende Ehe können wunderbar zum Lebensglück beitragen. Umarmungen, Streicheleinheiten, Kuscheln und Liebemachen gehören zu den schönsten Emotionen, die ein

Mensch empfinden kann. Und frisch verliebte Menschen sind – Überraschung! – besonders glücklich (um das herauszufinden, hätten Sie dieses Buch wohl kaum lesen müssen). Mithilfe der Magnetresonanztomografie kann man bildlich darstellen, welche Teile des Gehirns gerade in Betrieb sind. Hier konnte nachgewiesen werden, dass Verliebte eine Aktivierung im Belohnungssystem zeigen. Wenn Sie auch zu der beneidenswerten Fraktion der gerade frisch Verliebten gehören, hören Sie es jetzt wahrscheinlich nicht so gerne, dass Sie biochemisch gesehen auf dem gleichen Stand wie ein Drogensüchtiger sind. Die Natur macht keinen prinzipiellen Unterschied zwischen dem High durch Heroin und der Glückseligkeit liebestoller Pärchen. Den Endorphinrezeptoren ist es mehr oder weniger egal, ob sie durch echte Endorphine wie bei der Verliebtheit oder durch künstliche Opiate wie Heroin auf Höchsttouren gebracht werden.

„Sex ist nicht alles, aber ohne Sex ist alles nichts" – diesen Satz würden die meisten verliebten Männer ohne zu zaudern unterschreiben, und viele Frauen nach kurzem Zögern auch. Kann man Liebe und Sex trennen? Forscher fanden heraus, dass diese beiden emotionalen Zustände in mancher Sicht unterschiedlich sind – was das Verhalten, die Ausschüttung chemischer Substanzen oder die Aktivierung bestimmter Gehirnregionen angeht. Aber eine genaue Trennung gelang den Forschern nicht, da diese jeweiligen Gefühlsqualitäten eng miteinander zusammenhängen.[12] Natürlich gibt es Paare, die schon lange zusammen sind und sich immer noch lieben, ohne nun täglich eine Kissenschlacht im Bett zu machen. Aber die anhimmelnde, verzehrende, anbetende, vergötternde Liebe gibt es eigentlich nur, wenn auch das Körperliche eine Rolle spielt. Gut funktionierende platonische Beziehungen gibt es gar nicht so häufig. „Liebe ist die Antwort, aber während man auf sie wartet, stellt der Sex ein paar ganz gute Fragen“, witzelte Woody Allen.

Wenn wir verliebt sind, sind wir oft blind gegenüber den negativen Eigenschaften unseres Partners – dies zeigte eine Studie mit Menschen, die sich gerade in einer romantischen Liebesphase befanden.[13] Durchleuchtete man ihr Gehirn mithilfe der Magnetresonanztomografie, zeigte sich, dass sie nicht nur eine Aktivierung im Spaßareal des Gehirns hatten, sondern gleichzeitig auch eine Abnahme der Gehirntätigkeit in den Teilen, die für eine kritische Auseinandersetzung mit anderen Menschen zuständig sind. Auch Angst wird dann reduziert.[4] Wenn man zum ersten Mal mit dem neuen Date im Park spazieren geht, sind alle Ängste wie weggeblasen. Leider vergessen schmachtende Pärchen oft alle Vorsichtsmaßnahmen wie Verhütung, Schutz vor Ansteckung oder Diskretion. Auch aus dem Tierreich ist bekannt, dass liebestolle Impalas leichter den Löwen zum Opfer fallen.

Wenn jemand hoffnungslos verknallt ist, spielen die Hormone im Gehirn verrückt. Es ist nicht nur das Endorphin, dass hier eine wichtige Rolle spielt, sondern auch noch weitere Hormone wie Dopamin, Vasopressin oder Oxytocin.[14, 15] Bei einem Orgasmus kommt es zu einer Explosion all dieser Substanzen im Gehirn. Aber nicht nur die sexuelle Liebe, auch die Liebe zur Mutter, zum Kind oder zu anderen wichtigen Personen wird durch diese Hormone gesteuert. Gerade zwischen einer Mutter und ihrem Baby laufen extreme Gefühlsregungen ab, die nicht mit rationalen Beschreibungen erfasst werden können. Auch eine treue Freundschaft kann Quelle höchster Zufriedenheit sein.

Treue Mäuse

Oxytocin ist ein Neurotransmitter, der im Hypothalamus im Gehirn gebildet wird. Schon lange ist bekannt, dass man Oxytocin als Medikament verwenden kann. Bei einer Geburt wird ein sogenannter „Wehentropf" angelegt. Wenn die Wehen der behandelten Frau zu schwach sind, kann die Infusion von Oxytocin Wehen auslösen. Aber das Hormon hat noch weitere Funktionen: Es ist für Angst- und Stressregulierung, Vertrauen, Gemeinschaftsgefühl und emotionale Bindungen wichtig. Auch bei angenehmem Hautkontakt wird Oxytocin ausgeschüttet. So kommt es beim Orgasmus unter anderem zu einer Ausschüttung der Liebesdroge. Alle mitmenschlichen Bindungen werden durch Oxytocin gefördert. Beim Stillen wird das Hormon im Gehirn der Mutter ausgeschüttet, was die Glückseligkeit erklärt, mit der eine Mutter ihr Neugeborenes anlächelt. Überhaupt wird die Bindung zwischen Mutter und Kind nicht nur durch Endorphine, sondern auch durch Oxytocin vermittelt.

Auch eheliche Treue scheint von dieser Chemikalie abzuhängen. Forscher hatten entdeckt, dass es in Nordamerika Präriewühlmäuse gibt, die außerordentlich treu sein können. Wenn sich ein Mäusepärchen einmal gefunden hat, bleibt es bis ans Lebensende zusammen. Bergwühlmäuse dagegen sind sozial nicht so kompetent. Sie vermeiden eigentlich jeden Kontakt, es sei denn, es geht um Sex. Kurz nachdem ein Paar Sex hatte, sagen die Mäuschen ade auf Nimmerwiedersehen. Die Forscher wollten herausfinden, worin der Treue-Unterschied zwischen den beiden Mäusearten seinen Ursprung hat. Intensive Forschungen ergaben, dass sie sich hauptsächlich in ihrer Hirnchemie unterschieden: Bei den treulosen Bergwühlmäusen fanden sich viel geringere Mengen der Botenstoffe Oxytocin und Vasopressin im Gehirn als bei den Präriemäusen.[16] Wer viel Oxytocin produziert, könnte also besonders treu in einer Beziehung sein. Die Forschung auf diesem Gebiet ist allerdings noch nicht abgeschlossen. Wissenschaftler haben versucht, Menschen mit sozialen Ängsten mit Oxytocin zu behandeln, damit sie ihren Mitmenschen mehr Vertrauen entgegenbringen, bisher allerdings ohne durchschlagenden Erfolg. Zur Verbesserung der ehelichen Treue gibt es noch keine Untersuchungen, aber wahrscheinlich bringt es nichts, wenn Sie Ihrem Partner das Bindungshormon in den Kaffee träufeln oder es ihm nachts heimlich in die Nase sprühen.

Ein weiteres Hormon, Vasopressin, scheint auch bei Sex und Liebe eine Rolle zu spielen. Vasopressin ist ein Hormon aus dem Hypothalamus; eine seiner Aufgaben ist die Rückgewinnung von Wasser aus dem Harn. Bei Männern spielt Vasopressin eine Rolle in der sexuellen Erregung. Bei Frauen dagegen führen hohe Vasopressinspiegel zu einer Abnahme der sexuellen Motivation.

TIPPS:

- Verliebtheitsgefühl, Geborgenheit, menschliche Wärme oder ganz einfach Sex führen zu intensivsten Ausschüttungen von Wohlfühlhormonen. Nun kann man den Menschen in einem Ratgeber wie diesem nicht einfach raten, mehr Sex zu haben. „Klar", werden Sie vielleicht sagen. „Ich weiß gar nicht, wie ich Ihnen sagen soll, wie dämlich ich Ihren Ratschlag finde. Mehr Sex würde ich auch gerne haben, aber mein geliebter Gatte legt da ein deutliches Veto ein." Oder aber: „Ich bin ein dicker, hässlicher, uninteressanter Typ, erotisch wie eine Stuhlprobe, auf mich fährt einfach keine Frau ab." Auch gibt es Risiken und Nebenwirkungen: Beim Sex lauern vielerlei Gefahren, darunter Infektionen, ungewollte Schwangerschaften oder die Verletzung der Gefühle anderer. Dennoch sollten Sie versuchen, Ihr Leben so einzurichten, dass der Sex nicht zu kurz kommt – natürlich unter Beachtung aller gesellschaftlichen Regeln und der gebotenen Vorsichtsmaßnahmen.
- Und es gibt natürlich auch die Möglichkeit, jemanden zu lieben, ohne Sex zu haben. Jede Form der Zuneigung steigert Ihr Glück. Nicht nur Liebe, sondern auch ganz einfach soziale Beziehungen sind auf dieser Welt wichtiger als Geld und Gut. Auch Freundschaften sind extrem wichtig für die seelische Gesundheit der Menschen. Wenn nach vielen gemeinsamen Jahren die Liebe

eines verheirateten Paares nachlässt – was wohl häufiger vorkommt, als dass die Liebe für immer bleibt –, dann sind es oft die Freundschaften, die in den Vordergrund rücken. Das heißt nicht, dass man zweihundert Freunde hat, die alle auf eine Party kommen würden, wenn man sie einlädt. Die Anzahl der guten Bekanntschaften ist unwichtig – wichtig ist, dass es intensive und dauerhafte freundschaftliche Beziehungen sind.

- Vernachlässigen Sie nicht Ihre Freunde und Verwandten! Entscheiden Sie sich manchmal gegen Geldverdienen und für die Pflege Ihrer Beziehungen, wenn sich ein solcher Konflikt ergeben sollte. Geben Sie lieber hundert Euro aus und laden Sie Freunde in ein gutes Restaurant ein als dafür das 58. Paar Schuhe zu kaufen.

Das Herz sagt Ja

Für viele Menschen ist die größte Quelle ihrer Freude die Liebe. Und dann gibt es auch noch viele Menschen, die sehen die Hauptursache ihres Unglücks darin, dass sie keine Beziehung haben oder mit ihrer bestehenden Beziehung außerordentlich unzufrieden sind. Das Thema Liebe ist in vielfältiger Hinsicht angstbesetzt. Menschen, die ansonsten im Leben überhaupt nicht ängstlich sind, können sich plötzlich zu völlig furchtsamen Menschen entwickeln, wenn es um Liebesangelegenheiten geht.

„Männer und Frauen passen einfach nicht zusammen", witzelte der große Loriot. Wann immer Konflikte zwischen Partnern auftreten, hat das häufig etwas mit Hirnchemie zu tun. Machen Sie sich jetzt auf eine große Überraschung gefasst! Hinter dem Schlamassel steckt mal wieder – das Belohnungssystem! Wer hätte das gedacht?!

Wenn man von „Das Herz sagt Ja, der Kopf sagt Nein" redet, dann meint man mit „Herz" das Belohnungssystem und mit „Kopf" den präfrontalen Kortex, also das „vernünftige" Gehirn. Diese Gehirninstanzen sind wie zwei Minister in einer typischen Regierung: Sie arbeiten nicht notwendigerweise Hand in Hand. Das Spaßgehirn ist von Liebe berauscht und strebt nach Streicheleinheiten, Zärtlichkeiten und körperlicher Vereinigung. Sämtliche Vorsichtsmaßnahmen werden außer Acht gelassen. Das Vernunftgehirn dagegen überprüft kritisch, mit wem man sich da einlässt. Es werden die Vor- und Nachteile des möglichen Partners abgeklopft, so ähnlich wie Eltern ihre Tochter nerven, wenn sie ihnen von ihrem neuen Freund erzählt: „Was studiert der denn, was will der später werden, ist er ein ehrlicher Mensch, meint er es ernst mit dir, nimmt der Drogen, was machen denn seine Eltern, verdienen die viel Geld?" Das Belohnungssystem dagegen will nur eins: wilden Sex, und zwar sofort. Es kennt keine Tabus, Regeln, Moral, Scham oder gesellschaftlichen Bedenken. Und dann gibt es als Gegenspieler unser soziales Angstsystem. Hier sind alle Regeln abgespeichert, nach denen Menschen miteinander umgehen. Bei manchen Menschen ist es überempfindlich eingestellt. Dann sieht es überall Gefahren: „Vom Sex können Kinder kommen, es ist unanständig, unmoralisch, sündhaft, liederlich, lasterhaft! Man kann sich den Tripper, die Syphilis oder HIV holen! Ehebruch, Verstoß gegen moralische und religiöse Regeln …"

Diesen Kampf der beiden Ministerien gewinnt oft das Belohnungssystem, vor allem in dem Alter, in dem die Menschen besonders paarungsbereit sind. Eine junge Frau datet einen Mann, der sie betrügt, nicht arbeitet, ihr Geld verprasst und sie immer wieder schlägt. Und wenn alle ihre Freundinnen sagen: „Ich verstehe nicht, warum du diesen Kerl nicht in den Wind schießt!", kommt als Standardantwort: „Aber ich liebe ihn doch so!" Ein junger Mann ist völlig verliebt in ein Mädchen, das alle Kerle um den Finger wickelt, und merkt nicht, dass sie nur mit ihm spielt. Ein Sportlehrer ist hoffnungslos in eine sechzehnjährige Schülerin verknallt, obwohl er weiß, dass ihn das seine Stellung und seinen guten Ruf kosten könnte. Es gibt zahllose Beispiele für partnerschaftliche Konstellationen, bei denen eine deutliche Diskrepanz zwischen den Ansprüchen des EOS und den rationalen Überlegungen des präfrontalen Kortex besteht.

Am deutlichsten sieht man das bei dem Phänomen der „Knastbräute" – das sind Frauen, die sich in Gefängnisinsassen verlieben. Dabei bekommen in den Justizvollzugsanstalten nicht etwa die Steuerhinterzieher oder Internetbetrüger die meiste Post von Verehrerinnen, sondern die Serienmörder und Kinderschänder. Wenn ein Intensivtäter, der ein Gesicht hat wie eine Schippe Würmer und nur mit viel Fantasie noch als humanoide Lebensform durchgeht, von fünfzig Frauen Heiratsanträge bekommt, dann kann man das nur mit einem Sieg des Belohnungssystems über alle Regeln der Vernunft erklären. Das Brutale, Animalische, das von diesen Unholden ausgeht, weckt offenbar so starke sexuelle Fantasien bei den betroffenen Frauen, dass das logische Denken aussetzt. Das Gleiche gilt, wenn sich irregeleitete Frauen der Hoffnung hingeben, einen solchen Satansbraten mit Hilfe ihrer Liebe oder Religion zu heilen.

Natürlich hängt es auch von den persönlichen Eigenschaften der Menschen ab, wer den Kampf der ungleichen Gegner gewinnt. Bei den meisten ausgeglichenen Menschen einigen sich die chemischen Gegenspieler irgendwo in der Mitte. Bei bestimmten Charakteren siegt aber immer das Belohnungssystem. Sie haben einen Mangel an den begehrten Endorphinen und versuchen alles, um diesen auszugleichen: Flirts, One-Night-Stands, Beziehungen mit mehreren Partnern zeitgleich, wahlloser Sex mit Menschen, mit denen sie gar keine dauerhafte Beziehung wollen. Manche sind so wild hinter dem Sex her, dass sie sich rücksichtslos nehmen, was sie wollen, indem sie Frauen angrabschen, stalken oder gar vergewaltigen. Die extremen Vertreter dieser Spezies landen wegen ihres überstarken Sexualtriebes im Gefängnis und werden meist kurz nach der Entlassung wieder rückfällig.

Weitaus häufiger sind aber die Menschen, die zu viele Skrupel oder Bedenken haben, sich auf eine Liebesbeziehung einzulassen. Auf einen Sexualtriebtäter, der wegen seiner ungezügelten Lust in der Sicherungsverwahrung landet, kommen vielleicht tausend Menschen, die ein viel zu enthaltsames, einsames Leben führen. Ihr Vernunftsystem und ihre Moral sind so dominant, dass sie lieber auf Zweisamkeit verzichten, als gegen eine der zahllosen Regeln zu verstoßen, die das menschliche Miteinander in geordneten Bahnen laufen lassen sollen. Diese Personen führen häufig ein gesittetes Leben, aber sie sind nicht notwendigerweise glücklich.

Wenn es mit dem Sex nicht klappt

Der Widerstreit zwischen den beiden gegensätzlichen Gehirnsystemen ist schuld an einer paradoxen Angst: Manche Menschen wünschen sich sehnlichst die Nähe eines Partners – haben aber gleichzeitig Angst vor Sex. So berichtet die 29-jährige Sandra S.: „Ich bin völlig verzweifelt. Ich habe einen neuen Mann kennengelernt und ich kann sagen, dass ich sehr in ihn verliebt bin. Es könnte alles so schön sein. Er will natürlich mit mir schlafen und hat schon alles versucht, mich ins Bett zu bekommen. Ich habe es immer abgewehrt, indem ich so getan habe, als ob ich ihn als Freund schätze, aber keine engere Beziehung will. Ich habe ihm erzählt, dass ich früher in Liebesdingen enttäuscht wurde und deswegen nicht gleich wieder eine feste Beziehung will. Was gar nicht stimmt! Es ist nur so: Immer, wenn er mir nahekommt, werde ich von einer großen Angst erfüllt. Ich kann nicht sagen, was es eigentlich ist, aber Sex macht mir Angst. Es ist nicht so, dass ich ihn nicht attraktiv finde, ganz im Gegenteil, ich habe sogar sexuelle Träume von ihm. Und ich bin ganz bestimmt nicht lesbisch. Aber wenn er tatsächlich mit mir ins Bett will, sperrt sich irgendetwas in mir – ich kriege Herzrasen, ein flaues Gefühl im Magen und einen trockenen Mund, und ich will, dass es vorbei ist."

Angst vor Sex ist sehr verbreitet. Wie ist es möglich, dass ein Mensch sich gleichzeitig zu jemandem hingezogen fühlt, aber Angst vor dem Verkehr hat? Hier haben wir es mit einem Widerstreit zweier Gehirnsysteme zu tun. Diese Menschen suchen eigentlich sexuelle Erfüllung. Aber ihr soziales Angstsystem will ihnen ein schlechtes Gewissen machen. In übertriebener Form warnt es vor den schädlichen Folgen der Lust. Selbst bei Menschen, bei denen kein objektiver Grund dagegen spricht, Sex mit dem Partner zu haben, schießt dieses System Giftpfeile. Eine Frau, die verheiratet ist, einen attraktiven Mann hat, einen Kinderwunsch hat, wird trotzdem von unerklärlichen und unüberwindlichen Ängsten befallen, wenn ihr Mann mit ihr körperlich werden will. Und das Ganze läuft unbewusst ab. Der erbitterte Kampf der gegensätzlichen Gehirnsysteme wird dem Individuum nicht unmittelbar klar. Die betroffene Person nimmt nur die Angstsymptome wahr, die ein Ausdruck dieses Streits sind, wie Herzrasen, Mundtrockenheit, körperliche Anspannung und Verkrampfung. Der Ehemann ist natürlich unglücklich, weil er denkt, dass seine Frau ihn nicht körperlich anziehend findet. Die Frau hat Angst, dass ihre Ehe scheitert, wenn es sexuell nicht klappt.

TIPPS:

- **Wenn Sie übergroße Angst vor Sex haben, sollten Sie beim Sexualverkehr so vorgehen wie die Igel bei der Paarung: ganz vorsichtig! In ganz kleinen Schritten tastet man sich aneinander heran. Dies erfordert, dass Sie mit Ihrem Partner offen über das Problem reden. Machen Sie sich klar, dass ein gesunder Teil Ihres Gehirns die Freuden der Liebe genießen möchte, und ein übersensibel eingestellter Teil Ihres Gehirns Ihnen aber große Angst und Bedenken einreden will.**

- **Manchmal hilft es, eine Paartherapie zu machen, am besten bei einem Psychotherapeuten, der sich mit der Behandlung sexueller Probleme auskennt.**

Todsichere Tipps, um einen Partner zu finden

Eine der häufigsten Ängste ist natürlich die Furcht, überhaupt keinen Partner zu finden. Vielleicht gehören Sie zu den leider unzähligen Menschen, die derzeit als Single leben. *„All the lonely people – where do they all come from?"*, sangen die Beatles in ihrem tieftraurigen Lied *Eleanor Rigby*. Dreißig Prozent aller Menschen im heiratsfähigen Alter leben als Single. Es kann nicht sein, dass alle diese Menschen unattraktiv oder beziehungsunfähig sind. Das kann doch nur bedeuten, dass da irgendwo im Orbit der ideale Partner für sie kreist – aber sie wissen nicht wo, und er weiß nichts von ihnen.

Vielleicht sind Sie gerade verlassen worden, oder Ihre letzte Beziehung liegt Jahre zurück. Oder Sie hatten noch nie das Glück, einen Partner zu haben. Natürlich können hier keine Tipps gegeben werden, mit denen Sie todsicher Ihr Liebesglück finden. Aber überprüfen Sie, ob Sie vielleicht Ihre Strategie ändern müssen. Hier ist eine Liste der häufigsten Fallstricke:

- ***Selbsterfüllende Prophezeiung:* Mich liebt ja doch keiner. Ich sehe nicht aus wie Germany's Next Topmodel – aber nur solche Mädchen kriegen einen Partner. Wahre Liebe gibt es nur im Märchen, aber nicht für mich.**

- *Übergroße Schüchternheit* ist auch ein Grund, warum sich Menschen nicht finden, die eigentlich zusammengehören. Wussten Sie, dass sich bis zu fünfzig Prozent aller Menschen als schüchtern bezeichnen?[17] Die Hälfte aller Menschen denkt also, dass sie selbst gehemmt sind und demzufolge die Initiative vom anderen ausgehen muss. Rein statistisch gesehen ist somit die Chance sehr hoch, dass zwei beliebige Personen, die eigentlich gut zusammenpassen würden, sich niemals zum Eisessen verabreden werden, da beide überzeugt sind, dass der andere den ersten Schritt tun müsste. Daraus sollte man die Konsequenz ziehen, mal selbst aktiv zu werden.
- *Erhöhen Sie Ihre Chance:* Wenn man gleich nach der Arbeit oder der Univorlesung allein in der Wohnung verschwindet, sinkt die Chance, jemanden kennenzulernen, deutlich. Warten Sie nicht, bis es eines Tages klingelt und Prince Charming vor der Tür steht, sondern ergreifen Sie die Initiative und gehen Sie unter die Leute!

Dabei sollten Sie die Situationen ausnutzen, die am häufigsten zum Erfolg führen:

- *Freunde:* Etwa 28 Prozent der Menschen lernen sich durch gemeinsame Freunde kennen – dies ist die häufigste Methode, wie Paare zueinander finden.[18] Also: Versuchen Sie, möglichst viele Gefährten um sich zu scharen, laden Sie diese Freunde und deren Bekannte zu sich nach Hause ein, nehmen Sie alle Einladungen Ihrer Peergroup an.

- *Internet:* Heute gibt es immer mehr Menschen, die über Internetportale ihr Lebensglück suchen – 21 Prozent der Beziehungen entstehen derzeit auf diese Weise, aber es werden sicher immer mehr werden. Natürlich gibt es auch Menschen, die schlechte Erfahrungen mit dieser Art der Partnersuche gemacht haben, weil viele der Teilnehmer, die sich in solchen Plattformen tummeln, nur auf einen One-Night-Stand aus waren, in einer festen Beziehung steckten, unehrliche Angaben machten oder den Sex professionell betrieben.
- *Gastronomie:* 16 Prozent der Partner lernen sich in Bars, Clubs oder Restaurants kennen.
- *Unter Kollegen:* Natürlich kann man auch bei der Arbeit jemand kennenlernen. Auch wenn immer davor gewarnt wird, an der Arbeitsstelle eine Beziehung anzufangen, werden 11 Prozent der Liebesbeziehungen beim gemeinsamen Job geknüpft. Man hat immer gemeinsamen Gesprächsstoff, sieht sich häufig – und plötzlich macht der Broterwerb Spaß.
- *Beim Eisenbiegen:* Immerhin 10 Prozent der Ehen werden in Fitnessstudios, Tennisvereinen oder anderen Hobbyeinrichtungen gebahnt.

Erfüllte Träume

In dem französischen Lied „Chagrin d'amour" heißt es: „Die Freuden der Liebe dauern nur einen Moment – Liebesleid aber das ganze Leben." Es gibt nur eine Sache, über die Menschen mehr Tränen vergießen als über unerfüllte Träume – das sind erfüllte Träume! Hat man es nun nach Wochen und Monaten des Hoffens und Bangens endlich geschafft, sich den ersehnten Partner zu schnappen, kommen plötzlich ganz neue Ängste auf: Wird er mich gleich wieder verlassen? Wird seine Ex-Freundin wieder bei ihm anklopfen? Wird die süße Arbeitskollegin mit den braunen Augen ihn mir ausspannen? Oder wird er mir nach ein paar Wochen langweilig werden? Werde ich plötzlich bei ihm Eigenschaften entdecken, die ein Zusammenleben für mich unmöglich machen?

TIPP:

- **Keine Liebe ist sicher auf dieser Welt. Wenn der neue Partner, den Sie daten, Ihnen als unsicherer Kandidat erscheint, genießen Sie trotzdem die Zeit, die Ihnen mit ihm bleibt. Wer zu ängstlich ist, wird nie das Liebesglück finden. Wer immer schon vorwegnimmt, dass es ohnehin nicht klappen wird, vermeidet zwar Enttäuschung („Hätte ich nie geliebt, hätte ich nie geweint."), verpasst aber auch die schönsten Momente des Lebens.**

Oder: Sie haben die perfekte Liebe gefunden: Zwei Herzen, die perfekt zueinander passen, ähnliche Ansichten zu den meisten Dingen des Lebens, so viele Übereinstimmungen, egal ob zum Thema Familie, Moral, Humor, Musik, Freizeit oder Religion. Und beide fühlen sich zu allem Überfluss auch noch sexuell zueinander hingezogen. Doch da gibt es ein winziges Problem: Sie sind verheiratet und haben zwei Kinder, und auch Ihr Geliebter ist gebunden. Und: Dieser neue Partner ist Ihr Chef. Gesellschaftliche Ächtung ist vorprogrammiert. Sie werden von einem schlechten Gewissen Ihrem Mann, Ihren Kindern und der Frau Ihres Chefs gegenüber geplagt. Verbotene Liebe …

TIPP:

- **Wenn Sie sich grämen, dass Sie Ihren Traumpartner einfach nicht bekommen können, hilft es Ihnen vielleicht weiter, dass Sie sich andererseits dadurch jede Menge Probleme ersparen. Machen Sie sich klar, dass, wenn Sie ihn doch abbekommen hätten, Ihre Ehe nach fünf bis neun Jahren bereits geschieden worden wäre; so sagen es jedenfalls die Statistiken.[19] Zugegeben, ein schwacher Trost …**

Mein Partner hat mich verlassen

Eine der häufigsten Quellen von Unglück ist eine Beziehung, die zu Ende gegangen ist. In jeder Beziehung gibt es einen, der immer wieder bitterliche Tränen weint – und einen, der sich langweilt. Am Anfang einer Liebesbeziehung sieht es oft so aus, als ob sich zwei gefunden haben, die perfekt zusammenpassen. Je länger aber eine Partnerschaft besteht, desto mehr kristallisiert sich heraus, dass doch nicht alles so vollkommen ist. Wenn man sich die Scheidungsraten ansieht und dann noch berücksichtigt, dass viele Ehen zwar nicht geschieden werden, aber nur noch auf dem Papier bestehen, bleibt kaum eine Partnerschaft übrig, die Jahrzehnte besteht, ohne dass einer der beiden Beteiligten unzufrieden ist.

Man könnte sich nach einer Trennung natürlich sagen: „Es gibt vier Milliarden Männer auf der Welt, ich kann nicht alle kennenlernen, aber ich sollte es versuchen." So einfach ist es nicht. Hat man einen Partner sehr geliebt, hat man oft keinen Blick für die Alternativen. Selbst wenn der ideale Mann den Weg kreuzt, kann man sich kaum für ihn erwärmen, weil man immer den Verflossenen als Maßstab nimmt. Selbst wenn sich einer findet, der all die schlechten Eigenschaften des Ex nicht hat, kann die Freude nicht so richtig aufkommen.

TIPPS:

- Wenn Sie unter schrecklichem Liebeskummer leiden und das Gefühl haben, nie wieder davon loszukommen: Liebeskummer hält nach Statistiken bei dem Verlassenen durchschnittlich 14 Monate an; spätestens dann werden Sie davon nach und nach erlöst.[20]
- Manchmal geht es aber nicht um Liebe, sondern um ein gekränktes Ego. Vielleicht hatten Sie einen Partner, mit dem es schon lange nicht mehr gut lief, und Sie haben sich schon oft überlegt, einen Schlussstrich zu ziehen. Sie fühlten sich nicht genug geliebt und hatten kaum noch positive Aspekte in der Beziehung herausarbeiten können. Der Partner kommt Ihnen aber völlig überraschend zuvor und konfrontiert Sie damit, dass er sich von Ihnen trennen will. Und es kommt noch schlimmer, er präsentiert gleich eine neue junge Frau, mit der er künftig durchs Leben ziehen will. Jetzt erkennen Sie sich selbst plötzlich nicht wieder: Das Herz rast, Sie sind nervös, mit den Nerven am Ende. Bis vor Kurzem hat Sie der Mann gelangweilt oder genervt, und Sie waren nur noch aus Bequemlichkeit zusammen. Jetzt denken Sie nur noch daran, wie Sie ihn wieder zurückbekommen könnten. Sie kämpfen wie eine Löwin um den Mann, schreiben ihm Liebesbriefe, machen ihm Zugeständnisse, auf die Sie sich früher nie eingelassen hätten. Warum der plötzliche Sinneswandel? Vielleicht steckt

dahinter etwas, was Psychiater als „narzisstische Kränkung" bezeichnen: „Wenn sich hier jemand trennt, dann ich. Mich verlässt man nicht – ich bin diejenige, die verlässt!" Wenn Sie bei sich beobachten, dass es nicht mehr um Liebe geht, sondern nur darum, die Kontrolle zu behalten – dann sollten Sie loslassen, so schwer es auch fällt. Es gibt viele Paare, die nicht mehr wegen der Liebe, sondern nur noch wegen Unwichtigkeiten zusammen sind. Da ist kein Wunsch nach Zärtlichkeit mehr, keine gegenseitige Anerkennung, keine Gemeinsamkeit. Jeder braucht den anderen nur, um sein bisheriges, gewohntes Leben aufrechtzuerhalten.

Es gibt natürlich noch andere Gründe, warum Paare, die nicht mehr zusammenpassen, den Absprung nicht schaffen: Aus Hoffnung, dass alles irgendwann mal wieder besser werden wird. Oder Bequemlichkeit: Man scheut die Probleme, die man bekommt, wenn man in eine kleinere Wohnung zieht, gemeinsame Freunde verliert oder dem Scheidungsanwalt einen guten Teil des Vermögens überlassen muss. Wichtig ist aber, dass man sich von solchen Nebensachen löst und darüber nachdenkt, ob es wirklich Liebe ist, die man für den anderen empfindet oder ob man nur einfach maßlos enttäuscht und gekränkt ist, obwohl man sich innerlich schon längst von der Liebe verabschiedet hat.

TIPP:

- **Wenn Sie auch das Gefühl haben, mit Ihrem Partner nur wegen der Äußerlichkeiten zusammenbleiben zu wollen, müssen Sie Bilanz ziehen: Ist da wirklich noch genug Liebe, oder geht es hauptsächlich um die Kränkung, das Gefühl, als der oder die Verlassene dazustehen, den Ärger darüber, das Geschehen nicht mehr unter Kontrolle zu haben? Dann sollten Sie wirklich die Konsequenzen ziehen. Nur wenn wirklich Liebe im Spiel ist, sollte man für die Partnerschaft kämpfen – wenn es allein um das Ego geht, sollte man es bleiben lassen.**

Joey

Wenn nichts mehr geht in der Liebe, dann bleibt immer noch die Möglichkeit, sich ein Haustier anzuschaffen (am besten ist es natürlich, wenn Sie beides haben, einen lieben Partner und einen treuen Hund).

Simone K., Mittvierzigerin, Geschäftsführerin eines Modeshops, schwärmt von ihrem Border Collie Joey: „Wenn ich morgens die Augen öffne, ist Joeys Freude riesig: Frauchen wird endlich wach! Schöner kann ein Tag kaum beginnen. Mit seinen großen braunen Augen schaut er mich liebevoll und fragend an. Wenn ich seine Ohren kraulen will, bin ich jederzeit willkommen. Er legt sich auf den Rücken und grunzt zufrieden. Wenn ich ihm meine Hand hinhalte, legt er seine Pfote hinein. Meinen Freund Ralf sehe ich nur selten während der Woche, und dann ist es gut, einen verlässlichen Partner bei sich zu haben. Joey knüpft seine Liebe an keine Bedingung. Er ist geduldig und von sanftem Gemüt, er hört mir zu, er ist mir bedingungslos treu. Ich glaube fest, dass er merkt, wenn ich traurig bin. Er schleicht sich dann langsam an, um sich mit mir aufs Sofa zu kuscheln. Wenn ich Joey nicht hätte, müsste ich mich jeden Tag aufraffen, vor die Tür zu gehen. Ralf habe ich übrigens kennengelernt, als ich mit Joey im Park spazieren ging und er mich ansprach, wie süß mein Hund ist! Manchmal kommt Joey nachts zu mir ins Bett. Wenn sich unsere Körper im Schlaf berühren und wir uns gegenseitig atmen hören, gibt er mir Geborgenheit, und ich glaube, er empfindet es auch so. Manchmal lege ich meine Hand auf seine pelzige Brust und fühle seinen Herzschlag."

Natürlich ist ein Vierbeiner kein vollwertiger Ersatz für ein Kind oder einen Lebenspartner. Aber ein freundlicher, wohlerzogener Hund, auch eine freundliche, kaum erziehbare Katze kann erheblich zur Lebensfreude beitragen! Im Gegensatz zu Menschen enttäuschen sie einen nie. Manche psychiatrischen Kliniken setzen Therapiehunde ein. Eigentlich müsste es Haustiere auf Rezept ohne Zuzahlung geben, denn ihre antidepressive Wirkung ist erheblich.

Hunde, die nach längerer Trennung wieder mit ihrem Frauchen oder Herrchen vereint wurden, können vor Freude weinen. Wie japanische Wissenschaftler herausfanden, wird der verstärkte Tränenfluss durch das Bindungshormon Oxytocin ausgelöst.

TIPP

- Schaffen Sie sich einen Hund an, wenn es Ihre Lebensumstände erlauben. Es muss kein Rassehund sein – die Promenadenmischung aus dem Tierheim kann genauso treu und verlässlich sein. Aber sorgen Sie dafür, dass das Tier bei Ihnen ein glückliches, artgerechtes Leben führen kann, das auch seine Stimmung hebt.

Freiheit

Freiheit macht glücklich. Wenn ein Diktator sein Volk mit Unfreiheit quält, mithilfe einer korrupten Clique ausbeutet, Wahlen verbietet und politische Gegner ins Gefängnis steckt, geben Menschen ihr Leben, um in einem Volksaufstand die Freiheit für das geknechtete Volk wiederzuerlangen. Auch das einzelne Individuum kann ohne Furcht über sich selbst hinauswachsen, wenn ihm seine Freiheit und Selbstbestimmung genommen werden. Nun gibt es hierzulande heute kaum noch Menschen mehr, die als Sklaven Fronarbeit für einen übermächtigen Herrn leisten müssen. Aber es gibt nach wie vor Menschen, die in Unfreiheit leben. Wut, Schmerz und Hilflosigkeit entstehen, wenn jemand an seiner Arbeitsstätte von einem autoritären Chef gemaßregelt und ausgebeutet wird oder wenn eine Frau von einem tyrannischen Ehemann misshandelt und in finanzieller

Abhängigkeit gehalten wird. Ein Partner, der alles bestimmt – was man anziehen soll, mit wem man sprechen und wann man das Haus verlassen darf, was man zu tun und zu lassen hat, der einen mit rasender Eifersucht verfolgt und immer wieder mit dem Ende der Beziehung droht, wenn seine Kontrollwünsche nicht erfüllt werden – das kann einem das Leben zur Hölle machen.

TIPPS:

- Gibt es in Ihrem Leben Situationen, in denen Sie sich unfrei fühlen? Werden Sie vielleicht durch einen Partner gegängelt oder zu Dingen gezwungen, die Sie nicht tun möchten? Natürlich wird man eine langjährige Partnerschaft nicht leichtfertig aufgeben, aber wenn die Bilanz ergibt, dass Sie nur noch selten das tun können, was Ihnen Spaß macht, und wenn Sie stattdessen immer wieder das Gefühl haben, alles unter Druck von außen zu machen, dann sollten Sie die notwendigen Konsequenzen ziehen.
- Fordern Sie Ihre Freiheit ein! Ein Partner, der Sie wirklich liebt, wird Sie nicht verlassen, wenn Sie ihm nicht täglich alle WhatsApp-Nachrichten offenlegen, die Sie bekommen haben.
- Aber der Freiheit sind auch Grenzen gesetzt. „Freiheit ist nur ein anderes Wort dafür, dass du nichts mehr hast, was du verlieren kannst", dichtete der Countrysänger Kris Kristofferson in seinem Lied „Me And Bobby McGee". Wer es zu weit treibt mit der persönlichen Freiheit, steht irgendwann plötzlich allein da. Freiheit und Sicherheit sind zum

Teil gegensätzliche Errungenschaften. Vielleicht schätzen Sie an Ihrem Partner, dass Sie sich auf ihn in jeder Lebenslage verlassen können. Genauso gut können Sie beim anderen punkten, wenn Sie Verlässlichkeit ausstrahlen. Viele Menschen geben einem Partner den Vorzug, der vielleicht nicht der charmanteste und am besten aussehende Lover aller Zeiten ist, der ihnen aber das Gefühl der Sicherheit gibt.

Wir sind vom selben Stamm

Der Mensch ist ein Herdentier. Um auf diesem Planeten zu überleben, mussten Menschen schon immer zusammenhalten, und deswegen neigen sie dazu, sich in kleinen Gruppen zusammenzuschließen.

Im Februar 2006 angelten die Fischer Sunder Raj und Pandit Tiwari illegal in der Dreimeilenzone vor North Sentinel Island, einer Insel westlich von Thailand, die von Ureinwohnern bewohnt wird.[21] Als sie nachts vor dieser Insel ankerten, löste sich das Seil, das ihr Boot hielt, und sie drifteten in Richtung Insel. Andere Fischer warnten sie noch, aber sie schliefen oder waren zu betrunken, um deren Rufe zu hören. Ihr Boot driftete in die Untiefen, und die völlig isoliert lebenden Einwohner der Insel attackierten sie mit ihren Bögen. Die Pfeile trafen aus großer Entfernung sicher ihr Ziel. Ein tödlicher Angriff. Es stellte sich zwar nachher als Falschmeldung heraus, dass die beiden gegrillt und gegessen worden seien. Die Ureinwohner hatten sie stattdessen in flache Gräber gelegt. Versuche, die Leichname zu bergen, endeten in einem Pfeilhagel auf den Helikopter. Die Ureinwohner, deren Vorfahren vor etwa 60 000 Jahren aus Afrika migriert waren, widersetzen sich jedem Kontakt zu anderen Menschen. Sie leben in Gruppen von etwa acht Personen. Ein paar Mal versuchte man, mit ihnen Kontakt aufzunehmen; so schenkte man ihnen Kokosnüsse, die man an den Strand legte. Obwohl Kokosnüsse die einzigen Dinge waren, mit denen sie etwas anzufangen wussten, nahmen sie das Geschenk nicht an, und seitdem hat niemand mehr versucht, sie näher kennenzulernen.

Warum waren die Ureinwohner so brutal? Vielleicht ahnten sie, dass der Kontakt mit der zivilisierten Welt für sie schädlich sein könnte.

Seit etwa 200 000 Jahren gibt es den *Homo sapiens,* den „wissenden Menschen". Als unsere Höhlenmenschen-Vorfahren noch mit dem Fellröckchen bekleidet durch die Wälder oder Graslandschaften turnten, waren wir in Stämmen organisiert. Damals bildeten sich kleine Gruppen von etwa 25 Erwachsenen, die als Jäger und Sammler durch die Wälder pirschten. In der Regel gingen sie anderen Stämmen aus dem Weg oder trieben freundschaftlichen Handel mit ihnen. Wenn allerdings die Ressourcen eingeschränkt waren, stritt man sich um Nahrung, Territorium und Geschlechtspartner. Für die eigene Partei gab man sein Leben, während die anderen Stämme bis aufs Messer bekämpft wurden, wenn es hart auf hart ging. Soziales Verhalten innerhalb des Stammes wurde belohnt, genauso wie hemmungslos aggressives Verhalten gegenüber den anderen Gruppen. Jemand, der sich damals nicht in einer solchen Horde organisierte, hatte keine nennenswerten Überlebenschancen in der Wildnis. Entwicklungsgeschichtlich gesehen war es so, dass sich nach und nach diejenigen Menschen durchsetzten, die sich in einer Peergroup organisierten, während die notorischen Einzelgänger ausstarben. Die Mischung aus Sippenliebe und Fremdenfeindlichkeit war ein Erfolgsmodell. Einerseits erwiesen sich dabei soziale Verhaltensweisen und Eigenschaften wie Liebe, Hilfsbereitschaft, soziales Denken und Hingabe als sinnvoll. Auf der anderen Seite wurde aber auch die energische, aggressive Verteidigung gegen Angriffe der anderen belohnt.

Es drängt sich die Annahme auf, dass dieses Verhalten auch durch das Belohnungssystem gesteuert wird. Zusammengehörigkeitsgefühl und Teamgeist führten vielleicht zu Glückserlebnissen im Gehirn, aber auch das Abschießen eines Gegners mit einem Schlangengiftpfeil wurde durch positive Chemie gefördert. Der Gruppenzusammenhalt war aber auch Grundlage für Errungenschaften wie Arbeitsteilung, technischen Fortschritt und Kultur. Das klingt nach einem in sich stimmigen System. Allerdings war das damalige Leben alles andere als friedfertig. Der Luzerner Forscher Jürg Helbling nimmt an, dass das Risiko, eines gewaltsamen Todes zu sterben, bei Menschen der Steinzeit deutlich höher war als heute in allen Kriminalitätshauptstädten der USA.[22]

Wenn Forscher in einem Dschungelgebiet auf ein bisher unbekanntes Naturvolk treffen, das wie vor tausend Jahren fernab von jeglicher Zivilisation mit der Natur im Reinen lebt, ist unsere naive Vorstellung, dass diese Menschen friedfertig, sozial und zuvorkommend miteinander umgehen. Weit gefehlt – kleine Naturvölker sind etwa so gewaltlos wie Fußball-Hooligans. Anstatt mit ihren Nachbarstämmen

Lebensmittel und Nettigkeiten auszutauschen, jagen sie sich gegenseitig mit Speeren und Blasrohren und versuchen, sich die Frauen und Kinder wegzunehmen. Die Untersuchung von Naturvölkern, darunter die Yaghan in Patagonien, die Kitlinermiut in der Arktis, die Mbuti-Pygmäen im Kongo, die Tupinambá im Amazonasgebiet, die Iban auf Borneo oder die Tangale in Nordnigeria, ergaben, dass in diesen Völkern etwa dreißig Prozent der Männer eines gewaltsamen Todes in Kampfhandlungen sterben.[22]

Der Kriminologe Manuel Eisner aus Cambridge hat aus Kirchenbüchern, Gerichtsakten und anderen historischen Quellen den Zivilisationsprozess nachgezeichnet. Auch wenn wir nach dem Zweiten Weltkrieg dachten, dass die Aggression und Brutalität der Menschen im Laufe der Zeit immer nur schlimmer wurden, ergaben historische Forschungen, dass die Zahl der gewaltsamen Todesfälle pro Kopf in Europa seit dem 15. Jahrhundert immer weiter abgenommen hat.[23] Moderne, demokratieähnlich organisierte Staatsformen mögen dazu beigetragen haben. Einheitliche Gesetze, Regierungen, Polizeikräfte und Juristen sind scheinbar doch nicht so überflüssig, wie mancher Anarchist meint. Würden heute alle Menschen wie früher in kleinen Stämmen leben, hätten wir vielleicht keine Weltkriege, dafür aber zahllose kleinere Scharmützel, die letztendlich mehr Tote und Verletzte verursachen würden als globale Schlachten.

Wir haben in unserem Gehirn ein „Stammesgen“ eingebaut, das dafür sorgt, dass wir die Unsrigen lieben und die anderen auf Abstand halten möchten. In der Entwicklungsgeschichte überlebten diejenigen Menschen, die für ein Gemeinschaftsgefühl mit einem Endorphinkick belohnt wurden, aber leider auch für Aggression gegen die

Menschen, die nicht zu ihrem Stamm gehörten. Wenn sich bei Menschen hemmungslose Fremdenfeindlichkeit zeigt, dann ist wahrscheinlich ein primitiver Teil des Gehirns dafür verantwortlich. Dieses Xenophobie-Gehirn ist nicht in der Lage, dialektisch zu denken. Es ist nur zu einer einfachen Betrachtungsweise fähig: Alle Fremden sind erst einmal gefährlich und böse. Glücklicherweise gibt es in unserem Gehirn aber auch noch einen intelligenten Part, das Vernunftgehirn, das Für und Wider abwägen kann. Es kann uns sagen, dass Fremde in unserem Land durchaus auch positive Effekte haben können. Sie können uns wissenschaftliche Erkenntnisse, Techniken, andere Betrachtungsweisen oder neue Kulturen näherbringen. Und nicht zuletzt leckeres Essen, das besser schmeckt als die labbrige Tellersülze aus der Firmenkantine.

Unser Gemeinschaftsdenken kann auch ein Ursprung unseres Glücks sein. Wenn wir uns in unserer Familie geborgen fühlen und wissen, dass uns jeder aus der Sippe helfen würde, wenn wir in Not geraten, gibt uns das ein Gefühl der Sicherheit. Für diese Geborgenheit im Familienkreis ist auch das Stammesgehirn zuständig. Auch wenn wir von „Heimat“ reden, meldet sich wieder unser altes Zusammengehörigkeitsgefühl. Wenn wir bei den Olympischen Spielen stolz auf die Sportler unseres Landes sind, fühlen wir uns wie eine große Familie. Arbeitskollegen, die zusammen ein schwieriges Projekt erfolgreich zum Abschluss gebracht haben, führen ihre Freundschaft oft auch noch nach Dienstschluss fort. Soldaten, die in jungen Jahren im Krieg zusammen in tödlicher Gefahr waren, fühlen sich noch ein Leben lang ihren damaligen Kameraden verbunden.

Im Busch in Afrika gibt es Tiere, die sich als Gemeinschaft formieren, um jedes einzelne Tier der Herde zu schützen. Wenn Löwen oder Leoparden versuchen, sich ein gerade geborenes Gnu zu schnappen, kommen alle verfügbaren Wildebeests zusammen, um die Raubkatzen zu verjagen. Aber auch unterschiedliche Tierarten können zusammenarbeiten: So würden sich Zebras und Gnus niemals gegenseitig angreifen, sondern sie grasen friedlich zusammen, um sich in dieser Formation gegen Angriffe von Raubtieren zu schützen.

Manchmal meldet sich unser alter Stammestrieb auch heute noch in spielerischer Weise. Wenn wir uns für unser Fußballteam begeistern, obwohl wir selbst gar nicht in der Lage sind, mit einem Ball in das Tor zu treffen, benimmt sich unser Gehirn, als ob wir selbst auf dem Platz stehen. Jeder weiß alles besser als der Bundestrainer und der Mannschaftskapitän, und wir brüllen laut zum Fernseher rüber, in der Hoffnung, dass die Spieler unsere Ratschläge hören, wo sie hinlaufen sollen. Beim Sieg unserer Equipe fühlen wir uns so glücklich, als ob wir selbst das Runde ins Eckige geschossen hätten. Unsere Elf lebt dann stellvertretend für uns den gegen die „feindliche" Mannschaft gerichteten Aggressionstrieb aus. Wenn einer unserer Stürmer Messi oder Ronaldo foult, kochen in unserem Hirn die Endorphine hoch, denn „unser Mann" hat gerade die Fremdlinge aus unserem Revier vertrieben. Dabei zeigt sich immer wieder deutlich, wie einfach dieses Stammesgehirn gestrickt ist. Die Einteilung in Fremde und Nichtfremde, in Gute und Schlechte folgt nicht einer nachvollziehbaren Logik. So sind die Bayern unsere Feinde, wenn sie gegen Dortmund oder Bremen spielen; geht es aber gegen Madrid oder Liverpool, sind sie unsere besten Freunde. Wenn unser Basketballteam gewinnt, bejubeln wir „unsere Jungs", obwohl die Korbjäger eigentlich meistenteils gut gebaute Herren aus der Bronx oder Harlem sind.

Der Stammestrieb sorgt aber auch leider dafür, dass Menschen Kriege führen. Bei Kriegen geht es nicht immer nur um wirtschaftliche Dinge oder Freiheitsstreben. Oft ist es ein unerklärlicher Hass auf die „anderen", der dafür sorgt, dass Menschen schreckliche Kämpfe miteinander ausfechten, bei denen am Ende keiner der Sieger ist. Über Jahrhunderte können Menschen in bestimmten Gebieten eine Feindschaft aufrechterhalten, die sich nur auf Zugehörigkeit zu einem Stamm bezieht, so zum Beispiel im 600 Jahre alten Irland-Konflikt. In ganz unvernünftiger Weise kämpfen Menschen aus Stolz für ihre Heimat, bis von ihrem Vaterland nichts übrig bleibt als verbrannte Erde. Es gab in der Geschichte der Menschheit wohl keinen Krieg, der irgendeinen Sinn ergeben hat. All dieses unvernünftige Handeln lässt sich auch dadurch erklären, dass unser Stammestrieb eben nicht im vernünftigen Teil unseres Gehirns verortet ist.

Warum gibt es Menschen, die einen Hass auf andersartige Menschen schüren, obwohl sie selbst nie in irgendeiner Form eine Beeinträchtigung durch Fremde erfahren haben? Warum gibt es auf der anderen Seite Menschen, die mit allen Mitbürgern, mit jeder Hautfarbe, mit jeder Sprache, mit jeder Religion klarkommen und tolerant sein können? In jedem Menschen kämpft das endorphingesteuerte Xenophobie-Gehirn mit dem rationalen Vernunftgehirn. Es ist letztendlich eine Frage der Menschlichkeit, der Zivilcourage, der Erfahrung und Bildung, wenn die Toleranz über den Fremdenhass siegt.

Wie können wir aus unserer menschlichen Eigenschaft, dem Zusammengehörigkeitsgefühl, positiven Nutzen ziehen? Wir müssen uns klarmachen, dass die Ängste, die wir vor fremdartigen Menschen haben, nicht immer rational sind, sondern in einem Bereich unseres Denkorgans ausgeheckt werden, dessen Kernkompetenz nicht unbedingt in ausgewogener Beurteilung liegt. Wir sollten uns immer überlegen, ob eine Abneigung gegen andersartige Menschen tatsächlich auf negativen Vorerfahrungen beruht oder vielmehr auf unser Höhlenmenschen-Gedankengut zurückgeht.

Das „Stammesdenken“ kann also zu hässlicher Abschottung führen, aber auch zu Glücksgefühlen, wenn wir es in positivem Sinne nutzen. Unser Streben sollte sein, die positiven Aspekte unseres Gemeinschaftssinns zu leben und in den Alltag zu integrieren.

TIPPS:

- Versuchen Sie, Ihren Glückspegel anzuheben, indem Sie gemeinschaftliche Unternehmungen mitgestalten. Sammeln Sie gemeinsam mit den Menschen aus Ihrer Gemeinde im Rahmen eines Dorfputzes den herumliegenden Müll wieder ein, organisieren Sie zusammen mit anderen eine Spendensammlung für eine Schule in Mosambik, starten Sie eine Initiative zur Verschönerung Ihres Dorfes, um den Tourismus zu fördern.
- Um in einem großen Chor zu singen, brauchen Sie keine Stimme wie Aretha Franklin. Das Herz schlägt schneller, wenn sich ein mächtiger mehrstimmiger Gesang erhebt.

- Wenn Sie mit Ihrer Volleyballmannschaft den ersten Platz in der Regionalliga geschafft haben, gibt es einen Grund zu feiern.
- Versuchen Sie an Ihrer Arbeitsstelle ein Gemeinschaftsprojekt zu starten, das die verschiedenen Fähigkeiten der Teilnehmer optimal vereint.

Die Fünf-Finger-Regel

Essen und Trinken sind Grundbedürfnisse, gegenüber denen alle anderen Triebe der Lebewesen in die zweite Reihe treten müssen. Weil es für die meisten Menschen hierzulande oft selbstverständlich ist, stets ausreichend Essen zur Verfügung zu haben, haben wir den Bezug dazu verloren, wie wichtig das Stillen von Hunger und Durst ist.

„Essen ist der Sex des Alters", sagt man. Wenn ab einem gewissen Alter die Gelegenheiten für sexuelle Befriedigung weniger werden, lässt doch das Verlangen nach schönen Erlebnissen nicht nach. Daher sind ältere Leute häufig Experten für gutes Essen. Das soll nicht heißen, dass sie nur noch gefüllte Erbsen, Krabbenzahnfleisch, pochierte Störeier und Kaviarmarmelade schätzen. Nein – sie haben einfach nach vielen erfüllten Lebensjahren eine Sachkenntnis für alles entwickelt, was lecker schmeckt. Das kann auch eine Sülze mit Bratkartoffeln und Remoulade sein, Frankfurter Grüne Soße, Königsberger Klopse oder ein fränkisches Schäufele mit Klößen und einem frischen Kellerbier.

Wie kommt es, dass wir uns über Essen so sehr freuen

können? Man weiß ja, dass einer der Hauptgründe für die Erfindung des Belohnungssystems die Nahrungsaufnahme war. Naja, auch wenn das mit der Belohnung nicht immer zutrifft, wenn man zum Beispiel an das bretthärte Jägerschnitzel aus der Tiefkühltruhe mit der gestockten „Grundsoße braun", die kalten, matschigen Fritten aus Moni's Snackbar oder an zerfallene Salatblätter und das ausgetrocknete Pangasiusfilet mit zu weich gekochten Billigkartoffeln in gewissen Werkskantinen denkt. Aber die Natur hat es so eingerichtet, dass jemand, der etwas isst, dafür durch ein Wohlgefühl belohnt wird. Wenn das nicht so wäre, würden wir möglicherweise das Essen vergessen. Oder gehen wir noch weiter zurück in die Urzeit: Die Lebewesen, die eben keine Erregung im Belohnungssystem bekamen, wenn sie etwas aßen, hungerten, wurden schwächer und starben, während diejenigen, bei denen dieser Mechanismus funktionierte, weiterlebten und sich fortpflanzten.

Wie können wir das Glücksgefühl durch Essen optimieren?

Als Amateurküchenmeister habe ich mir die „Fünf-Finger-Regel" ausgedacht. Nehmen wir einmal an, Sie haben einige Freunde eingeladen, um für sie zu kochen. Sie wollen unbedingt, dass Ihre Freunde, wenn sie nach Hause gehen, Ihr Essen über alles loben: „Das war ja superlecker! Du solltest ein Restaurant aufmachen!". Wie können Sie das erreichen? Ist es sinnvoll, einmal durch das Gewürzregal zu gehen und von jedem Glas ein bisschen in das Essen zu kippen, also hier ein bisschen Fenchel oder Kreuzkümmel, dort etwas Liebstöckel oder Basilikum? Ist es sinnvoll, ungewöhnliche Gemüsesorten wie Pak Choi, Chicorée oder Romanescosalat zu servieren? Ist es notwendig, ein Kochbuch von Paul Bocuse oder Eckart Witzigmann studiert zu haben?

Liebe geht durch den Magen, und dabei muss sie an der Zunge vorbei. Wenn Sie mit Ihren Kochkünsten Glücksgefühle auslösen wollen, sollten Sie die Fünf-Finger-Regel beachten. Diese basiert darauf, dass die Geschmacksrichtungen, die sich auf der Zunge befinden, einen direkten Draht zum Belohnungssystem des Gehirns haben.[24] Dieser Draht führt von der Zunge zum primären Geschmackskortex, der Nervenzellen für süß, salzig, bitter, sauer und „umami" (japanisch für „köstlich") besitzt. Zusätzlich werden noch andere Wahrnehmungen wie Fettgehalt, Temperatur und Capsacaingehalt (das Scharfe im Pfeffer) hier verarbeitet. Vom Geschmackskortex aus gehen Nervenbahnen zum ventralen Striatum, einem wichtigen Zentrum des Belohnungssystems; hier werden wahrscheinlich die Glücksgefühle ausgelöst.

Viele Geschmäcker werden aber nicht durch die Zunge, sondern durch die Nase aufgenommen. Ob etwas nach Kaffee, Vanille, Rosmarin, Sellerie, Rosenwasser oder Aprikosen schmeckt, nehmen wir durch unser Riechorgan wahr. Aber scheinbar bringen uns diese zahllosen verschiedenen Gaumenfreuden, die mit der Nase errochen werden, nicht so sehr in Wallung wie die wenigen Geschmacksrichtungen, die wir auf der Zunge unterscheiden können. Menschen, die aufgrund eines Unfalls oder eines Gehirntumors ihren Riechsinn verloren haben, können nicht mehr wahrnehmen, ob etwas nach Kümmel, Paprika oder Oregano schmeckt, aber können weiterhin Freude beim Essen empfinden, weil sie die Geschmacksempfindung über die Zunge noch haben.

Und das sind die fünf Regeln, die Sie beim Kochen beachten sollten:

Erstens: Umami. Der japanische Wissenschaftler Kikunae Ikeda hat 1907 entdeckt, dass die Zunge herausfinden kann, ob ein Nahrungsmittel Eiweißbestandteile enthält. Dies wird dann an das Gehirn als „lecker" („umami") gemeldet. Der Wissenschaftler fand heraus, dass es sich dabei um eine Aminosäure, nämlich Glutaminsäure (auch Glutamat genannt) handelte. Eiweiße bestehen aus Aminosäuren, die wie auf einer Perlenkette aufgereiht sind. Eine dieser Aminosäuren ist Glutamat. Der Glutamat-Sensor der Zunge soll das Eiweiß aufspüren. Der Mensch verlangt deshalb nach seinem „Umami", weil vom Umami-Rezeptor auf der Zunge ein direkter Draht zum Belohnungssystem führt. Mit der Muttermilch fängt es an – bereits als Säugling sind wir scharf auf diese Aminosäure. Die Natur will dem Lebewesen über den Umami-Rezeptor sagen: „Iss das, das macht dich groß und stark!" Eiweiß und somit auch Glutamat sind in Fleisch, Fisch, Eiern oder Milchprodukten enthalten. Reife Käsesorten wie Parmesan, Gorgonzola oder Roquefort schmecken deshalb so würzig, weil in ihnen besonders viel Glutamat steckt. Beef-Liebhaber mit einem unbändigen Willen zum Grillen, die alles unter einem Achthundert-Gramm-T-Bone-Steak als „Aufschnitt" bezeichnen würden, holen sich ihren Eiweißkick durch viel Fleisch. Aber man braucht nicht unbedingt Fleisch oder Fisch, um das Umami-Feeling zu haben. Es gibt auch viele Gemüsesorten wie zum Beispiel Linsen, Pilze und Soja, die große Mengen pflanzlicher Eiweiße enthalten. Erbsen, Kartoffeln und Tomaten enthalten sogar mehr Glutamat als Rindfleisch. Studiert man Kochbücher von Veganern, stellt sich heraus, dass genau diese Gemüsesorten dort vorrangig verwendet werden – weil auch die Fleischfreien scharf auf Umami sind. Und wenn ein Nicht-Vegetarier einen Kichererbseneintopf oder weiße Bohnen mit Tomatensauce isst, hat er nicht das Gefühl, dass ihm Fleisch fehlt. Auch im Weizenmehl gibt es einen hohen Eiweißanteil in Form des Glutens. Pizzateig schmeckt deswegen so lecker, weil das Spezialmehl besonders viel Gluten enthält (Gluten ist übrigens nicht schädlich, außer für Menschen, die die seltene Krankheit Zöliakie haben).

Glutamat ist nicht nur als Bestandteil von Eiweißen wichtig, sondern spielt eine große Rolle als Neurotransmitter an bestimmten Rezeptoren im Gehirn. Ohne Glutamat würde unser Gehirn in kürzester Zeit seine Tätigkeit aufgeben. Glutamat geriet in Verruf, weil ihm alle möglichen Gesundheitsrisiken nachgesagt wurden – zu Unrecht, wie Wissenschaftler herausfanden.[25]

Mit anderen Worten: Wenn eine Speise lecker schmecken soll, sollte sie Proteine, also Eiweiße enthalten.

Zweitens: Salz. Wenn ein Essen fad schmeckt, ist der Grund meist zu wenig Salz. Blut ist salzig, und um diese Zusammensetzung aufrechtzuerhalten, muss der Mensch Salz in geringen Mengen zu sich nehmen. Das ist der Hauptgrund, warum wir Salzbrezeln essen. Natürlich sagen nun einige, dass zu viel Salz hohen Blutdruck verursacht, was immer noch wissenschaftlich untersucht wird. Eine versalzene Suppe schmeckt allerdings tatsächlich nicht. Ein wirklich guter Koch salzt die Speisen so, dass sie genau die richtige Menge Salz enthalten, nicht zu viel und nicht zu wenig. Sie werden deshalb in einem Restaurant der gehobenen Klasse niemals einen Salzstreuer auf dem Tisch finden.

Drittens: süß. Dass Süßigkeiten zu Glücksgefühlen führen, muss nicht näher erklärt werden. Glukose (Traubenzucker) ist unsere Hauptenergiequelle. Wir können Zucker direkt zu uns nehmen oder aber in Form von Kohlenhydraten wie Brot, Reis und Nudeln, die im Verdauungsprozess zu Glukose umgewandelt werden. Es konnte gezeigt werden, dass eine Zuckerlösung direkt den Nucleus accumbens im Belohnungssystem aktiviert.[26] Wenn Sie Kinder mit Zuckerwatte glücklich machen, ist das zwar schlecht für die Zähne, aber gut für den Energiehaushalt. Da Kinder für ihr sich rasch entwickelndes Gehirn mehr Energie brauchen als Erwachsene, unternehmen sie einiges, um an solche Schleckereien heranzukommen.

Viertens: sauer. Neben unserem Blutzuckerspiegel müssen wir auch unseren pH-Wert im Blut aufrechterhalten, womit der Säure-Basen-Haushalt gemeint ist. Dazu müssen wir Säuren zu uns nehmen. „Sauer macht lustig!" heißt es daher. Daher essen wir gerne Boskopäpfel, Sauerkraut, Zitronentarte oder Essiggurken. Ein Tipp: Es gibt kaum eine Speise, die nicht durch ein paar Tropfen Zitronensaft einen besseren Geschmack erhält, z. B. ein Pilzgericht, eine Blumenkohlsuppe oder ein Wiener Schnitzel.

Fünftens: Fett. Unser Glückszentrum für Ernährung nimmt auch Fett als positiven Nahrungsbestandteil wahr. Das ist sinnvoll, denn unsere Nahrung muss Fett als wichtigste Energiequelle enthalten. Bereiten Sie eine Quarkspeise einmal mit fünfprozentigem und einmal mit vierzigprozentigem Sahnequark zu – und schreiben Sie mir eine E-Mail, was besser geschmeckt hat. Wenn ein Käse sechzig Prozent Fett enthält, schmeckt er besonders lecker. Wir streichen uns Butter aufs Brot, weil es mit dem Fett besser schmeckt. Wir geben Olivenöl an den Salat. Wenn wir uns tagelang von Chiasamen, Tafelspitzröllchen, pochiertem Zanderfilet und sautiertem Pak Choi ernährt haben, brüllt unser Magen, dass er jetzt eine Bratwurst, eine Schweinshaxe oder einen Hamburger mit extra Speck haben will. Natürlich ist das hier jetzt genau die Stelle, wo angemerkt werden muss, dass zu viel Fett dick macht und man nicht so viel davon essen sollte. Dennoch haben wir eben gerade durch Fett häufig das Gefühl, dass die Nahrung besser schmeckt.

Das sind also die Big Five des Geschmacks, die Sie an einer Hand abzählen können. Sie können beim Kochen eigentlich nichts falsch machen, wenn Sie die Fünf-Finger-Regel beachten. Oder umgekehrt: Wenn Sie auch nur eine der fünf Regeln nicht beachten, kann es sein, dass die Mahlzeit geschmacklos wird. Wenn das Essen langweilig schmeckt: Bevor Sie Ihr Gewürzregal bemühen und Muskatnuss, Basilikum oder Estragon in die Soße streuen, prüfen Sie erst einmal, ob die Fünfer-Regel abgehakt wurde.

Was ist mit bitter? Auch wenn es Nahrungsmittel gibt, die gerade durch ihre Bitterkeit gut schmecken, wie zum Beispiel Bitter Lemon, Bittermandeln oder Pomeranzenmarmelade, so scheint es, dass der Zungenrezeptor für „bitter" nicht dazu dient, besonders leckere Nahrungsmittel herauszufiltern, sondern um uns vor unreifem Obst, giftigen Pflanzen und anderem ungenießbaren Zeug zu schützen.

Wie können wir nun die Erkenntnisse über die Hirnchemie des Essens verwenden, um glücklicher zu werden? Nehmen wir ein einfaches Gericht wie Spaghetti bolognese – ein Gericht, das auf der ganzen Welt serviert wird (außer in

Bologna): Geben Sie zunächst Salz an die Hackfleischsauce. Nicht zu wenig und nicht zu viel. Dann kümmern Sie sich um „süß“. Wenn die Tomaten, die Sie verwendet haben, nicht süß genug schmecken, weil sie im Supermarkt nur unreife, geschmacklose bekommen haben, müssen Sie nachhelfen, zum Beispiel mit Tomatenmark oder einfach Zucker. Damit das Ragout jetzt nicht zu süß schmeckt, kommt als Nächstes „sauer“ dran. Tomaten haben an sich einen säuerlichen Geschmack, wenn Ihnen das aber nicht reicht, können Sie mit Zitronensaft nachhelfen. Olivenöl und Hack sorgen für „Fett“. Um Umami brauchen Sie sich nicht kümmern, das steckt schon ausreichend im Fleisch drin, aber auch in den Tomaten. Zusätzlich kommt durch den Parmesankäse noch eine ordentliche Portion Umami auf die Pasta. Vegetarier würden das Gericht als Spaghetti alla napoletana kochen, das heißt ohne Hackfleisch – und trotzdem wären alle fünf Regeln erfüllt.

Gute Köche auf der ganzen Welt haben sich die Fünf-Finger-Regel intuitiv zu eigen gemacht. Ob es nun ein Hamburger, eine Currywurst, eine spanische Paella, ein ukrainischer Borschtsch, eine südfranzösische Bouillabaisse oder ein koreanisches Bibimbap ist – in all diesen berühmten Gerichten werden Sie immer die gleiche Zusammensetzung aus salzig, süß, sauer, umami und fettig finden. Ein rotes Thai-Curry gehört zu den leckersten Highlights der asiatischen Küche. Auch hier werden Sie die Fünf-Finger-Regel wiederfinden. Man benutzt in der Thai-Küche oft kein Salz, sondern Fischsauce. Die entsteht durch das Fermentieren von Fisch in einer Salzlake. Dabei entsteht auch jede Menge Umami oder Glutamat. Und viel Zucker – pro Person wird ungefähr ein Esslöffel Palmzucker verwendet. Damit das

Ganze nicht zu süß wird, wird nun mit Tamarindensaft, der sehr sauer ist, der Säurerezeptor der Zunge bedient. Die Kokosmilch sorgt für einen milden Fettgehalt. Natürlich enthält ein Thai-Curry noch viele andere interessante Gewürze wie Knoblauch, Basilikum, Kaffir-Limettenblätter und Chili. Aber für den Wohlgeschmack sind vor allem die fünf Säulen der Leckerküche verantwortlich.

Apropos Chili: Auch das Capsacain, das im Pfeffer enthalten ist, hat scheinbar einen direkten Draht zu unserem Glückszentrum.[27] Daher gibt es viele Völker, die sehr scharf essen. Es wurde die Theorie aufgestellt, dass zum Beispiel Inder oder Mexikaner deswegen so scharf essen, weil sie in heißen Ländern leben und mit dem Chili das Schwitzen gefördert werden soll. In China hat man es mir umgekehrt erzählt: In kälteren Gegenden wie in Chengdu esse man so scharf, damit einem im Winter richtig warm würde. Im heißen Süden Chinas dagegen esse man eher milde Gerichte. Der wahre Grund, warum Menschen scharf essen, ist hauptsächlich, dass sie ihrem Belohnungssystem so einen weiteren Kick geben können. Natürlich darf man das nicht übertreiben, da sonst das Essen unerträglich, fast schmerzhaft scharf wird. Aber in der guten Küche wird praktisch immer etwas Pfeffer an das Essen gegeben.

Selbst bei Süßspeisen sollte man die Fünf-Finger-Regel beachten. Neben Zucker oder Honig wird oft noch etwas Säuerliches dazugegeben wie Früchte oder Zitronensaft. Auch Salz in geringen Mengen gehört eigentlich an jeden Kuchen. Der Umami-Geschmack entsteht durch die Eier. Und mit Butter wird unser Gehirnzentrum befriedigt, das Fett zur Abrundung des Wohlgeschmacks braucht. Wenn ein

Kuchen zum Beispiel trocken oder uninteressant schmeckt, könnte es daran liegen, dass zu wenig Butter oder Eier daran sind.

Und noch was: Das Belohnungssystem liebt warme Mahlzeiten mehr als kalte. Das kann man auch entwicklungsgeschichtlich erklären: Durch Erhitzen werden schädliche Bakterien abgetötet und das Essen kann besser verdaut werden. In asiatischen Ländern isst man daher fast immer warm; selbst morgens werden schon heiße Suppen gereicht.

Eine glücklich machende Mahlzeit muss aber noch eine weitere Bedingung erfüllen: Sie sollte eine ausgewogene Mischung aus Kohlenhydraten, Fetten und Eiweißen enthalten. Daher findet man in allen Kulturen Gerichte, die diese drei Energieträger enthalten: in den USA Hamburger mit Sesambrötchen, Hackfleischklops und Salatblättern, in Indien ein Hühnercurry mit Gemüse und Reis oder in Deutschland das Gulasch mit Kartoffeln und Bohnensalat. Würde man bei diesen Gerichten eine der drei Komponenten weglassen, hätte man ein unbefriedigendes Geschmackserlebnis.

Und Abwechslung ist wichtig: Der Neugiertrieb des Menschen sorgt dafür, dass wir uns glücklicher fühlen, wenn wir nicht jeden Tag das Gleiche essen müssen. Das heißt nicht, dass wir im Winter Tomaten verzehren müssen, die dreitausend Kilometer auf Autobahnen zurückgelegt haben oder Flugmangos, die im Airbus die halbe Welt umrundet haben. Die Vielfalt der heimischen Gemüse wird oft nicht genutzt, oder wann haben Sie das letzte Mal Petersilienwurzeln gegessen?

Leider gibt es natürlich einige Menschen, die ein Problem mit ihrem Gewicht haben. Für diese finden sich einige

Ratschläge auf S. 251. Wenn Sie tatsächlich sparsam essen müssen, heißt das nicht, dass Sie auf alle Freuden des belohnungsgesteuerten Essens verzichten müssen. Sie müssen nur von allem weniger essen.

Zufriedenheit im Job

Siebzig Prozent der Deutschen sind mit ihrer Arbeit unzufrieden – unter anderem deswegen zahlt man ihnen ja ein Gehalt dafür ...

Es gibt so viele Gründe, warum man sich im Beruf unwohl fühlen kann. Der nervige Chef, dem man es nicht recht machen kann, die zickige Kollegin, die sich über alles beschwert und selbst kaum etwas wegschafft. Die ermüdenden, immer wiederkehrenden Formulare, ungeduldige Kunden, miese Bezahlung und niemand, der einen lobt. Sie haben ständig Angst, dass Ihr Arbeitsplatz in Gefahr ist, weil Sie Ihr Pensum immer nur gerade eben bewältigen? Vielleicht haben Sie auch liebe Kollegen, die das mit der „Work-Life-Balance" eleganter hinbekommen als Sie – indem sie später zur Arbeit kommen, dafür früher gehen, nur die Aufgaben erledigen, die ihnen Spaß machen oder sich dann krankmelden, wenn gerade Not am Mann ist – und die Arbeit letztendlich an Ihnen hängen bleibt.

Viele Menschen verbringen die Hälfte ihrer Wachzeit mit Arbeit. Wenn Ihnen Ihre Lebensqualität wichtig ist, sollten Sie sich wirklich Gedanken machen, wie Sie diesen essenziellen Bereich Ihres Lebens möglichst angenehm gestalten.

Wohl dem, der sich seine Arbeit aussuchen kann. Viele Menschen sind einfach froh, dass sie überhaupt einen Job haben, und können nicht wählerisch bei der Jobsuche sein. Wenn Sie zu diesen Menschen gehören, die wohl oder übel genau die Arbeit tun müssen, die sie gerade tun, weil sie keine Alternativen haben, müssen Sie das Beste daraus machen.

Wer kann schon behaupten, keinen Stress bei der Arbeit zu haben? Manchmal ist es einfach eine Frage des Umgangs mit dem Druck.

Im Jahre 1908 fanden die amerikanischen Psychologen Yerkes und Dodson heraus, dass Menschen, die unter übergroßem Stress leiden, schlechte Leistungen erbringen.[28] Aber auch Menschen, die überhaupt keine Furcht empfinden, erbringen mangelhafte Leistungen. Die beste Performance fand sich bei Menschen, die unter einem mittleren Angstlevel standen. Ist eine komplett stressfreie Arbeit wirklich gut für die Seele? Das Gehirn ist so gestrickt, dass es sich dann am besten fühlt, wenn auf eine Stressphase Entspannung oder auf Mühe Belohnung folgt. Was heißt das nun konkret? Wenn Sie in Ihrem Job immer wieder in kleinere Angstsituationen kommen, die aber zu bewältigen sind, so werden Sie ständig belohnt – im Gegensatz zu denjenigen Menschen, die nie unter Stress stehen. Seien Sie also froh und wandeln Sie Ihr Burn-out in Endorphine um. Die eigentliche Zufriedenheit kommt erst auf, wenn man Probleme meistert, nicht aber, wenn nie irgendwelche Schwierigkeiten auftauchen. Gewiss, denken Sie jetzt, wäre es vielleicht mal ganz nett, wenn Sie einige Tage völlig tiefenentspannt nur irgendwelche belanglosen Tätigkeiten machen müssten, die Sie total unterfordern. Aber auf Dauer ist das nicht zum Aushalten. Es wurde sogar der Begriff „Bore-out“ (von „to bore“ – langweilen) als

Gegenspieler zum Burn-out entwickelt, der ausdrücken soll, dass manche Menschen sehr darunter leiden, wenn sie immer wieder die gleichen einförmigen Handlungen durchführen müssen. Einer der häufigsten krankmachenden Faktoren in jedem normalen Betrieb ist die Langeweile. Jemand, der ständig das Gleiche machen muss, empfindet keine Befriedigung mehr. Er sucht seine Endorphine dann nicht mehr bei der Arbeit, sondern nach Feierabend beim Werkeln im Haus, und sieht zu, dass er im Job pünktlich um vier den Stift fallen lässt. Grämen Sie sich also nicht, wenn Sie im Beruf immer wieder unter mildem Stress stehen. Wahrscheinlich haben Sie sich diese Arbeit sogar ausgesucht, weil Sie geahnt haben, dass sie am besten zu Ihnen passt. Dann hören Sie jetzt auf, Stellenanzeigen zu lesen. Natürlich gibt es Beschäftigungsverhältnisse, in denen man keinen positiven Stress empfindet, weil man einfach nur hemmungslos ausgebeutet wird. Wenn Sie dies für sich erkennen, sollten Sie prüfen, ob eine Kündigung nicht das Beste wäre.

Wenn Sie aber in der glücklichen Lage sind, dass Sie sich noch aussuchen können, welchen Beruf Sie in der Zukunft ausüben werden, sollten Sie unbedingt an Ihr Belohnungssystem denken.

Schnellkurs in Entschleunigung

Man redet gern von Managerkrankheit und meint damit, dass vor allem die Manager häufig unter Burn-out leiden. Natürlich gibt es Manager, die am verlängerten Wochenende in die Toskana fahren, um sich dort von einem Coach die ganz heißen Tipps geben zu lassen, wie man Überlastung vermeidet. Da lernen sie dann, dass sie nach 18 Uhr ihr Mobiltelefon ausstellen oder gelegentlich bei offenem Fenster zwischendurch ein paar Liegestütze machen sollten. Wofür der Burn-out-Experte 800 Euro pro Vormittag nimmt. Diese Führungskräfte belegen einen „Schnellkurs in Entschleunigung“ und lassen sich von Ayurveda-Lehrerinnen mit aromatischen Ölen und indischen Weisheiten beträufeln. Aber auf der mit Feinsteinzeug gekachelten Toilette mit Aussicht auf die Toskana schalten sie heimlich das Handy wieder an, weil sie sonst das Gefühl haben, eine gute Geschäftsgelegenheit zu verpassen. Die meisten Chefs aber, die ein solches Antistress-Wochenende buchen, sagen es in letzter Minute ab, weil sie lieber arbeiten, und schicken stattdessen einen ihrer Abteilungsleiter auf die bereits gebuchte Reise, der sich natürlich diebisch über die Abwechslung freut.

Letztendlich sind es aber wahrscheinlich meist nicht die Topfunktionäre in einer Firma, die sich psychisch gestresst fühlen, sondern die Mitarbeiter in den mittleren oder unteren Einkommensschichten.

Burn-out auf Sparflamme

Burn-out kommt vom Englischen „ausbrennen“. Das heißt, dass eigentlich nur jemand, der schon mal gebrannt hat, ausbrennen kann. Oft beklagen sich aber Leute über Burnout, die beim Arbeitseinsatz schon immer auf Sparflamme gestellt hatten. In einem großen Betrieb sind es meistens nicht die Führungskräfte. Schaut man sich den Krankenstand an, findet man extreme Unterschiede zwischen den Berufsgruppen – während in den unteren Lohngruppen dreißig Tage im Jahr anfallen, sind die leitenden Personen im Durchschnitt nur einen Tag im Jahr krank. Jetzt sollte man meinen, dass dies am unterschiedlichen Alter liegt – aber gerade die Leute in der Führungsetage sind die ältesten. Ein hoher Krankenstand entsteht nicht nur durch echte Krankheiten, sondern zu einem guten Teil auch durch Motivationsmangel. Wer mit seiner Arbeit unzufrieden ist, lässt sich wegen einer Grippe vom Arzt zwei Wochen lang krankschreiben. Wer dagegen Spaß an der Arbeit hat, kauft sich eine Familienpackung Papiertaschentücher und schleppt sich trotz heftigen Schniefens ins Büro.

Es gibt Mitarbeiter, die man als wandelnde Überlastungsanzeige bezeichnen kann. Immer wieder beschweren sie sich, dass sie zu viel Stress haben. Wenn man der Sache dann auf den Grund geht, stellt sich häufig heraus, dass es nicht nur eine Frage des übergroßen Arbeitsvolumens ist, sondern der fehlenden Motivation. Bei jemandem, der keine Befriedigung in seinem Job empfindet, aus welchen Gründen auch immer, kann keine Freude aufkommen.

Wer keine entsprechende Anerkennung bekommt, wenn er einmal etwas richtig gemacht hat, dafür aber ständig vorgeführt wird, wenn kleine Dinge falsch laufen, hält den Frust auf Dauer nicht aus.

Die Wahl des Berufs sollte etwas mit Motivation zu tun haben. Es muss ein Zusammenhang zwischen Belohnung und Mühe spürbar sein. Am besten sind Tätigkeiten, bei denen man die Gratifikation unmittelbar nach der Leistungserfüllung bekommt. Ein Arzt, der seinem dankbaren Patienten eine schmerzlindernde Spritze gibt, eine Opernsängerin, die direkt nach ihrem Auftritt donnernden Applaus bekommt, ein Autoverkäufer, der den Kunden endlich zur

Vertragsunterzeichnung überredet hat, ein Computerexperte, der ein Virus lahmgelegt, oder ein Kriminalkommissar, der durch akribische Fahndungstätigkeit den Frauenmörder ausfindig gemacht hat – alle diese Personen haben die Belohnung für ihre Arbeit direkt bekommen. Andere Menschen quälen sich Tag für Tag an ihrer Arbeitsstelle und müssen immer wieder feststellen, dass kein Spaß aufkommt, sosehr sie sich auch bemühen: Ein Lehrer, der feststellt, dass trotz seiner didaktischen Bemühungen kaum einer der Schüler die Integralrechnung kapieren will, eine Reinigungskraft, die gerade einen Flur gewienert hat, um dann feststellen zu müssen, dass gerade wieder zwanzig Leute mit matschigen Stiefeln all ihre Mühen zunichtegemacht haben, oder eine Justizangestellte, die immer wieder die Akten sortieren muss, die ihr Chef erfolgreich durcheinandergebracht hat.

Wenn Sie einen lauen Job haben, bei dem Sie während der Arbeitszeit Kreuzworträtsel lösen, oder wenn Sie denken, dass Sie durchaus mal ein paar Tage mit einer übertriebenen Krankschreibung blaumachen können, ohne dass man Sie vermisst, mag das ganz entspannend klingen. Aber: Das Gefühl, wichtig zu sein, gebraucht zu werden, unentbehrlich zu sein, kann das Selbstwertgefühl ungemein steigern.

Natürlich gibt es Beschäftigte, denen der Beruf nicht so wichtig ist. Sie sind froh, wenn abends der Hammer fällt und sie nach Hause zur Familie oder zu ihren Hobbies fahren können, denn dort sehen sie ihre Berufung. Aber es gibt auch Menschen, die in ihrem Beruf sehr unglücklich sind, weil es ihnen wichtig ist, durch ihre Arbeit Befriedigung zu bekommen – die ihnen aber versagt bleibt, weil das Verhältnis zwischen Anstrengung und Gratifikation nicht ausgewogen ist.

TIPPS:

• Um herauszufinden, ob der Beruf, den Sie gerade ausüben, Sie motiviert, machen Sie eine Liste mit zwei Spalten. In der ersten Spalte stehen die Tätigkeiten, die Ihnen keinen Spaß machen, wie zum Beispiel Konferenzen abhalten, Rechnungen schreiben, Zahlenkolonnen kontrollieren oder E-Mails schreiben. In die zweite Spalte kommen Tätigkeiten, die Ihnen Freude machen: neue Ideen entwickeln, ein Projekt zum Abschluss bringen, ein innovatives Konzept entwerfen oder sich mit netten Mitarbeitern in der Pause bei einem Pott Kaffee unterhalten. Die Spalte „Macht Spaß" sollte deutlich voller sein als die erste; ansonsten sollten Sie einen Berufswechsel ernsthaft überlegen.

• „Besser ist es, in der Hölle zu herrschen, als im Himmel zu dienen", sagte der englische Dichter John Milton im Jahre 1667. Versuchen Sie Ihr Möglichstes, um aus einer abhängigen Position heraus in die Chefetage umzuziehen. Übernehmen Sie freiwillig Aufgaben, die andere nie machen würden, um Ihr Engagement im Beruf zu demonstrieren. Eignen Sie sich Spezialtechniken an und belegen Sie Kurse, um Ihre Einsatzmöglichkeiten zu erweitern und beruflich aufzusteigen.

• Oder besser noch: Werden Sie selbstständig. Dann werden Sie plötzlich bis zu vierzehn Stunden am Tag arbeiten, ohne dass Ihnen langweilig wird,

weil Sie wissen, dass alles, was Sie tun, sich am Ende für Sie selbst auszahlen wird.

- **Selbstständigkeit erfordert Mut und Risikobereitschaft! Sie könnten natürlich Ihr Leben auch so einrichten, dass Sie nie auf die Nase fallen können, aber das geht am besten, wenn Sie auf den Knien herumrobben!**
- **Aber: Nicht jeder kann Chef! Natürlich hat nicht jeder das Potenzial und die Gelegenheit, eine Führungsposition zu erlangen. Dennoch gibt es auch für Menschen, die in abhängiger Stellung arbeiten, immer eine Gelegenheit, in Eigeninitiative zu handeln.**

Schaffen Sie etwas Bleibendes!

Es gibt zahlreiche Tätigkeiten, bei denen man etwas Kreatives schafft: Innenarchitekt, Floristin, Journalistin, Friseur, Landschaftsplaner, Fliesenleger oder Autotuner. In anderen Berufen sind die Möglichkeiten der künstlerischen Selbstverwirklichung doch recht eingeschränkt, zum Beispiel bei der Müllabfuhr, im Rechnungswesen oder im Finanzcontrolling. Es gibt viele Menschen, die bei ihrer Arbeit Perfektion anstreben, wenn Sie eine Ukulele bauen, einen Opel-Oldtimer restaurieren oder die Innenausstattung einer schicken Bar entwickeln. In diesen Berufen macht man gerne Überstunden, denn das Erreichen der allerhöchsten Perfektion gehört zu zufriedenstellenden Tätigkeiten.

TIPP:

- **Streben Sie einen Beruf an, bei dem etwas entsteht, dass Sie mit Stolz auch noch Tage und Wochen lang anblicken und bewundern können.**
- **Was Ihnen zu Hause Spaß macht, wie zum Beispiel die Landschaft Ihres Gartens zu gestalten, sollten Sie auch auf Ihre Arbeit übertragen.**
- **Wer schreibt, der bleibt! Schreiben Sie einen Zeitschriftenartikel oder einen Internetblog über ein Thema, von dem Sie etwas verstehen. Schreiben Sie aber lieber kein ganzes Buch, denn das artet in Arbeit aus …**

Narzisstische Gratifikation

In manchen Berufen steht man im Mittelpunkt der Aufmerksamkeit. Musiker, Schauspieler, Kabarettisten und Zauberer können sich täglich ihre narzisstische Gratifikation auf der Bühne holen und nehmen dafür häufig in Kauf, dass solche Jobs in den meisten Fällen nicht ausreichend bezahlt werden. Aber man muss nicht unbedingt die darstellenden Künste beherrschen, um sich die Endorphine über die Aufmerksamkeit anderer Menschen zu holen. Auch eine Lehrerin steht jeden Tag vor den Schülern im Mittelpunkt der Aufmerksamkeit. Es liegt in ihrer Hand, ob sie einen spannenden Unterricht macht oder ob die Kinder im Halbschlaf dahindämmern und nichts vom Pleistozän mitbekommen. Ein Psychotherapeut kann durch einfühlsame

Ratschläge oder auch nur einfach durch Zuhören seinen Klienten helfen. Ein Standesbeamter darf vor Menschen, die meist zu einem erfreulichen Anlass ins Rathaus gekommen sind, eine launige, nachdenkliche oder auch emotionale Rede halten. Und natürlich nutzen auch Politiker immer wieder die Gelegenheit, sich vor anderen Menschen produzieren zu können, um Applaus zu bekommen.

TIPP:

- **Wenn es Ihnen Spaß macht, andere Menschen zu begeistern, wählen Sie einen Beruf, bei dem Sie im Mittelpunkt der Aufmerksamkeit stehen.**

Lotterie als Beruf

Manche machen auch Glücksspiel zu ihrem Beruf. Ich rede nicht von professionellen Pokerspielern. Auch ein Börsenmakler lebt täglich in einer Art Lotterie. Zwar kann man als erfahrener Banker ungefähr vorausberechnen, wohin sich die Kurse entwickeln, aber eine gehörige Portion Glück oder Pech sind immer dabei. Es gibt die konservativen, vorsichtigen Händler – aber auch die Zocker, die hohe Risiken eingehen. Der Spaß entsteht dabei nicht nur durch das viele Geld, das man gewinnt, sondern vor allem dadurch, dass man vom ständigen Auf und Ab der Endorphine profitiert. Dazu gehören auch immer wieder schmerzliche Verluste, denn ansonsten wäre das Glücksgefühl nicht so hoch, wenn mal wieder ein Gewinn verzeichnet werden konnte.

Ich hatte einmal einen Versicherungsmakler, Herrn S., als Patienten. Auf den ersten Blick klingt es nicht wirklich wie eine prickelnde Beschäftigung, Kunden von der Notwendigkeit einer Privathaftpflicht- oder Rechtsschutzversicherung zu überzeugen. In diesem Berufsstand bekommt man aber für jede abgeschlossene Versicherung oder Geldanlage eine Provision. An einem normalen Tag besucht der Vertreter vielleicht acht Kunden. Siebenmal muss er sich anhören, dass der Kunde doch lieber keine Unfallpolice abschließen möchte. Beim achten Mal hat er aber Glück, und es kommt zur Vertragsunterzeichnung. Das heißt für das Belohnungssystem: Sofortgewinn. Wenn er aber nicht vorher siebenmal erfolglos gewesen ist, funktioniert diese Ausschüttung nicht. Herr S. hing so sehr an seinem Beruf, dass er ihn fast suchtartig ausübte. Die Folge war, dass er sich immer mehr Kundengespräche aufhalste, seine Gesundheit aufs Äußerte strapazierte und sich kaum noch bei der Familie blicken ließ. Zwar erwirtschaftete er durch seine Provisionen ein Gehalt wie ein Chefarzt – aber dann kamen die Scheidung und eine Herzmuskelentzündung und das berufliche Aus. Schließlich landete er wegen Depressionen bei mir. Ein Beispiel, wie man es nicht machen sollte.

Lorena F., eine Frau, die immer in der Buchhaltung eines Sanitärgeschäfts gearbeitet hatte, hatte eines Tages von der Nörgelei ihres Chefs die Nase voll. Sie kündigte und eröffnete einen kleinen Second-Hand-Laden. Manchmal war es frustrierend, wenn sie stundenlang zusehen musste, wie Kundinnen in ihr Geschäft kamen, Blusen und Röcke anprobierten und sich dann, ohne etwas zu kaufen, grußlos davonmachten. An anderen Tagen aber brummte das Geschäft, und zur Weihnachtszeit platzte ihre Registrierkasse vor lauter Scheinen aus allen Nähten. Und Lorena lernte, wie sie durch geschicktes Umwerben der Kundinnen diese dazu bringen konnte, am Ende mit zwei, drei Tüten das Geschäft zu verlassen. Als sie einmal Bilanz zog, musste sie feststellen, dass sie insgesamt weniger verdiente als in ihrem früheren Job als Sekretärin, aber sie wollte nie wieder etwas anderes machen als ihre kleine Boutique zu führen, denn diese Mischung aus Flaute und Ansturm war es, die ihr Zufriedenheitsgefühl ständig befeuerte, aber auch das Gefühl, es in der Hand zu haben, ob es ein erfolgreicher Tag werden würde oder nicht.

Es gibt viele selbstständige Berufe, bei denen man nicht dauernd den gleichen Lohn erhält, sondern mal mehr, mal weniger verdient – abhängig von Angebot und Nachfrage, aber auch vor allem vom eigenen Engagement. Auch wenn man sich in solchen Berufen vielleicht nicht pünktlich um sechzehn Uhr auf den Feierabend freuen kann oder auch manchmal nachts schlecht schläft, wenn die Auftragslage schlecht ist, so sind selbstständige Menschen fast immer zufriedener als Arbeitnehmer in abhängiger Stellung.[29]

Man sollte sich vor Augen halten, dass sich das Belohnungssystem eigentlich nicht für die Höhe des Gehalts in Euro interessiert. Es springt dann an, wenn sich eine unerwartete positive Änderung ergibt. Eine ordentliche Glücksausschüttung kann aber nur stattfinden, wenn es vorher auch mal unliebsame Überraschungen gegeben hat. Wenn über Jahre immer das gleiche Gehalt ausgezahlt wird, erlahmen die Endorphine. Ein bisschen Geld zu haben, ist schon beruhigend. Natürlich ist es für manche Menschen ein großes Problem, wenn sie am Ende des Monats feststellen müssen, dass sie sich bestimmte Wünsche nicht mehr erfüllen können. Die meisten Menschen aber, die mit ihrem Geld mehr oder weniger gut auskommen und sogar noch etwas sparen können, verfallen nicht gerade in ekstatische Glücksgefühle, wenn das Gehalt nach einem Streik um 2,1 Prozent angewachsen ist. Nach zwei oder drei Monaten verschwendet man keinen Gedanken mehr an diesen Zuwachs. Und wenn man bei der Arbeitsniederlegung in der ersten Reihe die Trillerpfeife bedient hat, ist man vielleicht sogar enttäuscht, dass es nicht sechs Prozent geworden sind.

In einer Fußgängerzone stand ein Zauberer, der eine große Menge Menschen mit seinen magischen Künsten unterhielt. Er versprach, am Ende seiner Vorstellung Menschen wegzuzaubern. Nachdem er seinen letzten Trick gezeigt hatte, sagte er: „Manche machen es wegen dem Geld, andere wegen dem Spaß. Ich mache es wegen dem Spaß!“ Dann fügte er hinzu: „Aber – je mehr Geld, desto mehr Spaß!“ Er hielt den Zuschauern seinen Hut hin – und wie durch ein Wunder verschwanden die Leute, wie weggezaubert.

TIPPS:

- **Das Geld, das Sie in Ihrem Job verdienen, ist wichtig, aber auch nicht so wichtig! Wenn Sie sich für einen Job entscheiden müssen, bei dem Sie etwas mehr Geld bekommen als vorher oder einen anderen, bei dem Sie einen Zugewinn an Eigeninitiative, Selbstbestimmung und Arbeitsmotivation haben, entscheiden Sie sich für den zweiten.**
- **Suchen Sie sich eine Tätigkeit, bei der es Erfolge, aber auch Rückschläge gibt, wo es immer**

spannend bleibt, wo man für Anstrengung, Mut oder Kreativität belohnt wird.

- **Jobs, in denen Sie ständig selbst darauf Einfluss haben, wie viel Geld Sie verdienen, sind zufriedenstellender als solche, bei denen ein regelmäßiges Gehalt am Ende des Monats auf dem Konto erscheint.**

Helferberufe

Es gibt Berufe, in denen man es keinem Menschen recht machen kann, zum Beispiel Steuerprüfer, Knöllchenschreiber beim Ordnungsamt oder Bundesgesundheitsminister.

Dann gibt es wiederum Berufe, bei denen man anderen Menschen direkt hilft und dafür gelegentlich auch eine positive Rückmeldung bekommt. Nun ist es nicht so, dass man als Ärztin, Krankenpfleger oder Arzthelferin täglich von den Patienten Lobesschreiben, Mon-Chéri-Packungen und Blumensträuße bekommt – kranke Menschen sehen es heute als allzu selbstverständlich an, dass sich berufsmäßige Helfer für sie einsetzen. Dennoch sind diese Helferberufe geeignet, Zufriedenheit zu erzeugen. Ich kann mich an die Zeit erinnern, als ich einmal als junger Arzt in einer neurologischen Intensivstation arbeitete. Obwohl die meisten Patienten hier extrem schwer krank waren, herrschte unter den Mitarbeitern der Station das Gefühl, täglich und stündlich Heldentaten zu vollbringen, was das Team hervorragend zusammenschweißte und bei den Beteiligten eine hohe Arbeitszufriedenheit schaffte. Im Vergleich zur Tätigkeit eines Psychiaters, bei der man den Erfolg seiner Tätigkeit manchmal erst nach mehreren Tagen oder Wochen sieht, hatte man hier die zeitnahe Verknüpfung zwischen einer Tätigkeit und dem Erfolg. Gerade in einer Intensivstation gibt es sehr viele Rückschläge, denn man hat meist mit Patienten zu tun, die über siebzig Jahre alt sind und dann oft trotz aller ärztlicher Bemühungen sterben. Aber gerade diese Abwechslung zwischen extremen Enttäuschungen und Erfolgen führte zu einer hohen Arbeitsmotivation. Niemand maulte, wenn er Überstunden machen musste. Und wir waren bei jedem Fall persönlich berührt, zum Beispiel bei dem finnischen Studenten, der nach einem Skiurlaub an einer Hirnhautentzündung lebensgefährlich erkrankte und dessen Leben an einem seidenen Faden hing. Ich erinnere mich noch an das große Glücksgefühl, als wir ihn dann doch nach einiger Zeit gesund an seine überglücklichen Eltern übergeben konnten. Auch wenn diese Berufe häufig mit größerer Anstrengung verbunden sind als andere Jobs, so wird dieser Nachteil deutlich aufgewogen durch die positiven Erfahrungen, die man macht, wenn man einem anderen Menschen hilft.

TIPP:

- **Suchen Sie sich einen Job, in dem Sie in irgendeiner Form anderen Menschen helfen. Auch wenn die Arbeit in solchen Berufen häufig anstrengend und kräftezehrend ist, kann man in solchen Berufen zufriedener sein als in einem Bürojob.**

Wenn Sie nun aber Ihre Berufswahl schon abgeschlossen haben und keiner dieser wunderbaren Vorschläge für Sie mehr infrage kommt, heißt das nicht, dass der Broterwerb für Sie nur Stress bedeuten muss. Wer sagt denn, dass Arbeit immer anstrengend und nervig sein muss? Es gibt unzählige Menschen, die sich am wohlsten am Schreibtisch in ihrem Büro fühlen. Für manche Menschen ist es außerdem ausreichend – nicht nur für sie, sondern auch für ihr Belohnungssystem –, nur ihre Pflicht zu erfüllen.

Und letztendlich gibt es Wichtigeres als die Arbeit …

Wie glücklich machen irdische Güter?

Börsenkurse und Glücksgefühle

Wann immer Menschen verrückt viel Geld für Dinge ausgeben, die nicht unbedingt zum Überleben wichtig sind, hat es etwas mit dem Spaßgehirn zu tun. Die Deutschen blechen jedes Jahr Hunderte Millionen für Glücksspiele wie Lotto oder Sportwetten. Im Jahr 2019 wurden in Kolumbien zwanzig U-Boote von Drogenschmugglern beschlagnahmt, wobei sich in einem Kokain im Wert von 264 Millionen Dollar befand. Computerspiele machen mehr Umsatz als Bücher. In der Sexindustrie werden Milliarden verdient. Fußballspieler wechseln für 150 Millionen Euro pro Nase den Verein. Für religiöse Prachtbauten spenden die Menschen mehr Geld als für Krankenhäuser. Menschen in armen Ländern verprassen ihren kargen Lohn für Glücksspiele oder billigen Schnaps. Offenbar versuchen Menschen immer wieder, sich mit ihrem letzten Heller ein bisschen Glück zu erkaufen. Daran sehen wir, wie übermächtig das Belohnungssystem ist.

Kann man sich für Geld Glück kaufen?

Dieser Frage gingen die amerikanischen Psychologen Daniel Kahnemann und Angus Deaton von der Princeton University nach.[30] Die amerikanischen Forscher untersuchten die Antworten von mehr als 450 000 US-Bürgern in den Jahren 2008 und 2009. Und ja, sie fanden heraus, dass sich das Wohlbefinden mit zunehmendem Einkommen steigert. Geld hängt doch irgendwie mit Glück zusammen. Geld macht nicht glücklich, aber es beruhigt, heißt es. Wer weiß, dass er für schlechte Zeiten immer noch etwas auf der hohen Kante hat, muss sich weniger Sorgen machen. Und es ist natürlich auch so, dass Menschen, die ein gutes Einkommen haben, bessere Chancen auf dem „Heiratsmarkt" haben. Jemand, der sich mit Gelegenheitsarbeiten über Wasser hält, wird dagegen vielleicht nicht so leicht die Liebe seines Lebens erobern können. Der Zusammenhang „je mehr Geld, desto mehr Spaß" galt aber, so fanden die Forscher heraus, nur bis zu einer Grenze von damals 75 000 Dollar. Ab diesem jährlichen Einkommen kann man sein Wohlbefinden, so fanden die Forscher heraus, durch zusätzliche Verdienste kaum noch steigern.

Immer wieder hören wir von Menschen, die den Spitzensteuersatz zahlen, drei SUVs vor dem Haus stehen haben und eine Villa in Port d'Andratx auf Mallorca ihr Eigen nennen – und trotzdem todunglücklich sind. Der Weg zur ersten Million mag zwar ganz spaßig sein – wenn man sie dann hat, bringt sie einem nur noch wenige Extra-Glückspunkte. Selbst Menschen, die in ihrem Leben einige Hunderttausende Euro zusammengespart haben, müssen immer wieder feststellen: „Nur der Scheich ist wirklich reich." Sie haben sich zwar schon einige Wünsche im Leben erfüllen können, halten sich aber dennoch nicht für Gutverdiener und denken immer noch, dass nur der unermessliche Reichtum eines arabischen Ölmagnaten sie wirklich glücklich machen würde. Sie können sich gar nicht mehr an ihrem Oberklasseboliden freuen, denn der Nachbar hat inzwischen schon die neuere

Version davon. Man hat sich ein villenähnliches Eigenheim gebaut – und muss feststellen, dass der Großhandelskaufmann am Ende der Straße eine noch viel fürstlichere Hütte besitzt. Und schon denkt man wieder, es könnte einem noch besser gehen, wenn …

Sparsame Nordlichter

Gerade die Deutschen sind dafür bekannt, dass sie sehr viel Geld sparen. Auch schließen sie sehr viele Versicherungen ab, um sich gegen Verluste zu schützen. Eine Theorie besagt, dass Menschen im Norden ängstlicher sind als diejenigen, die am Äquator leben. Früher war es in kalten Gefilden ein Überlebensvorteil, wenn man sehr ängstlich war. Man musste vorausschauend denken können und ein großer Bedenkenträger sein. Deutschland gehört zu den nördlichen Nationen, aber es geht noch nördlicher: Menschen in den skandinavischen Ländern sind noch mehr als die Deutschen auf Vorsorge und Absicherung aus. In den nördlichen Gebieten Europas wächst von Oktober bis Ostern sechs Monate lang nichts auf den Feldern. Diejenigen Menschen, die vor 50 000 Jahren Vorräte sammelten, weil sie befürchteten, den kalten Winter nicht überstehen zu können, haben überlebt – das waren die Ängstlichen. Die Fröhlichen, Unbekümmerten sind verhungert und erfroren, weil sie keine Vorsorge trafen. Da sich Persönlichkeitseigenschaften wie Bedenkenträgerei vererben, wurde bei den Menschen im Norden der Hang, die Zukunft eher ein bisschen pessimistisch zu sehen, von Generation zu Generation weitergegeben. Daher häufen sie während ihres Lebens Reichtümer an, da sie befürchten, eines Tages zu verhungern. Das ist unter heutigen Bedingungen kaum noch realistisch, weil es in westlichen Industrienationen ein soziales Auffangnetz gibt. Dennoch warnt uns unser Bedenkenträger-Gen im Gehirn, dass wir verhungern könnten, wenn unsere Spareinlagen zehn Prozent ihres Wertes verlieren. Jammern auf hohem Niveau ist daher typisch für Nordlichter.

Und eine wichtige Besonderheit des Belohnungssystems müssen wir beachten. Nicht die absolute Höhe des Einkommens ist entscheidend, sondern die relative Veränderung. Wenn jemand über Jahre immer das gleiche Gehalt ausbezahlt bekommt, hat er längst nicht mehr das Gefühl der Freude, das er hatte, als er zum ersten Mal diese Summe auf dem Konto hatte. Monat für Monat lässt die Endorphinausschüttung nach, wenn man sich an die kontinuierliche Zahlung gewöhnt hat. Menschen, die kein regelmäßiges Einkommen haben, sind da besser dran: Wenn jemand mal 500, mal 3000, und dann wieder 1500 Euro im Monat verdient, fühlt er sich glücklicher als jemand, der immer das gleiche Gehalt bekommt – selbst wenn er im Durchschnitt übers Jahr weniger Geld zur Verfügung hat.

Wenn es im Leben Höhen und Tiefen gibt, geht es uns besser, als wenn wir immer nur eitel Sonnenschein bekommen. Glück wird nicht in Talern gemessen.

Merksatz:
Nicht der absolute Wert, sondern die relative Veränderung des Glücks ist entscheidend.

Es gibt Menschen, die haben drei Probleme: Erstens: Geld. Zweitens: Geld. Und drittens: Geld. Zeit ihres Lebens sind sie der Ansicht, dass sie noch nicht genug verdienen und versuchen, immer mehr Geld zu scheffeln. Es gibt Milliardäre, die selbst zum Supermarkt laufen, um ihre Pfandflaschen zurückzubringen. Woher kommt dieser Geiz, diese unersättliche Gier der Dagoberts?

In der Urzeit mussten die Menschen große Angst vor dem Hungertod haben, und für viele gilt das auch heute noch. Diese Furcht steckt in unseren Genen – denn die Menschen, die früher keine Angst davor hatten, sind wirklich verhungert und konnten sich nicht fortpflanzen. Aber diese tief in unserem Urzeithirn verankerte Angst kann eine Eigendynamik entwickeln. Manche Menschen haben so viel Geld auf dem Konto, dass Verhungern das allerletzte Problem ist, das sie auf dieser Welt haben. Obwohl selbst die Kinder und Kindeskinder für die nächsten hundert Jahre versorgt sind, schützt dies manche Leute nicht davor, in ständiger Angst vor dem Tag zu leben, an dem sie sich kein Brot mehr kaufen können. Sie fantasieren, dass sie eines Tages als Rentner sich bittere Vorwürfe machen werden: „Hätte ich doch vor zehn Jahren statt des Wiener Schnitzels für 23,90 Euro das Schnitzel Wiener Art mit Schwein statt Kalb für 14,80 Euro genommen, dann müsste ich jetzt nicht hungern."

Diese Angst mündet in unverständliche Gier. Geizige Menschen haben die Erfahrung gemacht, dass sie ihr Glücksgefühl immer wieder durch Erlangung neuer Geldbeträge ankurbeln können. Dabei kommt es aber nicht auf die absolute Summe an. Selbst wenn sie genug Geld haben, sich bis ans Lebensende täglich hundert Gramm Belugakaviar zu leisten, brauchen sie immer einen relativen Zuwachs ihres Vermögens, um weiter auf der Endorphinspur zu bleiben. Dafür reichen aber vielleicht schon vergleichsweise lächerliche Beträge wie beispielsweise eine Ersparnis von 1,5 Prozent durch den Einsatz von Bonusmarken oder eine Mieterhöhung von 48 Euro pro Monat, die sie einem Mieter aufgebrummt haben.

Wer gibt dem Bettler an der Straßenecke regelmäßig ein Almosen? Nicht der Kieferchirurg, die Millionärsgattin oder der Sparkassen-Abteilungsleiter. Es sind oft eine Studentin, eine Rentnerin oder ein Arbeitsloser, die ihr weniges Geld an noch Ärmere verschenken.

TIPPS:

- Wenn Sie in der glücklichen Lage sind, ausreichend Geld zu haben, versuchen Sie nicht, Ihre Zufriedenheit dadurch zu verbessern, noch mehr Geld zu scheffeln. Versuchen Sie es einmal mit Wohltätigkeit und Großzügigkeit.
- Es ist ja sehr selbstlos von Ihnen, wenn Sie Ihren Kindern eines Tages sehr viel vererben wollen. Aber bedenken Sie auch, dass Sie Ihren Nachkommen damit in gewisser Weise die Möglichkeit nehmen, eine eigene Glückshormonproduktion zu entwickeln, indem sie sich selbst finanziell hochkämpfen. Kinder, die als Beruf Millionärssohn angeben können, werden selten glücklich. Sie haben nie im Leben die Erfahrung gemacht, wie toll es ist, sich einmal etwas Schönes zu gönnen, wenn man hart dafür gearbeitet hat. Und dass man aber auch mal ordentlich darben muss, wenn man lange auf der faulen Haut gelegen hat.

• Daher hier nun ein Tipp für alle, die es sich leisten können. Er gilt nicht für diejenigen, die bei drei Banken Schulden haben oder am Ende des Monats regelmäßig ins Minus rutschen. Er gilt eigentlich nur für die Millionen Menschen in unserem Land, die mehr haben, als sie zum Leben brauchen: Geben Sie Ihr Geld aus! Werfen Sie es unter die Leute! Gönnen Sie sich was! Wer jahrelang in Saus gelebt hat, soll auch mal in Braus leben! Versuchen Sie, Ihr Geld direkt in Glücksmomente umzuwandeln, anstatt es auf dem Sparkonto versauern zu lassen. Oder wollen Sie der reichste Mensch auf dem Friedhof werden?

Shopping

Wer behauptet, dass Besitz nicht glücklich macht, versteht nichts vom Shoppen.

Selbst wenn man bei einem Einkaufsbummel nichts kauft, kann man bei entsprechender Veranlagung in Ekstase kommen, wenn man durch glitzernde Shopping Malls oder hippe Boutiquen schlendert, um die Extravaganzen und Verführungen der Konsumgesellschaft auf sich wirken zu lassen. Besonders bei der Schnäppchenjagd spielt uns unser Belohnungsgehirn einen Streich: Wenn die Werbung uns suggeriert, dass wir bei dem Kauf eines Fernsehers vierzig Prozent gegenüber dem früheren Preis sparen, wird unser Vernunftgehirn ausgeschaltet, das uns vorrechnen könnte, dass der gleiche Bildschirm schon seit Längerem woanders für noch weitere zehn Prozent günstiger angeboten wird. Der Handel nutzt diesen psychologischen Effekt schamlos aus. So wird suggeriert, dass im Winterschlussverkauf alles günstiger sei als im Herbst, was einer näheren Nachprüfung nicht standhält. Allein die Vorstellung, am Grabbeltisch anderen Hausfrauen durch energisches Vordrängeln die Gelegenheit zu nehmen, sich beim pseudoreduzierten Preis übers Ohr hauen zu lassen, steigert die Endorphinausschüttung in dem Teil des Gehirns, der für Anschaffung und Horten zuständig ist.

Während Frauen Handtaschen, Lippenstifte, Schuhe und Kleider meist im Überfluss besitzen, verlieben sich Männer in Werkzeuge, Autos, Rasenmäher, Uhren und andere technische Spielzeuge. Unvernünftig überdimensionierte SUVs mit Allradantrieb verkaufen sich weltweit derzeit am besten, obwohl eigentlich nur Förstern erlaubt ist, ins matschige Gelände zu fahren. Woher kommt die Leidenschaft der Männer für Technik und Werkzeuge?

Auch hier muss man wieder die Höhlenmenschenzeit bemühen. Die Überlegenheit des Homo sapiens gegenüber seinen Artgenossen und gefährlichen Tieren gründete sich früher – wie auch heute – hauptsächlich auf Waffen. Kämpfen war immer Männersache, und das erklärt, warum Männer technikverliebt sind. Es war ganz einfach: Wer den spitzesten Faustkeil schlagen, die schnellsten Pfeile schnitzen oder die schärfsten Speerspitzen schmieden konnte, war der Überlegene im Kampf ums tägliche Überleben. Technikaffine Steinzeitkerle konnten ihre Familie besser ernähren und gegen Feinde verteidigen. Der Krieg ist der Vater aller Dinge, sagt man, und meint damit, dass die technische Entwicklung immer da die schnellsten Fortschritte machte, wo sie für gewaltsame Auseinandersetzungen benutzt werden konnte. Die Entwicklung des Schießpulvers führte rasch zum Bau von Bomben und Pistolen. Kaum war das Flugzeug erfunden, erfand man Luftschlachten. Heute schaltet man den Gegner aus, indem man die Software des feindlichen Generalstabs, die immer noch auf Windows XP beruht, lahmlegt. Den Rest erledigen intelligente Drohnen.

Die Verbindung zwischen Technikverliebtheit und Spaßgehirn erklärt, warum Männer beim Anblick eines gepflegten Cabriolets der Marke Mercedes 220 SE, Jahrgang 1963, eine ähnliche Schnappatmung bekommen wie bei einer unbekleideten Schönheit. Und wenn sich auch heute noch bestimmte Männer einbilden, dass sie mit ihrer tiefer gelegten Krawallschüssel mit Mega-Spoiler die besten Babes abbekommen, dann steckt dahinter immer noch unser Urgehirn, das uns einreden will, dass technischer Fortschritt beim Wettbewerb um die attraktivste Frau entscheidend ist.

Und wenn die Damen heute sehr viel Geld für Kleidung, Schmuck, Handtaschen, Frisuren oder Schuhe ausgeben, steckt dahinter das uralte Bestreben, einen Mann zu finden, der einem Nachkommen beschert. Viele Tiere ändern ihr Aussehen in der Paarungszeit, um einen Partner anzulocken – meist sind es im Tierreich die männlichen, die sich aufplustern. Wenn man in Monte Carlo greise Millionärsgattinnen sieht, die sich mit dem Rollator von Juwelier zu Juwelier schleppen, um mit einer überteuerten Goldkette Eindruck schinden zu können, geht das wahrscheinlich nicht mehr auf den Einfluss der Balz zurück. Shopping für das Belohnungssystem nimmt irgendwann eine Eigendynamik an, wenn das Konto stimmt. Weil sie auf Urinstinkte zurückgeht, hört die Beschäftigung mit modischer Kleidung und zweireihigen Perlenketten auch dann nicht auf, wenn der Wunschpartner schon längst gefunden ist oder bereits unter dem Rasen liegt.

TIPPS:

- Haben Sie kein schlechtes Gewissen, wenn Sie Ihr wohlverdientes Geld für ein Objekt Ihrer Begierde ausgeben. Es steckt den Menschen in den Genen, bei solchen Anschaffungen intensive Glücksgefühle zu bekommen.
- Aber bedenken Sie: Die Freude über einen neuen Lamborghini hält laut wissenschaftlichen Untersuchungen gerade drei Wochen an. Unser Glückssystem kann nicht dauerhaft ein Gefühl der Hochstimmung aufrechterhalten, das noch Jahre nach der Anschaffung einer sündhaft teuren Uhr mit zehn Komplikationen anhält.
- Bei vielen Anschaffungen ist die Vorfreude eben am schönsten. Wenn Sie im Internet fieberhaft verfolgen, wie Ihre neuen Stiefeletten erst an den Zusteller ausgeliefert wurden, dann im Paketzentrum angekommen sind und sich schließlich auf dem Weg zu Ihnen befinden, ist der Glückspegel am höchsten, selbst höher als in dem Moment, in dem Sie die Schuhe endgültig in den Händen halten.
- Sie können Ihr Belohnungssystem auch täuschen, indem Sie in die einschlägigen Geschäfte gehen und die Objekte Ihrer Begierde nur anprobieren, ohne sie nachher tatsächlich zu kaufen. Das Glücksgefühl ist nur unwesentlich geringer, als wenn sie die Gegenstände tatsächlich erwerben.

Jäger und Sammler

Im Gegensatz zu Tieren haben Menschen schon immer bestimmte Gegenstände besessen, die ihr Überleben sicherten - nicht nur Waffen, sondern auch Werkzeuge, Feuersteine, landwirtschaftliches Gerät, Töpfe oder warme Kleidung. Diejenigen Stämme, die besonders geschickt in der Fertigung dieser Gegenstände waren, hatten einen Überlebensvorteil. Dies erklärt auch, warum viele Menschen eine so starke Affinität zu Gegenständen haben, selbst zu solchen, die sie schon lange nicht mehr benutzt haben.

Es gibt Menschen mit einem „Messie-Syndrom“, das heute „Hortungsstörung“ genannt wird. Sie sammeln in ihrer Wohnung Objekte, die meistens wertlos sind. Sie können sich von nichts trennen, nicht von alten Joghurtbechern, verrosteten Schrauben, Kochrezepten, zerbrochenen Blumenvasen, heruntergebrannten Kerzen, Ansichtspostkarten aus Kroatien, gebrauchtem Geschenkpapier oder verbeulten Kräuterteedosen. Menschen mit einer krankhaften Hortungsstörung stellen ihre Wohnung mit diesen Utensilien so voll, dass sie am Ende nur noch einen engen Gang zur Toilette frei haben. Manche von ihnen müssen im Flur schlafen, weil auch das Schlafzimmer wegen der Stapel alter Wäsche nicht mehr begehbar ist. Sie empfangen keinen Besuch mehr bei sich zu Hause, da sie niemandem den unerträglichen Gestank der angeschimmelten Fast-Food-Verpackungen und Katzenexkremente zumuten wollen.

Bei Menschen mit dem Messie-Syndrom ist scheinbar das alte Überlebensmuster des Hortens noch übermächtig vorhanden, obwohl wir die Jäger- und Sammler-Periode schon lange hinter uns gelassen haben. Bei diesem Syndrom kann sich das Vernunftgehirn nicht durchsetzen, wenn es sich beklagt, dass man kaum noch mit dem Aufräumen nachkommt. Wenn ein Messie ein kaputtes Grammophon oder eine funktionsunfähige Polaroid-Kamera auf dem Flohmarkt erworben hat, denkt er, ein Schnäppchen ergattert zu haben und trägt seine Errungenschaft mit einem tiefen Gefühl der Befriedigung nach Hause. Warum haben diese Menschen nicht das Wegwerf-Gen? Sie empfinden tiefste Verzweiflung, wenn sie sich von diesen unnützen Gegenständen trennen sollen. So sammeln sie Berge von alten Werbezeitungen; es könnte ja ein Matratzenreinigungsgutschein darin sein, den man vielleicht eines Tages mal einlösen könnte – wenn man es schaffen würde, die zwei Meter Müll über der Matratze wegzuräumen. Kommt eines Tages der Vermieter mit dem Räumkommando, bricht es ihnen das Herz, wenn all diese geliebten Gegenstände in den Container wandern. Es ist ihnen vernunftmäßig schon klar, dass sie mit dem Glasuntersetzer-Set aus Ungarn nie wieder irgendwelche Gäste erfreuen oder sich nie wieder auf die von Motten zerfressenen Kissenbezüge betten werden. Trotzdem tut es ihnen in der Seele weh, alle diese gewonnenen Besitzgüter dem Recyclinghof überlassen zu müssen. Bei manchen Menschen bezieht sich das Messie-Syndrom nur auf Gegenstände, die einmal ihren Zweck erfüllt haben; andere kaufen schrottreifes Material auf Flohmärkten dazu, und manche wiederum stehlen sogar solche Objekte der Begierde. Dann stehen vier Internetradios, drei Bügeleisen und vier Radiowecker im Regal, ohne Chance, jemals aus ihrer Verpackung befreit zu werden.

Psychologen haben sich viele Gedanken gemacht, wie dieses merkwürdige Verhalten zustande kommt.

Sind es enttäuschende Erlebnisse in der Phase der oralen Befriedigung oder ist es eine Überkompensation eines früheren Lebens in Armut?

Im Tierreich gibt es zahlreiche Beispiele für Tiere, die Nahrungsmittel horten. Eichhörnchen legen sich einen Wintervorrat von Walnüssen an. Auch Vögel wie Spechte, Krähen und Meisen – und natürlich auch die Hamster – sammeln Nüsse, Samen, Pilze oder Tannenzapfen. Maulwürfe, Mäuse, Ameisen und Bienen legen extra Nahrungskammern an, um in schlechten Zeiten darauf zurückgreifen zu können. Dies machen sie nicht, weil sie es von ihren Eltern so gelernt haben oder selbst durch Versuch und Irrtum herausgefunden haben, sondern weil diese Tätigkeit in ihrem Erbgut verankert ist. Das heißt, es gibt bei diesen Tieren das „Hamster-Gen".

Es scheint so, dass auch bei jedem Menschen ein gewisser Sammeltrieb angeboren ist. Gerade in den nördlichen Breiten konnten Menschen in grauen Vorzeiten nur überleben, wenn sie sich Wintervorräte mit Nüssen, Körnern, eingesalzenen Fischen oder getrocknetem Fleisch angelegt hatten. Daraus können wir schließen, dass Horten und Sammeln tatsächlich auch einen Belohnungseffekt im Gehirn verursacht, der auf unsere Vorgeschichte zurückgeht. Und auch noch heute liegt das Lagern und Speichern vielen Menschen im Blut, wenn es auch nicht mehr ums nackte Überleben geht.

Es gibt natürlich auch (mehr oder weniger) sinnvolle Arten des Sammelns. Jeder hat seine kleine Leidenschaft. Man sammelt Briefmarken, Bierdeckel, Tabakdosen, Ü-Eier, Münzen oder Fußballbildchen. Manchmal geht es natürlich auch um Wertanlagen oder Erinnerungen an schöne Zeiten. Wer Münzen, Uhren oder Musikinstrumente sammelt, hofft, diese eines Tages gewinnbringend zu verkaufen, um sich noch bessere Sammlungsobjekte anschaffen zu können. Wer moderne Kunst in seinem Haus ausstellt, kann sich immer wieder daran erfreuen und sich vor anderen den Anstrich des Ästheten geben. Oder man möchte mit der Oldtimersammlung vor den anderen Golfclubmitgliedern Eindruck schinden. Früher legten Könige und Fürsten große Kunstsammlungen an, nicht nur, weil sie Schöngeister waren, sondern weil sie mit den Goldschätzen und Geschmeiden vor ihren Gegnern Dominanz demonstrieren wollten.

Wie kann man nun die sehr menschliche Eigenschaft des Hortens zur Steigerung des eigenen Zufriedenheitsgefühls nutzen?

TIPPS:

- **Falls Sie nicht bereits damit angefangen haben: Versuchen Sie einmal eine kleine Sammlung aufzubauen – Mandolinen, Tabakdosen, Analogkameras, antike Kaffeemaschinen, moderne Kunst oder Puppenkleider.**
- **Erstellen Sie Fotobücher aus Ihren Fotodateien, die bisher völlig ungesehen auf der Festplatte herumlagen.**
- **Aber überlegen Sie sich auch, ob Sie nicht im Keller und Dachboden zu viele Gegenstände angehäuft haben, die Sie schon seit zehn Jahren nicht mehr benutzt haben. Dann hat Ihr Urmenschen-Sammeltrieb Ihnen einen Streich gespielt.**

Ego-Altruismus

Der Afroamerikaner Wesley Autrey wartete in New York mit seinen beiden kleinen Töchtern auf die U-Bahn, als plötzlich neben ihm ein Epileptiker auf dem Bahnsteig zusammenbrach. Wesley klemmte ihm einen Kugelschreiber zwischen die Zähne, damit er sich während des Krampfes nicht auf die Zunge beißen konnte. Nach wenigen Minuten war der Anfall vorbei, und der Epileptiker stand benommen auf. Nun fing er aber an zu taumeln und fiel auf die Gleise. Wesley versuchte, den Mann wieder auf den Bahnsteig zu ziehen, was ihm nicht mehr rechtzeitig gelang. In diesem Moment donnerte ein Zug heran. Wesley zog den Mann zwischen die Gleise und warf sich auf ihn. Sekunden später rollten die U-Bahn-Wagen über die beiden. Als der Zug zum Stehen kam, stellte sich heraus, dass beide Männer fast unverletzt davongekommen waren.

Wesley Autrey hatte das gezeigt, was man echten Altruismus nennt. Er hatte nur wenige Zehntelsekunden Zeit, Überlegungen anzustellen. Was, wenn er als Vater zweier kleiner Töchter im Alter von vier und sechs Jahren vom Zug erfasst worden wäre? Wesley hatte nicht die Zeit, sich auszumalen, dass er später für seine Tat wie ein Held gefeiert und sogar ins Weiße Haus eingeladen werden würde. Er überlegte nicht, welche Gegenleistung er für diese Tat bekommen könnte. Niemand hätte ihm einen Vorwurf gemacht, wenn er nichts gemacht hätte, außer das, was alle anderen taten: gaffen. Er hat einfach nur menschlich reagiert – und unfassbar mutig.

Dieser Fall von echtem Altruismus beeindruckt. Nicht jede selbstlose Handlung ist jedoch auch wirklich ohne Hintergedanken. Es ist zum Beispiel nicht unbedingt altruistisch, wenn ein Unternehmer dafür sorgt, dass er für seine Tausend-Euro-Spende für ein philippinisches Kinderheim namentlich in der lokalen Zeitung erwähnt wird. Natürlich dienen auch solche Spenden dem guten Zweck, aber der edle Spender bekommt ja auch eine Gegenleistung in Form von Werbung, Sympathiegewinn und einer Spendenbescheinigung fürs Finanzamt. Einsatz für andere Menschen ist nur dann wirklich altruistisch, wenn absolut klar ist, dass es keine Gegenleistung für die gute Tat gibt. Dazu gehört zum Beispiel, wenn man für Opfer einer Überschwemmung in Mosambik spendet, wobei man davon ausgehen kann, dass man dafür niemals auch nur ein Dankeschön bekommen wird, oder wenn jemand einer Kellnerin ein Trinkgeld gibt, obwohl er weiß, dass er niemals wieder dieses Lokal betreten wird.

Viele Formen der Hilfsbereitschaft sind dagegen nicht ganz uneigennützig. Man kann fast von Ego-Altruismus sprechen.

Die Leiterin einer Wohltätigkeitsorganisation arbeitet unermüdlich in ihrer Freizeit, um Spenden für eine Schule in Nicaragua zu sammeln. Immer wieder wird sie auf Veranstaltungen mit Anerkennung und Lob überschüttet, und die schönste Gratifikation ist, wenn sie eines Tages die glücklichen Gesichter der Kinder sieht, wenn sie die Schule vor Ort einweihen darf. Menschen melden sich als Knochenmarkspender oder geben freiwillig eine ihrer Nieren her, um anderen Menschen das Leben zu retten. Aber selbst, wenn die Organspende nicht für das eigene Kind ist, sondern für eine völlig unbekannte Person, so kann der edle Spender sich sicher sein, dass er ab diesem Zeitpunkt als Held gefeiert wird.

„Kratze einen Altruisten, und du siehst einen Heuchler bluten!" Mit solchen Aussagen machen es sich die Leute leicht, die nicht gerade zu Selbstlosigkeit neigen. Vielleicht zeigen die Personen aus den obigen Beispielen ihr Verhalten nicht ganz uneigennützig. Und dennoch sind sie durch ihr Engagement oder ihre Bereitschaft, sogar ein Körperorgan zu spenden, beispielhaft gute Menschen.

Fakt ist aber: Selbst wenn absehbar ist, dass man für eine altruistische Handlung niemals eine Gegenleistung bekommt, so erwirtschaftet man dennoch einen innerlichen Eigennutz. Man erfüllt seine Bürgerpflicht, hält die eigenen moralischen Prinzipien hoch oder beruhigt sein schlechtes Gewissen. Dieser innerliche Prozess wirkt sich direkt in Form von Glücksgefühlen aus: Wenn man Geld für einen guten Zweck spendet, so fanden Wissenschaftler mithilfe der Magnetresonanztomografie heraus, führt das zu einer ebenso großen Aktivierung des Belohnungssystems, als wenn man den gleichen Betrag geschenkt bekommen hätte.[31]

Und Menschen denken natürlich auch kollektiv: Indem man anderen Menschen uneigennützig hilft, trägt man dazu bei, dass es sich auch bei anderen Menschen herumspricht, dass man sich sozial verhalten sollte. Wenn man dann eines Tages selbst in Not gerät, hat man dadurch eine höhere Chance, von anderen unterstützt zu werden. Religiöse Menschen erhoffen sich vielleicht durch gute Taten ein besseres Leben nach ihrem Tod. Der Spruch „Vergelt's Gott!" soll ausdrücken, dass es irgendwann im Paradies eine Sonderausschüttung gibt – aber nicht mehr zu Lebzeiten.

Wenn man in bestimmten Glaubensgemeinschaften befürchten muss, dass man im zweiten Leben als Schmeißfliege oder Klosettwurm geboren wird, weil man im ersten Leben als Mensch nicht genug Gutes getan hat, denkt man auch nicht wirklich uneigennützig, wenn man für die Bedürftigen spendet.

Wenn aber nur noch als gute Tat gezählt werden würde, was absolut einwandfrei selbstlos ist, gäbe es bald keine Wohltäter mehr. Das heißt: Wollen Sie eine gute Tat begehen, überlegen Sie sich nicht, ob irgendjemand Ihnen dann versteckten Eigennutz vorwerfen könnte. Es ist Ihr gutes Recht, aus einer gemeinnützigen Handlung Ihre persönlichen Endorphine zu ziehen. Was ist falsch daran? Anderen zu helfen, ist eine der nützlichsten positiven Methoden, um das eigene Wohlbefinden zu steigern.

TIPPS:

- Spenden Sie nach einer Naturkatastrophe in Asien.
- Backen Sie mit Freundinnen leckere Kuchen und verkaufen Sie diese auf einem Straßenfest, um für krebskranke Kinder spenden zu können.
- Suchen Sie sich eine ehrenamtliche Tätigkeit, bei der Sie Personen im Altersheim, kranke Kinder oder in Not geratene Migrantenfamilien unterstützen.
- Geben Sie dem Kellner ein anständiges Trinkgeld.
- Tun Sie öfters ein gutes Werk, selbst wenn Sie überhaupt keine Gegenleistung dafür kommen. Ihr Gehirn wird Sie trotzdem belohnen.

Wut im Bauch

Warum finden wir es anregend, wenn wir im Kino sehen, wie ein Superagent den Bösewicht schlägt, tritt, würgt und schließlich aus einem Flugzeug stößt? Warum schauen Leute Boxkämpfe, Wrestling, Ringen und andere Kampfsportarten an?

In grauer Vorzeit war Kampfesmut überlebenswichtig. In unserer Vorzeit war es peinlich, wenn man ohne Mammutschnitzel von der Jagd zurückkam. Man konnte noch so gut aussehen – nicht der Schönling, sondern der erfolgreiche Jäger, der die fette Beute nach Hause trug, bekam die Schönste im Stamm. Nur wer aggressiv und mutig war, konnte eine Familie ernähren. Leider muss man sagen, dass heute wie damals Aggressionen bei Lebewesen durch eine Endorphinausschüttung im Gehirn belohnt werden. Manche Tiere können nur durch tödliche Angriffe auf andere Tiere überleben. Die Löwin, die eine junge Gazelle reißt, besorgt nicht nur für sich, sondern auch für ihre Kinder und für den faulen Ehemann genügend Nahrung (denn männliche Löwen jagen selten). Löwen essen kaum Brokkoli oder vegane Tofuwürste; sie ernähren sich ausschließlich von Fleisch. Für jede Mahlzeit muss ein junges Impala oder ein gerade geborenes Büffelkalb sterben, weil die leichter zu erjagen sind. Auch bei Menschen früherer Jahrhunderte war das Töten eines Tieres überlebenswichtig. Es wurde auch einmal eine Theorie aufgestellt, dass Menschen vor Millionen Jahren vegan gelebt haben. Allerdings war es für diese Menschen zeitaufwendig, in ausreichender Menge pflanzliche Nahrung zu besorgen. Ein Pandabär, der sich ausschließlich von Bambus ernährt, vertilgt zum Beispiel am Tag bis zu 18 Kilogramm der eher unergiebigen Pflanze, eine Seekuh braucht täglich bis zu hundert Kilo Seegras. Auch unsere veganen Vorfahren mussten sehr viel Zeit und Mühe für die Essensbeschaffung aufwenden. Als dann Hominiden auf den Plan kamen, die auch Fleisch aßen, hatten diese einen Überlebensvorteil, weil sie ihren Bedarf mit weniger Arbeitsaufwand decken konnten. Diese Theorie könnte erklären, warum Menschen auch heute noch Tiere töten oder schlachten lassen, um zu essen. Das heißt, dass die Aggressionsbereitschaft in jedem Menschen noch in unseren Gehirnen vorhanden ist – auch wenn wir uns nicht besonders gewalttätig vorkommen, wenn wir an der Fleischtheke zehn Scheiben Gesichtswurst kaufen.

Der Nucleus accumbens, ein Gebiet, das im Belohnungssystem eine zentrale Rolle spielt, wird nicht nur bei Ausübung schöner Tätigkeiten wie Essen oder Geschlechtsverkehr, sondern auch bei Ausübung von Aggression aktiviert. Es konnte gezeigt werden, dass dieser Kern im Gehirn bei Menschen mit psychopathischen Zügen überreagiert, was erklärt, warum die Anwendung von Gewalt bei manchen Menschen mit einem Lustgewinn verbunden ist.[32] Aber selbst bei Menschen, die sich selbst für friedliebend halten, hat Aggression eine hedonistische Komponente. Die meisten von uns haben ein ethisches Wertesystem und ein soziales Angstzentrum, das uns davor warnt, unseresgleichen zu verletzen oder zu töten. Warum ergötzen wir uns aber dann an Actionfilmen, in denen Dutzende von Menschen mit Maschinengewehren hingemetzelt werden? Und dies nicht nur von den bösartigen Schurken, sondern auch von den als sympathisch dargestellten Protagonisten? „Weil die es verdient haben – ganz einfach“, wird die Antwort lauten, denn in solchen Filmen bringt der Held nur die Gangster um. Die wollen ja auch nicht sein Bestes und attackieren ihn zum Beispiel heimtückisch mit vergifteten Armbrustpfeilen. Wenn wir also glauben, eine moralische Rechtfertigung für das Töten zu haben, zum Beispiel, weil es sich um Notwehr handelt, bringt das unser Blut in Wallung und wir fühlen uns gut. James Bond hat die Lizenz zum Töten – und mancher, der ihn im Film bewundert, würde auch gern einen Antrag auf Ausstellung einer solchen Bescheinigung stellen.

Wenn in einem Krieg die gefährlichen Angreifer sterben, finden wir das zwar nicht schön, aber notwendig. Wenn menschenverachtende islamistische Terroristen im Kugelhagel oder durch eine Bombe ihr Leben lassen, finden wir das nicht nur akzeptabel, sondern sogar erbaulich. An dieser Stelle kommt das in uns schlummernde, archaische Aggressionspotenzial zum Vorschein.

Wenn wir einen Psychothriller anschauen, sind wir begeistert, wenn eine Frau in Notwehr einen gefährlichen Serienmörder, der in ihr Haus eingedrungen ist, mit einer Schere absticht. Klarer Fall von Selbstverteidigung. In der Realität läuft es aber anders ab. Menschen, die in Deutschland einen Einbrecher in ihrem eigenen Haus erschossen haben, sind dafür nicht immer als Helden gefeiert worden, sondern erhielten manchmal empfindliche Haftstrafen, wenn sie nicht nachweisen konnten, dass sie in Notwehr gehandelt hatten. Auch Polizisten, die angegriffen werden und den Täter erschießen, müssen sich häufig einer Untersuchung stellen, wobei nicht selten am Ende herauskommt, dass der Schusswaffengebrauch eine unangemessene Gewaltanwendung war.

Das heißt, unser Rechtssystem sieht die Lizenz zum Töten nicht so locker, wie es sich im Kino darstellt, wenn Agent 007 im Auftrag seiner Majestät meuchelt. Daran, dass wir aber oft eine tiefe Befriedigung empfinden, wenn jemand anderes stellvertretend für uns im Actionthriller die harte Bestrafung eines Kriminellen vornimmt, erkennt man aber, dass in versteckten Windungen unseres Gehirns ein Gewaltpotenzial schlummert. Dies soll jetzt nicht so interpretiert werden, dass in jedem von uns ein potenzieller Mörder steckt. Soziale Hemmungen sorgen in den meisten Fällen dafür, dass wir unser Aggressionspotenzial nicht ausleben. Und kaum jemand wird in Friedenszeiten die Gelegenheit finden, in einer moralisch gerechtfertigten Situation hemmungslos auf einen Angreifer einzuschlagen oder ihn gar zu töten. Das müssen wir der Exekutive überlassen, damit wir nicht wegen Selbstjustiz bestraft werden.

Bei manchen Menschen tritt aber das Gewaltpotenzial offen zutage. Hooligans, die mit Baseballschlägern und Schlagringen bewaffnet zum Fußballspiel ziehen, haben manchmal einfach nur den Drang, ihren Aggressionsdampf abzulassen, wobei es völlig egal ist, ob es gegen die Fans von Juventus Turin, Ajax Amsterdam oder FC St. Pauli geht. Sie suchen nur eine – wenn auch nicht gut begründete – Rechtfertigung für die Ausübung von Macht. Manche Gewaltbereite suchen sich ein politisches Deckmäntelchen, irgendein aktuelles Thema, um Autos anzuzünden, Geschäfte zu plündern oder Steine zu werfen. Selbst wenn es um Frieden, Meinungsfreiheit oder Umwelt geht, scheint es gerechtfertigt, den zufällig herumstehenden Kleinwagen einer Erzieherin abzufackeln.

Man kann auch überlegen, ob die zunehmende Gewalt,

die in Filmen und Computerspielen gezeigt wird, Menschen tatsächlich grausamer macht, oder ob sie in gewisser Form auch zum Abbau von Aggressionen führt, indem diese in virtueller Form abgearbeitet werden. Pädagogen sind sich noch nicht darüber einig, wie schädlich das Anschauen brutaler Videos für Kinder ist. Man weiß nur, dass es einige Völker auf der Welt gibt, die in beispielloser Rücksichtslosigkeit und Brutalität auf ihre Feinde losgehen, obwohl in Ermangelung von Fernsehern keine Horrorfilme daran schuld sein können.

TIPP:

- **Wie können wir dieses in uns schlummernde aggressive Potenzial nun zur Endorphingewinnung nutzen? Man kann lange lamentieren, dass die Menschen doch gefälligst versuchen sollten, ihren animalischen Aggressionstrieb ein für alle Mal abzulegen. Oder man überlegt sich, wie man auf elegante Art Dampf ablässt, wenn man doch gelegentlich Wut im Bauch hat. Da bieten sich doch einige schnelle Kontaktsportarten an wie Handball, Fechten oder Eishockey, bei denen man in geordneten Bahnen Aggressionen ablassen kann. Bei manchen Sportarten ist durchaus ein Gewaltpotenzial im Spiel, ohne dass es in der Regel zu Verletzungen kommt. Hierzu gehören zum Beispiel Boxen, Ringen oder Kampfsportarten wie Karate und Judo.**

Sonne im Herzen

Vor den schädlichen Wirkungen der Sonne wird immer gewarnt: Hitzepickel, Sonnenstich, Backpflaumenhaut, Hautkrebs. Vor fünfzig Jahren rieb man die lieben Kleinen mit Schutzfaktor 2 ein, heute muss es mindestens 50 sein. Knackige Mallorcabräune ist nicht mehr angesagt, vornehme Blässe gilt als gesünder.

Die Wirkungen der Sonne auf unser Glückssystem werden dagegen seltener gepriesen. Dabei kennt unsere Sprache zahlreiche Ausdrücke, die den Zusammenhang zwischen Wetter und Glück beschreiben. Die Sonne „lacht" und wir haben ein „sonniges Gemüt" oder „Sonne im Herzen". Auch problematische Erfahrungen werden mit meteorologischen Metaphern belegt: Wir gehen durch „stürmische" Zeiten, und eine „frostige Stimmung" herrscht vielleicht am Ende einer erkalteten Ehe. In einer nicht allzu fernen Vergangenheit kündigten die ersten Sonnenstrahlen des Frühlings das Ende einer langen Periode des Hungerns und Frierens an. Auch heute noch zieht es die Deutschen und andere nördliche Völker im Urlaub meist in südliche Gefilde.

Die Erklärung für all die positiven Assoziationen zur Sonne ist einfach: Durch Sonnenstrahlen werden die Endorphine direkt in der Haut produziert.[33] Das erklärt die angenehme Wirkung, aber auch, warum es manche Menschen suchtartig in die Solarien zieht.

Sonne ist eben nicht nur gesundheitsschädlich. Wer sich häufig der Sonne aussetzt, bekommt seltener Darm-,

Brust-, Prostata- oder Non-Hodgkin-Tumoren. Auch ein metabolisches Syndrom (eine durch Übergewicht entstehende Gesundheitsstörung) oder Schübe einer Multiplen Sklerose sollen nach wissenschaftlichen Erkenntnissen seltener auftreten, wenn man ab und zu mal in die Sonne geht.[34] Die positiven Effekte des Himmelskörpers entstehen wahrscheinlich durch die Infrarotstrahlung, die die Haut durchdringt und den Körper von innen wärmt. Die Ultraviolettstrahlung dagegen schädigt bei zu langer und extremer Sonneneinwirkung die Haut und wird mit Krebs in Verbindung gebracht. Für die Bildung von Vitamin D in der Haut braucht der Körper die UV-Anteile im Sonnenlicht allerdings. Das Vitamin ist wichtig für den Knochenbau und soll lebensverlängernd wirken. Zu hoher Blutdruck kann durch UV-Licht gesenkt werden, ebenso wie erhöhter Blutzucker. Viren (auch Coronaviren), Bakterien und Pilze werden durch die UV-Strahlen abgetötet. Deswegen haben wir im Sommer weniger Grippe und andere Viruserkrankungen.

Im Sommer ist man aktiver – auch eine Folge des hellen Lichts. Aber auch die gute Laune hebt sich durch Sonne. Man sagt, dass Menschen, die im Norden Finnlands leben, sehr große Bedenkenträger sind und eine Neigung zu Schwermut haben, wohingegen Leute, die am Äquator leben, das Leben manchmal als eine einzige Reggae-Party auffassen. Es gibt, dazu passend, eine Form der saisonalen (jahreszeitlichen) Depression. Die betroffenen Menschen werden immer in der dunklen Jahreszeit von Schwermut befallen. Bei manchen ist es so stark, dass sie jeden Dezember für ein paar Wochen in eine psychiatrische Klinik aufgenommen werden müssen. Es gibt aber auch unzählige Menschen, die nicht unter eindeutigen Depressionen leiden, aber dennoch jedes Mal den Blues kriegen, wenn sich im Winter wochenlang die Sonne nicht blicken lässt.

Extrem sind die Unterschiede der Suizidraten zwischen nördlichen und südlichen Ländern. Die höchste Suizidrate gibt es in Grönland mit 107 Suiziden auf hunderttausend Einwohner. Auch in Litauen sind die Suizidraten mit 32 pro hunderttausend Einwohner sehr hoch. In Deutschland liegt die Rate bei 12. In Barbados allerdings, einem äquatornahen Land, ist sie mit 0,7 sehr niedrig, nur ein 150-stel der grönländischen Rate. Auch in Ländern, die nahe am Südpol liegen, sind die Zahlen wiederum höher. Man könnte vermuten, dass Depressionen vor allem in Ländern auftreten, die arm, politisch instabil oder von einer freiheitseinschränkenden Diktatur geplagt sind. Aber erstaunlicherweise bestimmt der Breitengrad mehr als die objektiven Lebensumstände, ob Menschen Stimmungstiefs bekommen. Ein Wissenschaftlerteam aus Taiwan untersuchte, wie viele Leute in einer Suchmaschine nach dem Wort Depression suchten, und fanden heraus, dass die Menschen in Ländern, die sehr hohe Temperaturschwankungen haben, häufiger das Wort Depression in das Suchfeld eingaben – ein Zeichen dafür, dass das Thema in ihrem Land offenbar relevant ist. Es ergab sich ein deutlicher statistischer Zusammenhang zwischen der Internetsuche nach Depression und dem Breitengrad.[35] Was hat Sonnenmangel mit unserer Stimmung zu tun? Wie kann man den Zusammenhang zwischen Breitengrad und Fröhlichkeit erklären?

In der sogenannten Zirbeldrüse des Gehirns wird ein Hormon namens Melatonin gebildet. In der Dunkelheit wird es in großer Menge ausgeschüttet. Wenn aber Tageslicht auf das Auge trifft, wird die Ausschüttung gehemmt. Um drei Uhr nachts erreicht die Melatoninausschüttung ihren Höhepunkt. Wenn es im Winter lange dunkel ist, wird Melatonin auch tagsüber ausgeschüttet. Die Folge: Manche Menschen leiden unter Müdigkeit, Schlafstörungen oder Winterdepressionen.

Zu wenig Melatonin ist auch nicht gut. Bei Schichtarbeit und Flugreisen in andere Zeitzonen wird zu wenig Melatonin gebildet. Die Folge sind Schlafstörungen und Gedächtnisprobleme. Der Grund, warum viele ältere Menschen Schlafprobleme haben, liegt an mangelhafter Melatoninbildung. Melatonin, in Form eines Medikaments eingenommen, kann hier hilfreich sein. Auch beim Jetlag soll es helfen. Angeblich soll man seinen Melatoninspiegel auch dadurch anheben können, dass man Pistazien, Cranberrys oder Pfifferlinge isst. Es ist nicht erwiesen, ob diese Lebensmittel wirklich helfen, aber sie sind lecker genug, um es einmal auszuprobieren.

Medikamente, die den Melatoninhaushalt fördern, helfen bei Depressionen. Melatonin wird aus Serotonin gebildet, wobei dieser chemische Vorgang durch das Tageslicht gesteuert wird. Man nimmt an, dass Depressionen mit einem Problem im Serotoninsystem zusammenhängen, denn praktisch alle Medikamente, die gegen Depressionen helfen, tun dies, indem sie einen gestörten Serotoninhaushalt wieder ins Lot bringen. Auch wenn die genauen Vorgänge noch nicht klar sind, wird hier deutlich, dass der Zusammenhang zwischen Lichtmangel und Depressionen direkt mit den Hormonen Melatonin und Serotonin in Verbindung steht.

Es wurde sogar eine Lichttherapie entwickelt, die in manchen psychiatrischen Kliniken angewendet wird. Dabei müssen sich depressive Patienten einige Stunden vor eine sehr helle Lichtwand setzen. Es gibt auch praktische Geräte für den Heimgebrauch. Allerdings sind die bisherigen wissenschaftlichen Studien nicht schlüssig, ob diese Form der Lichttherapie überhaupt eine merkliche Besserung von Depressionen erreichen kann. Wahrscheinlich ist die echte Sonne in Sizilien wirksamer als der Heimstrahler. Aber ein Palermo-Urlaub wird bisher noch nicht von der Krankenkasse erstattet.

TIPPS:

- Falls Sie es sich leisten können, buchen Sie eine Reise in den Süden. Gerade in Zeiten, wenn es in unserem sogenannten Frühjahr einfach nicht warm werden will, sollte man sich in die Sonne begeben. Es müssen nicht die Malediven sein, auch Griechenland, die Kanaren und Kap Verde kommen infrage.
- Und wenn Sie sich das nicht leisten können, nutzen Sie jede Gelegenheit, im Winter ein wenig Sonnenlicht zu ergattern, wenn sie dann mal zum Vorschein kommt. Legen Sie sich im Frühjahr auf eine Wiese und lassen Sie sich von den milden Sonnenstrahlen das Melatonin wegblasen.
- Und damit wir es nicht übertreiben mit dem Wohlgefühl durch Sonnenbaden, hält der liebe Gott für uns den Sonnenbrand bereit.

Sport

Es gibt mehrere Wege, wie Sport unser Wohlgefühl steigert. Der erste ist der Survivaltrick.

Der Survival-Trick

Ich werde mit dem Alter immer knackiger – jeden Tag knackt es woanders. Mal ist es das Knie, mal die Hüfte, mal der Ellenbogen. Das bringt das Leben so mit sich. Wenn ich mich alle paar Wochen mal aufraffe, meinen üblichen Fünf-Kilometer-Lauf zu absolvieren, sind die ersten zehn Minuten zunächst mühsam. Überall machen sich kleinere Wehwehchen bemerkbar und die Puste fehlt. Dann frage ich mich, ob ich nicht besser zu Hause geblieben wäre. Aber dann, nach anderthalb Kilometern, verschwinden alle diese Zipperlein auf einmal und ich habe das Gefühl, dass mein Körper von selbst läuft, ganz ohne Anstrengung. Wenn die fünf Kilometer vorbei sind, denke ich, ich könnte jetzt noch ohne Probleme ein paar Kilometer weiterjoggen.

Was ist mit meinem Körper passiert? Wenn ich renne, bis mir die Zunge wie ein roter Schlips aus dem Hals hängt, denkt mein Gehirn, dass ich auf der Flucht bin. Es schaltet in den Survivalmodus, auch Überlebensmodus genannt. Wie in jeder Stresssituation werden jetzt Endorphine in die Blutbahn geschickt.[36] Diese sorgen für Schmerzfreiheit, sodass alle arthrotischen und rheumatischen Qualen wie durch ein

Schmerzmittel unterdrückt werden. Zugleich werde ich in einen leichten euphorischen Rausch versetzt, der mir jetzt die Rennerei wie ein Zuckerschlecken vorkommen lässt, nachdem ich sie noch kurz zuvor als Plackerei empfunden hatte. Meine Leistung steigert sich, weil mein Körper die letzten Reserven mobilisiert. Ich werde ruhiger, und Alltagsängste verschwinden.

TIPP:

- **Um dieses Survivalgefühl zu erzeugen, sind Konditionssportarten am besten geeignet, die eine dauerhafte Anstrengung bedeuten, wie Joggen, Rennradfahren, Bergwandern oder Langlaufen. Bei diesen kommt im Gehirn das „Fluchtgefühl" eher auf als bei Yoga oder Hockergymnastik. Diese Ausdauersportarten haben auch noch den Vorteil, dass man nicht einfach zwischendurch aufhören kann – man muss ja wieder den Weg nach Hause finden. So wird der Trainingseffekt optimiert.**

Der Achterbahn-Trick

Warum tun sich Menschen eine Fahrt in der Achterbahn an? Wenn Sie mit Höchstgeschwindigkeit die Schienen hinunterrasen und dann noch in eine scharfe Kurve einbiegen, denkt Ihr primitives Urangstsystem, dass Sie in der Kurve herausfliegen. Das Vernunftgehirn will beschwichtigen und wendet ein: „Keine Angst, das wird nicht passieren, das ist doch alles vom TÜV geprüft!" Aber das Urangstsystem kennt diesen

Überwachungsverein nicht, kann nicht logisch überlegen und wittert höchste Gefahr. Wie in jeder Stresssituation werden jetzt schnell Endorphine gebildet, um den Körper im Falle des befürchteten Polytraumas zu schützen. Wenn Sie den Looping dann doch überlebt haben, hört die Angst auf – aber die Endorphine bleiben weiter im Blut und produzieren schöne Gefühle. Dafür zahlen Sie die acht Euro. Das kann nur funktionieren, weil dem primitiven Angstgehirn eine perfekte Illusion einer ausweglosen Todesfahrt vorgegaukelt wird.

Dieses Prinzip, nach dem man sich für jede unbeschadet überstandene Gefahrensituation seine Endorphindusche abholt, gilt für viele Sportarten. Beim Skifahren warnt unser Urangstsystem ständig: „Fahr da nicht runter, das ist steil und rutschig, da unten stehen Bäume …" – und man macht es doch und wird nach jedem Parallelschwung mit Glückshormonen belohnt. Das ist wohl der Grund, warum so viele Menschen so begeistert diesen Wintersport ausüben. Das Prinzip „no risk, no fun" gilt auch beim Turmspringen, Eisklettern oder Kitesurfen.

Dabei ist es wohlgemerkt gar nicht wichtig, dass dieses Risiko tatsächlich da ist – es reicht auch eine virtuelle Gefahr. Beim Bungee-Jumping sollte es eigentlich ein Null-Risiko sein (denn die Seile reißen fast nie), und trotzdem ist der Angsteffekt maximal. Viele Fahrgeschäfte auf Jahrmärkten können einem die perfekte Illusion einer Nahtoderfahrung vermitteln, obwohl nach menschlichem Ermessen nichts passieren sollte. Wenn sich ein Sportler in sechs Metern Höhe mit den Fingerkuppen in die Kletterwand krallt, wird sein archaisches Angstsystem aktiviert. Das intelligente Gehirn wendet ein, dass ja nichts passieren kann, weil ja sein

Trainer das Sicherungsseil hält – dennoch bleibt die Furcht, da das primitive System diese Absicherung überhaupt nicht wahrnimmt.

Der Stammesbrüder-Trick

Der dritte Grund, warum Sport Endorphine ausschüttet, ist das Gemeinschaftsgefühl, das die meisten Sportarten vermitteln. Der Triumph, den Fußball an den Verteidigern vorbei ins Tor gelenkt zu haben, ist unbeschreiblich, selbst, wenn es nicht um den Klassenerhalt geht, sondern nur um ein Freundschaftsspiel in der dritten Liga. Nicht nur bei Mannschaftssportarten, sondern bei allen Aktivitäten, während derer man für den eigenen Verein siegen kann, wird unser altes Stammesbrüder-System aktiviert.

Natürlich gibt es beim Sport noch ein paar weitere positive Nebenwirkungen: Sie genießen vielleicht die schöne Natur und die ersten Strahlen der Frühlingssonne. Das Bier und die Butterbrezel schmecken nach einer Bergwanderung im Gipfel-Rasthaus doppelt so gut. Und man hat das Gefühl, etwas gegen die Pfunde oder für die körperliche Ertüchtigung getan zu haben.

TIPPS:

- **Die meisten Mannschaftssportarten sind mit mehr Spaß verbunden als einsames Vor-sich-hin-Turnen. Das Gemeinschaftsgefühl stimuliert dabei das Belohnungssystem und spornt zu sportlichen Höchstleistungen an.**

• Gymnastikübungen im Badezimmer, ein Training mit einem merkwürdigen, überteuerten Fitnessgerät aus einer Dauerwerbesendung oder andere, sich ewig wiederholende Leibesübungen machen weniger Laune, weil sie zu schnell langweilig werden.
• Risiken und Nebenwirkungen: Leistungssport kann süchtig machen. Achten Sie darauf, dass Sie nicht so exzessiv Fußball spielen, bis Ihre Knie oder Gelenke kaputt sind.

Passivsport

Aber auch die Passivsportler, die sich mit Sport hauptsächlich vom Kanapee aus beschäftigen, kommen in den Genuss der Endorphine sowie des Gemeinschaftshormons Oxytocin. Woran liegt es, dass Menschen so viel Geld dafür ausgeben, um am Bildschirm dabei zusehen zu dürfen, wie 22 Männer hinter einem Ball herrennen? Es hat wohl wenig damit zu tun, dass die Zuschauer alle selbst diese Sportart beherrschen und einmal sehen wollen, wie die wahren Könner dieses Faches schöne Flanken spielen. Der Mensch ist ein soziales Wesen, und der Nationalstolz, der beim Fußballschauen hochkocht, entsteht hauptsächlich durch das „Wir-Gefühl", das biochemisch belohnt wird. Es spielt auch keine Rolle, ob der Betrachter selbst aktiver Hobbyfußballer ist oder immer noch nicht weiß, was ein Abseits ist. Das Gehirnzentrum, das für Sport zuständig ist, denkt nicht besonders raffiniert. Daher folgt es nicht immer einer zwingenden Logik. In den Tiefen unseres Urhirns läuft ein sehr einfaches Programm ab, das lautet: Unsere Leute müssen gewinnen. Dabei ist es egal, ob es sich um Handball, Eishockey oder Skispringen handelt. Egal, ob der Spieler türkisch, japanisch oder afrikanisch aussieht, ob er in Deutschland oder Polen geboren ist, ob er überhaupt deutsch spricht. Hauptsache, er gehört zum eigenen Team, mit dem man sich identifiziert – den Stammesbrüdern (und -schwestern). Einer klar erkennbaren logischen Regel folgt die Zuneigung der Fans nicht, aber diesem sehr alten System.

Bei Sport spielt das Belohnungssystem auch noch eine weitere Rolle. Unser Aggressionspotenzial können wir im Sport ausleben. Wenn unser Boxprofi so zuschlägt, dass der ausländische Gegner Sternchen sieht, lebt er die Angriffslust für uns stellvertretend aus. Am liebsten würden wir selbst im Ring stehen und über übermenschliche Kräfte verfügen. Wenn Menschen nicht die Möglichkeit hätten, ihre Gewaltfantasien durch Anschauen von Champions-League-Wettkämpfen zu sublimieren, wer weiß – würde es vielleicht mehr echte Schlägereien oder Kriege geben? Kein Wunder, dass Fußballspiele oft Hohlköpfe anziehen, die nach dem Spiel die gegnerischen Fans verprügeln, weil ihnen der Sieg ihrer Mannschaft nicht ausreicht. Deren Randale ist ja selten einer speziellen Logik zuzuordnen. Die gleichen Menschen, die in ihrer Kleinstadt Ausländer beschimpfen, legen sich als Hooligans ins Zeug, wenn sie ihre Multikulti-Mannschaft anfeuern.

Aber unter dem Strich tragen sportliche Wettkämpfe wahrscheinlich eher zum Frieden unter den Menschen bei.

Der Sportabzeichen-Trick

Schon als Kind strebten wir nach dem Sportabzeichen, und ab da beginnt für manche Menschen eine lebenslange Jagd nach Pokalen und Medaillen. Sie lassen kein Training und eventuell auch keinen (Doping-)Trick aus, wenn es um wertvolle Hundertstelsekunden geht. Warum ist es uns so wichtig, einen Beweis in der Vitrine zu haben, dass man besser ist als die anderen?

Schon immer waren die Menschen kompetitiv, wenn es um Kampfestugenden wie Reiten, Hauen, Schießen und Stechen ging. Im alten Rom gab es Wagenrennen, im Mittelalter Ritterturniere, heute praktiziert man Martial Arts. Offenbar steckt diese Kampfeslust seit den alten Stammeskämpfen im Blut der Menschen. Sport ist eine wunderbare Art, das Kräftemessen im Spiel zu sublimieren, anstatt blutige Fehden anzuzetteln.

TIPPS:

- **Sportlicher Wettbewerb kommt unserer Neigung entgegen, unsere Kräfte mit anderen Menschen zu messen.**
- **Aggressionen können beim Sport abgebaut werden – aber immer schön die Spielregeln beachten!**

Wenig Arbeit, schöne Feste …

… sind von allem noch das Beste! Wenn Partygäste ausgelassen tanzen, wird ihr Spaßgehirn aktiviert. Da kommen einige endorphinfördernde Mechanismen zusammen: der Anblick gut gelaunter Menschen, die ihre Hüften beim Salsa-Tanz wiegen, raffinierte Rumcocktails, ein leckeres Meeresfrüchte-Büfett, gefühlvolle oder anpeitschende Musik, aber vor allem auch das Gemeinschaftsgefühl einer eingeschworenen Clique. Und der verlockende Ausblick, vielleicht einen Partner für eine Nacht oder fürs Leben kennenzulernen. Wenn sich Menschen, aus welchem Grund auch immer, auf engem Raum zusammenfinden, führt das bei manchen sensiblen Gemütern zu Engegefühlen und Panikattacken, bei den weitaus meisten Menschen aber doch zu Hochstimmung, die wiederum auf unsere Stammesgene zurückzuführen ist.

Es gibt einige Menschen, die zwar ständig auf Partys gehen, nie aber auf den Gedanken kommen würden, selbst eine zu veranstalten. Vielleicht sind sie so interessant oder attraktiv, dass sie es nicht nötig haben, selbst organisierend tätig zu werden, weil sie ständig gern gesehene Gäste sind. Dann gibt es den Typus, der keine Feier auslässt und in eine Sinnkrise gerät, wenn er zu einer angesagten Fete überhaupt nicht eingeladen wird.

Es gibt aber auch viele Menschen, die nicht eingeladen werden und zu Hause dann Sendungen wie „Der Bachelor" oder „Bauer sucht Frau" ansehen müssen. Die müssen aktiv werden, wenn sie aus der Isolation herauswollen.

TIPP:

- Wenn Sie zu den Menschen gehören, die das Gefühl haben, zu wenig auf solche Geselligkeiten eingeladen zu werden: Bleiben Sie nicht länger passiv! Organisieren Sie selbst eine Party! Das ist einfacher, als Sie denken. Laden Sie einige Arbeitskollegen ein, die Mietshausnachbarn oder die Eltern, die Sie regelmäßig im Kindergarten treffen, wenn Sie Ihre Tochter abholen.

Übrigens hier einige Ratschläge, wie man die langweiligste Party aller Zeiten organisiert:

- Laden Sie nur Pärchen in festen Beziehungen ein, sodass erst gar keine prickelnde Stimmung aufkommen kann.
- Bereiten Sie viel leckeres Essen vor, damit sich die Gäste so die Wampe vollschlagen, dass sie um zehn Uhr bereits müde auf der Couch hängen.
- Laden Sie nur Leute ein, die dafür bekannt sind, dass sie mit Hinweis auf den Babysitter bereits nach dem Dessert wieder nach Hause verschwinden.
- Mieten Sie einen Raum, der für hundertfünfzig Personen reicht, obwohl Sie nur neunzehn Gäste haben, sodass gar nicht erst die Gelegenheit entsteht, im Gedränge mit jemand zusammenzustoßen, den man schon immer mal kennenlernen wollte.
- Servieren Sie eine dünne Maibowle, von der man mindestens einen Liter trinken muss, um in Stimmung zu kommen.

Gänsehaut

Die junge Sängerin steht aufgeregt vor den Juroren einer Castingshow. Einige Klavierarpeggios perlen, dann beginnt sie zu singen. Kaum hat sie drei oder vier Töne gesungen, geht ein Raunen durch die Menge, viele Zuschauer stehen auf und klatschen spontan Beifall. Eine Jurorin versucht sich heimlich die Tränen wegzuwischen. Nur wenige Zeilen eines Liedes reichen, bis das Publikum erkannt hat, dass es hier eine ganz große Stimme zu hören bekommt. Gänsehaut!

Schöne Musik regt unser Spaßgehirn an.[37] Bei depressiven Menschen konnte man das Belohnungssystem stimulieren, indem man ihnen ihre Lieblingsmusik vorspielte.[38] Es konnte in wissenschaftlichen Untersuchungen auch gezeigt werden, dass die positiven Wirkungen von Musik durch das Medikament Naltrexon, das als Gegenspieler des Belohnungssystems eingesetzt werden kann, abgeschwächt werden – dies ist ein indirekter Beweis dafür, dass die positiven Effekte von Musik durch dieses System vermittelt werden.[39]

Man muss kein Adonis sein – allein durch die Kraft der Stimme kann dieses bewegende Gänsehaut-Gefühl ausgelöst werden, wie man bei dem britischen Sänger Paul Potts sah. Der Handyverkäufer, der nicht gerade mit einer Traumfigur gesegnet war, trat mit sanierungsbedürftigem Zahnstatus in einem schlecht sitzenden Anzug in Simon Cowells britischer Castingshow „Britain's Got Talent" auf. Kaum hatte er ein paar Noten der Puccini-Arie „Nessun dorma" gesungen, sprangen alle Zuschauer auf und applaudierten frenetisch, denn sie hatten sofort erkannt, dass der Opernamateur eine absolut große Stimme besaß – zwar nicht ausgebildet wie die großen Profitenöre, dafür aber mit dem umso größeren Gänsehautfaktor. Musik kann uns tief im Herzen bewegen.

Musik, die unsere innersten Gefühle trifft, wird nicht im intelligenten Teil unseres Gehirns verarbeitet, sondern spricht direkt das Belohnungssystem an. Viele Welthits basieren auf drei Akkorden und sieben verschiedenen Tönen und sie haben Texte, die nicht wirklich den Literaturnobelpreis verdienen. Und trotzdem rühren sie Millionen Menschen zu Tränen. Natürlich gibt es Menschen, die mit einer Bach-Fuge, die einmal quer durch sämtliche Tonarten geht, mehr anfangen können als mit „Ob-La-Di-Ob-La-Da" von den Beatles. Aber selbst der geniale Komponist Wolfgang Amadeus Mozart baute in seine Musik neben komplexen Tonabläufen gängige Ohrwürmer ein, die mehr das Herz als den Kopf ansprechen.

Wir verehren die Weltstars der Musik wie Götter, geben viel Geld aus, um sie live auf der Bühne zu sehen und verzeihen ihnen ihre Sex-Eskapaden, ihre Überheblichkeit, ihre Maßlosigkeit und ihre Drogenausschweifungen. Gerade weil die Großen des Showgeschäfts ihr Belohnungssystem hemmungslos stimulieren und gerne mal gegen alle moralischen Regeln verstoßen, lieben wir, das Publikum, sie so sehr: Stellvertretend für uns tun sie Dinge, die wir uns selbst nicht erlauben würden.

Fanatische Religionsführer haben erkannt, dass Musik die Menschen genauso vom strengen Glauben ablenken kann wie andere weltliche Genüsse, zum Beispiel Sex oder Essen. Daraus zogen sie die fragwürdige Konsequenz, Musik einfach zu verbieten. Interessanterweise war bei den Calvinisten, einer extrem anhedonistischen, genussfeindlichen

Glaubensgemeinschaft, Musik zwar erlaubt – aber keine mehrstimmige. Das zusätzliche Glücksgefühl, das man durch gemeinsamen Chorgesang erreichen konnte, war den spaßbefreiten Kirchenleuten zuwider. Die Taliban in Afghanistan hatten Musik komplett verboten. Nachdem die Glaubenskrieger 2001 vorübergehend aus weiten Teilen des Landes verjagt worden waren, war Musik das Erste, was die Menschen wieder einführten. Heute ist Singen dort wieder verboten, Musiker werden verhaftet und gefoltert. Auch in Saudi-Arabien wird Musik heute noch von einigen Imamen als „haram" (sündig) bezeichnet. Im Jahr 2017 gab es in Riad das erste Popkonzert in der Geschichte des Landes: Die libanesische Sängerin Hiba Tawaji trat unverschleiert vor einem ausschließlich weiblichen Publikum auf.

Musik wird besonders dann als schön empfunden, wenn sie das Herz in irgendeiner Form anspricht. Das kann in Form einer gefühlvollen Ballade geschehen, aber auch durch einen peitschenden, aggressiv lauten, schnellen Rhythmus, der unser Blut in Wallung bringt. Wenn Sie Ihre Stimmung mit Musik verbessern wollen, können am besten traurige Lieder helfen. Neun von zehn erfolgreichen Songs handeln von unglücklicher Liebe. Es gibt keine überzeugende psychologische Theorie, warum Molltonarten einen tröstenden Effekt auf die Seele ausüben. Selbst Menschen, die in einer stabilen Liebesbeziehung leben und sich bester psychischer Gesundheit erfreuen, ergötzen sich an den Suizidfantasien neurotischer Endzeitpoeten.

Ein wichtiger Effekt, durch den Musik schöne Gefühle auslösen kann, ist der Wiedererkennungswert. Es gibt nichts Schöneres, als einen Abend in Melodien zu schwelgen, die uns in einer schönen Zeit ständig begleitet haben, auch wenn diese schon Jahrzehnte zurückliegt. Lieder, bei denen man jedes einzelne Wort mitsingen kann, lösen bei uns magische Emotionen aus. Vielleicht wissen Sie noch, welcher Song gespielt wurde, als Sie Ihren Liebsten oder Ihre Liebste zum ersten Mal im Mondenschein geküsst haben?

TIPPS:

- Ein besonders positiver Aspekt ist auch das Gemeinschaftsgefühl, das entsteht, wenn man bei einem großen Konzert mit einem Meer von Fans die Lieder gemeinsam intoniert. Besuchen Sie doch mal wieder ein Konzert Ihrer Lieblingsband oder vielleicht sogar ein Festival.
- Suchen Sie sich im Internet eine Liste mit den „traurigsten Liedern der Welt“. Verbringen Sie einen Abend mit Songs aus längst vergangenen Zeiten, um sich in eine wunderbar wehmütige Stimmung zu bringen.
- Noch besser als Musik anhören ist Musik selbst machen. Wenn Sie in einem Orchester, in einem Quartett oder in einer kleinen Band gemeinsam musizieren, kombinieren Sie den Endorphin-Effekt der Musik mit dem gesteigerten Wohlgefühl durch gemeinsames Handeln und anerkennenden Applaus.

Salsa für die Seele

Paartanzen macht besonders glücklich, da durch die Bewegung Endorphine und gleichzeitig durch den Körperkontakt das Engtanzhormon Oxytocin ausgeschüttet werden. Jede Form des Tanzes hat etwas Erotisches (mit Ausnahme vielleicht von Squaredance). Bei einem Tanzabend dürfen sich unverheiratete Männer und Frauen offiziell näherkommen, ohne von gesellschaftlicher Ächtung bedroht zu werden. Die moderne Form des Tanzes erlaubt es sogar, dass man einfach auf den Dancefloor geht, ohne den vielleicht peinlichen Prozess des Aufforderns durchmachen zu müssen. Durch proaktives Antanzen kann man sich dem oder der Angebeteten im allgemeinen Gedränge problemlos nähern, ohne aufdringlich zu wirken. Bei manchen formellen Tanzarten werden dagegen nach einem bestimmten Schema immer wieder die Partner gewechselt – eine wunderbare Gelegenheit, mit einer schon lange begehrten Person Körperkontakt aufzunehmen, der in jeder anderen Situation gesellschaftlich nicht akzeptiert werden würde.

TIPPS:

- **Sagen Sie nicht Nein, wenn Ihre Freundinnen oder Freunde Sie in einen Club mitnehmen wollen.**
- **Melden Sie sich bei einer Tangotanzgruppe an.**
- **Buchen Sie eine Reise nach Kuba, die einen Salsakurs beinhaltet.**
- **Lassen Sie keine Ü-30-Party aus!**

Aufmerksamkeit ist die stabilste Währung

Wer schöpferische Leistungen erbringt, erhält Aufmerksamkeit durch andere. Unglaublich intensive Glücksgefühle durchströmen Sie, wenn Sie für einen gelungenen Auftritt frenetischen Applaus erhalten oder mehrere Hundert Menschen über Ihre Witze lachen. Anerkennung durch andere Menschen löst eine Endorphinausschüttung aus.[40] Mit anderen Worten: Applaus ist Koks für die Seele. Die meisten berühmten Künstler sagen, dass sie ihre glücklichsten Momente haben, wenn sie auf der Bühne stehen. Der Mensch ist ein soziales Wesen und freut sich über Anerkennung und Zustimmung wie über Gold und Geschmeide. Wenn man auf der Bühne steht und gleich von Hunderten oder Tausenden bejubelt wird, schießt ein elektrisierendes Gefühl durch den Körper.

Es ist kein Wunder, dass gerade Menschen, die ständig auf der Jagd nach Endorphinen sind – sei es, indem sie ständig ihre Sexpartner wechseln oder ihre Opiatrezeptoren durch Drogen und Alkohol stimulieren –, auch bei der Jagd nach Aufmerksamkeit besonders erfolgreich sind. Weil sie so wild nach Applaus lechzen, setzen sie ihre ganze Energie, alle ihre Emotionen und all ihr Können ein, um dem Publikum die beste Show zu liefern. Dies erklärt, warum das Zusammenspiel aus „Sex, Drugs and Rock 'n' Roll" auf so viele große Stars zutrifft.

TIPPS:

- *Albert Einstein hat einmal gesagt:* „Genie ist zehn Prozent Inspiration und neunzig Prozent Transpiration." Mit anderen Worten: Sie brauchen nicht unbedingt ererbtes Talent, um in den schönen Künsten Erfolg zu haben. Was Sie vor allem brauchen, ist Energie und Beharrlichkeit. Es gibt so viele Beispiele von Sängern wie Bob Dylan oder Tom Waits, die wahrscheinlich schlechter singen als die meisten Menschen zu Hause in der Badewanne, und trotzdem mit ihren Songs berühmt wurden. Vor allem solche Musiker werden mit Applaus belohnt, denen man ansieht, dass sie mit dem ganzen Herzen dabei sind.
- Besorgen Sie sich Ihr Endorphingold, in dem Sie als Musiker, Magier, Schauspieler, Komiker, Tänzer, Artist, Jongleur, Alphornbläser, Feuerspucker oder Conférencier auf der Bühne stehen.
- Es ist aber gar nicht notwendig, dass Sie dabei unbedingt ein Publikum haben. Wenn man etwas Künstlerisches erschaffen hat und damit zufrieden ist, tritt der Wohlfühleffekt bereits ein, wenn man selbst sein einziger Zuschauer ist.

Die Kleine-Häppchen-Methode

Jede Art von Erfolg hebt die Stimmung. Das kann ein erfolgreicher Geschäftsabschluss, die Erlangung einer gehobenen Position, ein Prädikatsexamen im Jurastudium, die Wahl zur beliebtesten Lehrerin der Schule oder eine Eins in Mathe sein. Wichtig ist, dass man ein Ziel hat, auf das man konsequent hinarbeitet. Natürlich muss man Misserfolge in Kauf nehmen. Aber auch hier gilt: Der Weg ist das Ziel. Auf der Straße zum Erfolg gibt es immer wieder Umwege, Stillstand oder Passagen auf der Überholspur. Nur aus dieser Mischung heraus kann ein Glücksgefühl entstehen. Bedenken Sie auch: Die Freude über einen Erfolg hält oft nicht so lange an, wie man sich das wünscht. Daher sollte man nach Erreichen eines Ergebnisses sofort über das nächste Ziel nachdenken, um den maximalen Glücksgewinn zu erwirtschaften.

Erfolge zu erzielen ist nicht immer so einfach. Wenn Sie das Gefühl haben, dass nichts mehr geht, dass alles, was Sie anfassen, misslingt, dass Sie viele Dinge angefangen haben, die Sie nicht zum Abschluss bringen können, weil Ihnen persönlich die Energie dazu fehlt oder es an anderen Menschen scheitert, die einfach nicht so wollen wie Sie, dann probieren Sie mal die „Kleine-Häppchen-Methode“. Nehmen Sie sich jeden Tag eine kleine Tätigkeit vor, bei der eine hohe Chance besteht, dass Sie sie erfolgreich abschließen können und für die Sie niemand anderen brauchen. Wenn Sie zum Beispiel endlich mal die Hecke schneiden (was Sie schon lange vorhatten), ist das ein Unterfangen, das mithilfe einer passenden Heckenschere in relativ kurzer Zeit zum Abschluss gebracht werden kann. Und dann haben Sie in den folgenden Tagen und Wochen immer wieder den Anblick der sauber geschnittenen Hecke vor sich. Gut, die Glücksgefühle hierüber halten sich möglicherweise in Grenzen, aber wenn Sie immer wieder solche „kleinen Häppchen" erledigen, können Sie erfolgreich den Gedanken loswerden, dass Ihnen nichts, aber auch gar nichts gelingt. Sie wollten schon immer mal ein Sauerteigbrot oder ein französisches Baguette backen? Tun Sie es einfach. Sie wollten im Keller eine Lampe mit Bewegungsmelder anbringen? Alle Schuhe auf einmal putzen? Ein Lied auf der Gitarre einstudieren? Den Spiegelschrank im Bad entrümpeln? Nehmen Sie sich nur Tätigkeiten vor, bei denen der Erfolg irgendwie garantiert ist. Und am besten solche, bei denen Sie noch ein paar Tage oder Wochen das Ergebnis Ihrer Tätigkeit bewundern können.

TIPP:

- **Gartenarbeit ist eine hervorragende Methode, ohne Risiko Erfolge zu erzielen. Nicht nur, dass man den Tag in der frischen Luft verbringt und alle Glieder des Körpers beim Hacken, Graben und Jäten einmal durchdekliniert. Mit wenig Einsatz können Sie die Natur dazu bringen, für Sie das maximale Ergebnis zu erzielen. Wenn die Rosen blühen, die Tomaten sich prächtig entwickeln, wenn eine Handvoll Himbeeren am Strauch hängt oder wenn Sie Zucchini und Paprika aus eigenem Anbau**

ernten können, bringen Sie sich glücksmäßig auf Vordermann. Selbst eine langweilige Tätigkeit wie Unkraut jäten führt zu einem Ergebnis, das Sie sich noch Wochen später gerne anschauen.

Vom Diener zum Herrn

Es gibt wohl kaum eine Gemeinschaft auf der Welt, die keine Führungspersönlichkeit an ihre Spitze gestellt hat. Ob sie nun Kanzlerin, Fürst, Königin, Häuptling, Chefin, Dorfältester, Kapitän, Papst, CEO oder Bezirksgruppenleiter genannt werden – in allen Bereichen unseres Lebens gibt es jemanden, der die anderen anleitet, und andere, die angeleitet werden. Manchmal werden diese Anführer durch freie Wahlen bestimmt, manchmal ernannt, manchmal erben sie das Amt von der Mutter oder dem Vater, und manchmal reißen sie die Macht durch einen Putsch an sich. Man mag darüber diskutieren, ob es wirklich notwendig ist, dass Menschen sich immer eine Leitfigur suchen. Vielleicht wäre ja das Leben in einer anarchistischen Staatsform, in der alle gleich sind und niemand anderen Befehle erteilen kann, freier, demokratischer und lebenswerter. Da sich aber zumindest in den letzten zehntausend Jahren, soweit man das überblicken kann, anarchiemäßig nicht so viel getan hat auf dieser Welt, müssen wir uns wohl damit abfinden, dass das Prinzip von Führen und Geführt-Werden auch die nächsten Millennien für unsere soziale Organisation gelten wird. Auch im Tierreich gibt es Herdenführer oder Leithammel, und jede Affenkolonie besitzt einen Oberaffen, der von allen respektiert wird.

Warum gaben junge Soldaten auf dem Schlachtfeld ihr Leben oder riskierten ihre Gesundheit für den König, der es ihnen nicht dankte, sondern lieber seine protzige Kutsche vergolden ließ, als seinen Veteranen einen anständigen Sold zu zahlen? Warum demonstrieren heute noch Hunderttausende für einen eitlen Diktator, der sein Volk hungern lässt? Warum spenden Angehörige einer Sekte ihr ganzes Geld, damit sich ihr Guru hundert Rolls-Royce-Edelschlitten leisten kann? Scheinbar hat es sich in der Evolution für einen Stamm als Vorteil erwiesen, wenn sich seine Angehörigen nach Häuptling und Indianern sortierten. In der Entwicklungsgeschichte gab es vielleicht einige Stämme, in denen niemand so recht das Sagen hatte und alle nach dem Motto „leben und leben lassen" antiautoritär und gleichberechtigt miteinander umgegangen sind. Vielleicht war das Leben in diesen Gemeinschaften recht stressfrei. Allerdings gab es dann Probleme, wenn dieser Stamm von anderen Kleinvölkern angegriffen wurde, die die Kriegführung so organisierten, wie heute Nationaltrainer beim Fußball ihre Mannschaften aufbauen – nämlich straff hierarchisch. Die hierarisch organisierten Völker überlebten, während die antiautoritär organisierten niedergemetzelt wurden.

In unseren Hirnen scheinen solche hierarchischen sozialen Organisationen einprogrammiert zu sein. Das erklärt, warum Menschen meistens großen Respekt vor Führungspersönlichkeiten haben. Sie verehren und bewundern ihre Clanchefs oder Fürsten, geben ihr Erspartes oder ihr Leben für sie, und fühlen sich gut dabei und würden nicht auf den Gedanken kommen, dass sie ausgebeutet werden.

Warum nimmt die ganze Nation Anteil, wenn eine junge Prinzessin schwanger ist? Wie viele Tränen fließen, wenn ein junger Thronfolger heiratet? Wie viele junge Mädchen träumen davon, den jungen Anwärter auf den Königsthron abzuschleppen? Auch wenn die heutigen Monarchien meist keine wichtigere Funktion haben, als dem Volk eine einzige riesige Seifenoper vorzuführen, die den Steuerzahler irrsinnige Summen kostet: Der irrationale Wunsch vieler Menschen, eine Königin im über und über bestickten Brokatkleid auf einem mit Gold und Diamanten verzierten Thron zu sehen, kann nur mit dem archaischen Bedürfnis nach einer Leitfigur erklärt werden.

Wie immer, wenn Menschen für irrationale Dinge unangemessene Summen ausgeben, muss man das Belohnungssystem im Verdacht haben. Offensichtlich rief die Illusion, der 2016 verstorbene thailändische König Bhumibol sei ein gottähnliches Wesen, der die Geschicke des Landes mit weiser Hand leitet, bei den Menschen Glücksgefühle hervor. Auf wunderbare Weise täuschte diese Illusion sie auch darüber hinweg, dass Thailand in Wahrheit in der Hand von korrupten Wirtschaftsbossen und Militärs war. Wenn der Anblick des Königs Gefühle wie Ekstase, Liebe und Verehrung hervorruft, hat das nicht viel mit vernünftigen Überlegungen zu tun, sondern mit der Chemie unseres Opiatsystems, das offenbar von der Natur so eingerichtet wurde, dass wir Menschen unsere Prinzen, Prälaten und Präsidenten lieben. In der Regel scheint das ein System zu sein, das auch dann offensichtlich funktioniert, wenn es Auswüchse gibt, wenn ein Diktator schamlos die Gefühle der Menschen ausnutzt und sein ganzes Volk in den Abgrund stürzt. „Nur die allerdümmsten Kälber wählen ihren Metzger selber“ – so charakterisierte ein anonymer Verfasser auf einem Wahlzettel 1874 in der Schweiz die fatale Neigung der Menschen, sich eine Führungspersönlichkeit zu suchen, die für sich nicht unbedingt als oberstes Ziel das Wohlergehen des Volkes auserkoren hat.

Lieber Häuptling als Indianer

Politiker werden in Filmen fast nie als Sympathieträger beschrieben. Meist sind sie narzisstische Lackaffen, denen es nicht um das Schicksal der Nation, sondern um ihr eigenes Vorwärtskommen geht. Sie sind korrupte Egoisten, die Wasser predigen und Wein trinken und stets braungebrannt und in feinstes italienisches Tuch gewandet aus der Oberklasselimousine steigen. Menschen, die nie in ihrem Leben wirklich gearbeitet haben, und jetzt den Rentnern ihr Erspartes wegnehmen und die Interessen der Wirtschaftsbosse brutal durchsetzen. Glaubt man dem Tenor der Stammtische, so ist ein Politiker jemand, der sich selten im Parlament blicken lässt und wenn doch, dort große Reden schwingt, die ein Ghostwriter geschrieben hat. Im Wesentlichen kassiert ein Politiker fürs Nichtstun fürstliche Abgeordnetendiäten.

Aber ist es wirklich so leicht, Politiker zu werden? Bevor man im Parlament landet, muss man sich erst mal mühsam hocharbeiten: Es fängt damit an, dass man auf dem Marktplatz Flugblätter verteilt, ein Grundsatzpapier zur Dorfumgehung verfasst, sich bei der Eröffnung des

Recyclinghofes zum Fototermin blicken lässt und Gulaschsuppe an die Bedürftigen verteilt – während andere, politisch Uninteressierte, am Wochenende im Baggersee planschen. Endlose Programmsitzungen mit den Parteigenossen, Händeschütteln mit den Vertretern der Wirtschaft oder der Gewerkschaften – um dann bei den Wahlen an ein paar Prozentpunkten zu scheitern. Selbst wenn man es bis ganz oben geschafft hat, muss man weiter unermüdlich an der Karriere basteln. Anstatt mit den Kindern am Wochenende Fußball zu spielen, muss man in Festzelten oder Dorfgemeinschaftshäusern vor spärlichem Publikum Wahlkampfreden halten. Man wird von mindestens der Hälfte der Bevölkerung nicht geliebt, sondern ständig kritisiert, diffamiert, diskreditiert, ausgepfiffen und offen verachtet.

Warum tun Menschen sich das an? Nun, es soll auch Politiker geben, die dies alles tun, um eine bestimmte höherwertige Idee durchzusetzen, sei es saubere Luft, höhere Einkommen für Niedrigverdiener, größere Steuergerechtigkeit oder energischere Bekämpfung der Kriminalität. Viele Politiker sind von dem Gedanken beseelt, sich für das Wohl des Volkes einzusetzen, für mehr soziale Gerechtigkeit, mehr Sicherheit oder mehr Gedankenfreiheit. Aber eine der Hauptmotivationsquellen für Politiker ist das Streben nach Anerkennung. Von möglichst vielen Menschen geliebt und bewundert zu werden, ist ihr Ziel. Auf der großen Bühne tosenden Applaus zu bekommen, verschafft ihnen die Glücksgefühle. Wenn man aber sieht, wie manche Politiker ihr Fähnlein nach dem Winde hängen, ihre Ideologie radikal ins Gegenteil verändern und sich, ohne mit der Wimper zu zucken, von ihren früheren Idealen trennen, wenn es die Umfragen nahelegen, drängt sich der Gedanke auf, dass sie ihre Energie vor allem für ihre narzisstische Befriedigung nutzen. Nichts ist besser für einen Politiker, wenn eine Krise das Land bedroht wie Krieg, Terror oder eine Virusepidemie. Er kann sich als Retter in der Not profilieren und wird wiedergewählt, obwohl die Landesbürger gerade unter seinen falschen Entscheidungen leiden. „Lass niemals eine gute Krise ungenutzt", sprach Winston Churchill.

Für einen gelungenen Auftritt auf dem Parteitag, für eine Einladung in die Talkshow oder für ein zweistelliges Wahlergebnis tun die Politiker alles Erdenkliche, da Aufmerksamkeit für sie die Währung ist, in der sie sich am liebsten bezahlen lassen. Die finanzielle Gratifikation steht dabei im Hintergrund. Natürlich ist für manche Politiker die Möglichkeit, durch Korruption reich zu werden, eine Option. In der Regel kommen aber die Abgeordnetendiäten gerade mal an das Gehalt eines durchschnittlichen Gynäkologen heran. Macht und Anerkennung sind wichtiger als Geld. Erfolg macht sexy, heißt es. Und so muss man feststellen, dass viele Politiker, die für ihren Habitus nicht gerade den Titel „Sexiest Man Alive" verdient hätten, unglaublichen Erfolg bei attraktiven, jungen und interessanten Frauen haben – dies gilt natürlich auch umgekehrt für bekannte Politikerinnen und junge, attraktive Männer.

Offensichtlich kann man sein persönliches Zufriedenheitsgefühl durch eine Machtposition stärken. Nicht nur Politiker, sondern auch Chefärztinnen, Firmenchefs, Redaktionsleiterinnen oder Schulleiter profitieren von den positiven Vibes, die die Nummer-Eins-Position mitbringt. Auch wenn solche Positionen in der Regel mehr Arbeit und Verantwortung bedeuten, wird dies durch eine eindeutig höhere Lebensfreude aufgewogen.

Wie können Sie die belohnende Wirkung einer Führungsposition für sich nutzen?

TIPPS:

- **Wenn es irgendwie geht, wechseln Sie vom Diener zum Herrn.**
- **Werden Sie Chefin einer Wohltätigkeitsorganisation, Landtagsabgeordneter oder Ortsstellenleiter einer kleinen Partei. Warum sollten Sie nicht auch mal versuchen, die Anerkennung, die Ihnen vielleicht bisher im Beruf oder im übrigen Leben versagt blieb, über eine politische Karriere zu bekommen?**
- **Vergessen Sie dabei aber nicht, dass Politik das Leben der Menschen verbessern und nicht dem Machtstreben eines Einzelnen dienen soll.**

Der Heureka-Effekt

Was liegt hinter dem Universum?

Stellen Sie sich vor, Sie haben ein sehr, sehr schnelles Raumschiff mit unendlich vollem Tank und fliegen immer in eine Richtung geradeaus weiter. Sie entfernen sich mit millionenfacher Lichtgeschwindigkeit aus unserer Galaxie, lassen Trilliarden von Gestirnen, Kometen, Monden, Sonnen, schwarzen Löchern, weißen Zwergen und blauen Riesen links liegen, bis Sie schließlich den letzten, aber auch wirklich letzten Planeten hinter sich gelassen haben, auch das letzte Schild „Letzte Tankstelle vor dem Ende des Universums". Und schließlich das „Restaurant am Ende des Universums". Was finden Sie dahinter? Einen absolut leeren Raum? Aber wie weit geht der? Geht der immer, immer weiter? Oder ist irgendwo Schluss? Und wenn ja, kommt da eine Mauer? Aus was ist die Mauer? Und was ist hinter der Mauer? Oder ist das Universum wie eine Kugel organisiert, dass man nach einem scheinbar endlos langen Weg wieder am Ausgangspunkt ankommt?

Vielleicht ist Ihnen jetzt schon beim Nachdenken schwindelig geworden. Oder es ist Ihnen ziemlich egal, was am Ende des Kosmos passiert. Oder Sie wollen unbedingt wissen, ob sich das Universum unendlich weit ausdehnt und wie das überhaupt möglich ist? Bisher ist keinem Astrophysiker eine Antwort auf diese Frage eingefallen. Vielleicht sind Sie ja derjenige, der dieses Gedankenspiel enträtselt?

Es gibt Menschen, die brennen darauf, Erklärungen für die Phänomene dieser Welt zu finden und arbeiten ihr Leben lang unermüdlich, um einer Auflösung näher zu kommen. Und sie empfinden höchstes Glück, wenn sie eines Tages ans Ziel gekommen sind. Archimedes (285–212 v. Chr.), der griechische Mathematiker und Physiker, bekam eines Tages den Auftrag, herauszufinden, ob die Krone des sizilianischen Königs Hieron II. wirklich aus purem Gold bestand oder ob dem Monarchen eine billige Legierung angedreht worden war. Um dies herauszufinden, musste Archimedes die Dichte des Materials aus Gewicht und Volumen errechnen. Das Gewicht konnte er leicht bestimmen, aber wie sollte er bei einem so kompliziert geformten Körper das Volumen messen? Lange zerbrach sich Archimedes über dieses Problem den Kopf. Als er aber eines Tages in seine Badewanne stieg, schwappte das Wasser über. Da kam ihm der Geistesblitz: „Ich brauche nur die Krone in einen randvollen Wassereimer zu tauchen, das überfließende Wasser aufzufangen und zu wiegen, dann habe ich das Gewicht des Wassers und somit auch das Volumen der Krone." Voll Freude über seine raffinierte Lösung soll er aus der Wanne gesprungen, nackt nach Hause gelaufen sein und dabei „Heureka!" („Ich hab's!") gerufen haben.

Wenn man ein kompliziertes Problem zunächst nicht verstanden und nach langem Suchen endlich eine Lösung gefunden hat, kann der wunderbare Einfall Gefühle der höchsten Befriedigung auslösen. Wir sprechen von „Erkenntnisgewinn". Wenn Sie Ihren Laptop nach zahllosen Versuchen endlich dazu gebracht haben, eine Verbindung mit dem WLAN aufzubauen oder wenn Sie nach mehreren missglückten Anläufen ein leckeres, selbst gebackenes Baguette aus dem Ofen geholt haben, macht sich ein Gefühl der Befriedigung bereit. Wenn Sie den Zweitaktmotor Ihres alten DDR-Mopeds „Schwalbe" komplett auseinandergenommen und wieder zusammengeschraubt haben und der Feuerstuhl nun endlich anspringt, dann wird Ihr Gehirn von Glücksgefühlen durchströmt. Die Hauptmotivation eines Wissenschaftlers ist das Verstehen komplexer Probleme, und dafür nehmen sie häufig jahrelange, mühsame Arbeit in Kauf. Das Wort „Wissensdurst" sagt schon aus, dass das Streben nach Erkenntnis fast einem Grundbedürfnis gleichkommt.

Wenn Menschen nicht schon immer nach Erfolgen und Durchbrüchen gestrebt hätten, würden wir heute noch mit Faustkeilen Höhlen graben und uns von Pilzen und Würmern ernähren. Die Suche nach einem Wissensvorsprung unterscheidet auch Menschen und Tiere. Nur wenige Tiere verwenden Werkzeuge. So benutzen Schimpansen Stöcke, die sie anspitzen, um in Astlöchern nach Beutetieren zu stochern. Krähen lassen Walnüsse auf eine Straße fallen, damit sie von darüberfahrenden Autos geknackt werden. Elefanten wurden beobachtet, wie sie große Steine auf einen elektrischen Zaun warfen, um den Strom zu unterbrechen. Das sind aber Ausnahmen; die meisten Tiere können keine Werkzeuge benutzen. Menschen dagegen wurden in ihrer Entwicklungsgeschichte immer dafür belohnt, wenn sie grundlegende Dinge erfunden haben, die ihnen das Leben erleichterten, wie den Faustkeil, das Rad, Pfeil und Bogen oder das Bratenthermometer.

Die Krone des Königs Hieron war übrigens nicht aus purem Gold, wie Archimedes herausfand.

TIPPS:

- **Versuchen Sie sich durch Lehrgänge, Sachbücher oder in der Volkshochschule neue Kenntnisse anzueignen. Wenn sich ein Puzzle plötzlich zu einem klaren Bild zusammenfügt und der Knoten des Nichtverstehens sich löst, werden Sie die größten Glücksmomente empfinden.**
- **Wenn Sie eine fremde Sprache wie zum Beispiel Griechisch lernen, ist es zunächst mühsam. Wenn Sie aber das nächste Mal in Griechenland sind, können Sie plötzlich Verkehrsschilder, Inschriften oder Speisekarten entziffern. Wenn der Wirt Dimitris dann die Meeresbarbe und einen gemischten Salat serviert und Sie ein holpriges**

„ευχαριστώ πολύ!" („Vielen Dank!") herausbringen, werden Sie ein noch breiteres Grinsen auf Dimitris' Gesicht zaubern.

- **Werden Sie Wissenschaftler. Hochschullehrer haben nach Statistiken die wenigsten Krankheitstage und die höchste Lebenszufriedenheit, obwohl sie meist nicht deutlich besser besoldet werden als Sportlehrer.**

Neugier

Das Wort „Neu-Gier" sagt schon alles: Menschen sind gierig auf Neuigkeiten. Man spricht auch davon, die Neugier zu „befriedigen". Besonders Kinder wollen immer alles genau wissen. Aber auch Erwachsene, die die allabendlichen Promisendungen im Fernsehen anschauen, um sich an deren menschlichen Schwächen zu ergötzen, die hinter dem Vorhang versteckt schauen, was ihr Nachbar treibt, die wissen wollen, von wem die Tochter des Kollegen schwanger ist, wann endlich die Scheidung des Sportlehrers durch ist und ob der Sohn des Pfarrers tatsächlich Drogen nimmt, geben sich ihrer Neugier hin. Wozu hat uns die Natur mit einem solchen Trieb ausgestattet? Eigentlich wird jedes Lebewesen erst mal mit einem gut funktionierenden Angstsystem geboren. Dieses Angstsystem warnt seinen Besitzer eigentlich ständig, dass man nicht vorwitzig sein sollte. „Neugierige Katzen sterben früh", sagt ein chinesisches Sprichwort. Aber Neugier kann auch überlebenswichtig sein. Eine Ratte, die nicht überall hochklettern würde, würde nicht genug Nahrung finden. Sie muss daher – gesteuert durch ihren Neugiertrieb – auf die Suche gehen. Dabei muss sie auch ihre Höhenangst überwinden und sich gelegentlich in gefährliche Situationen begeben. Der Neugiertrieb ist sozusagen ein Gegenspieler des Angstsystems. Das hat die Folge, dass Ratten – aber auch Kinder und Erwachsene – manchmal verunglücken, wenn sie sich auf unbekanntes Terrain begeben.

Es gibt sozial geächtete oder gefährliche Methoden, die eigene Neugier zu befriedigen, es gibt aber auch positive und erbauliche Strategien, mit denen man sich auf spannende Weise über den Neugiertrieb Glückshormone beschaffen kann.

Wenn man eine Rundreise durch Indien macht, kann man theoretisch Malaria, Gelbfieber, Amöbenruhr und andere Seuchen davontragen, aber man kann auch extrem außergewöhnliche, positive Erfahrungen machen, ein fantastisches Land und höchst interessante Mitreisende kennenlernen. Man muss sich nur trauen.

TIPPS:

- **Seien Sie neugierig! Eine verträgliche Art, den Neugiertrieb auszuleben, sind Reisen in ferne Länder. Je abenteuerlicher, desto besser. Schauen Sie, wie die Menschen in Shanghai essen, wie die Menschen im Amazonasgebiet Piranhas fischen, wie die Moschusochsen in Grönland über die Tundra wandern, schauen Sie den Muscheltauchern in Japan zu, besuchen Sie die Mönche in Laos oder die Gauchos in Argentinien.**

• Etwas günstiger, aber ebenfalls spektakulär: Erweitern Sie Ihren Horizont durch ungewöhnliche kulinarische Spezialitäten! Probieren Sie Seeigel, Tamarinde, Tonkabohnen, Seetang, Austernpilze, Miso-Suppe, Kaffir-Limetten, japanische eingelegte Pflaumen und das ganze Zeug, an das Sie sich bisher nicht herangetraut haben.

Prokrastination

Unser Glück wird immer wieder getrübt durch ein schlechtes Gewissen. „Ich habe meine Mutter schon lange nicht mehr angerufen; ich müsste mich mal endlich an meine Steuererklärung machen; ich war seit sechs Wochen nicht mehr im Fitnessstudio, obwohl der Mitgliedsbeitrag immer weiterläuft; ich muss endlich meine Hausarbeit beginnen, sonst schaffe ich es nicht in der vorgegebenen Zeit; der TÜV meines Autos ist abgelaufen …" Ständig werden wir durch Deadlines terrorisiert. „Prokrastination" ist ein hässliches neues Zauberwort – es bedeutet „Aufschieberitis". Ich mache einen wichtigen Anruf nicht, weil es noch zu früh am Morgen ist, weil es wieder zu spät am Abend ist, weil es kurz vor Weihnachten oder kurz nach Weihnachten ist oder weil ich nicht zu aufdringlich sein will oder weil ich schon lange hätte anrufen sollen und es mir jetzt immer peinlicher wird.

Manche Menschen scheitern komplett an den Anforderungen unserer bürokratischen Welt. Sie öffnen

Briefe mit Rechnungen nicht, stellen nicht rechtzeitig ihren Urlaubsantrag, vergessen, ihren Überstundenzettel auszufüllen und wollen sich nicht mit Freistellungsaufträgen oder Wohnungsgeldzuschüssen beschäftigen. Am Ende handeln sie sich jede Menge Probleme ein, und die Mühe, die es sie kostet, den Schlamassel wieder aufzulösen, steht in keinem Verhältnis zu der Zeit, die sie gebraucht hätten, um ein kleines Formular auszufüllen.

TIPPS:

- Wenn Sie viele Dinge unerledigt haben liegen lassen: Machen Sie sich zunächst eine Prioritätenliste. Ganz oben stehen die Dinge, die unbedingt vor einer Deadline erledigt werden müssen. Oder die, die zu einem erheblichen Problem werden, wenn man sie nicht fertig bekommt.
- Erklären Sie einen Tag im Monat zum „Tag der unerledigten Dinge". Nehmen Sie sich nichts anderes vor an diesem Tag. Die richtig harten, schon lange aufgeschobenen Probleme sollten Sie morgens lösen, weil da das Gehirn noch frisch ist.
- Für jedes erledigte Problem gibt es einen Haken auf der Liste. Nachdem Sie mehrere Dinge abgehakt haben, werden Sie merken, dass es gar nicht mehr so mühsam ist, wenn man erst mal in der Routine drin ist. Es kann sich sogar so entwickeln, dass Sie zum Häkchen-Jäger werden und begeistert immer mehr „Erledigt!"-Haken setzen wollen und können. Das Abarbeiten geht dann leichter von der Hand, und irgendwann sind Sie vielleicht enttäuscht, dass

es gar keine Probleme mehr zu erledigen gibt, weil Sie schon alles geschafft haben.

- Am Ende dieses Tages ist eine Belohnung fällig. Öffnen Sie einen teuren Rotwein, schnabulieren Sie eine mittlere Packung hochfeiner Pralinen komplett weg oder gönnen Sie sich ein Abendessen in Ihrem Lieblingsrestaurant „La Bretagne". Oder alles auf einmal. Sie werden sowas von zufrieden ins Bett gehen!

Knöllchen-Herbert

Der Landgerichtspräsident sitzt mit seiner Frau gemütlich beim Essen, als es klingelt. Ein Mann steht vor der Tür und brüllt: „Ihr Hund hat mir ins Bein gebissen! Sie zahlen mir sofort 500 Euro Schadensersatz!" Ohne ein Wort geht der Richter ins Haus, holt 500 Euro und gibt sie dem Mann. Nachdem dieser weggegangen ist, sagt die Frau des Richters: „Bist du verrückt? Wir haben doch gar keinen Hund!" – „Schon klar!", sagt der Richter, „aber man weiß nie, wie die Gerichte entscheiden …"

Ein Richter sagte mir einmal, ein Jurist würde in privaten Angelegenheiten nie klagen. Es sei immer billiger, in Rechtsstreitigkeiten auf das Rechthaben zu verzichten.

Dabei macht es so viel Spaß, Recht zu haben! Wenn Sie sich mit jemandem gestritten haben und der andere am Ende einräumen muss, dass er im Unrecht war, ist die Welt wieder in Ordnung. Menschen haben einen Gerechtigkeitssinn.

Ansprüche durchzusetzen, bereitet Vergnügen. Was ist das für eine Gaudi, einen Autofahrer, der vor Ihnen auf die linke Spur gewechselt ist, ohne in den Rückspiegel zu schauen, und Sie zum Abbremsen gezwungen hat, mit einem Feuerwerk aus Hupkonzerten und Scheinwerferblitzen zu belegen! Ist es nicht ein inneres Sektfrühstück, wenn Ihr Partner nicht glauben wollte, dass „Auspuff" auf Indonesisch „knalpot" heißt, und er deswegen eine Wette verloren hat? Ist es nicht höchst befriedigend, wenn der dreiste Nachbar gerichtlich gezwungen wird, seine entgegen der Bauordnung hochgezogene Mauer zu Ihrem Grundstück wieder einzureißen?

In vielen Situationen des Lebens ist es aber schlauer, nachzugeben. Zum Beispiel, wenn Sie mit dem Fahrrad unterwegs sind und Ihnen ein Bus die Vorfahrt zu nehmen droht. „Aber er hatte Vorfahrt!" steht dann auf Ihrem Grabstein. Das suchtartige Beharren auf dem eigenen Recht hat schon manchen in den Ruin oder gar in den Tod getrieben. Die Steigerung der Rechthaberei findet man bei sogenannten querulatorischen Persönlichkeiten. Wegen vermeintlichen Unrechts verklagen sie jedermann, verfassen unzählige Schriftstücke, eignen sich in unermüdlicher Nachtarbeit juristische Kenntnisse an, stecken ihr ganzes Geld in Gerichtsverfahren und nehmen in Kauf, sich am Ende lächerlich zu machen. Sie klagen sich von Instanz zu Instanz und machen selbst vor dem Bundesgerichtshof nicht halt. Niemals kommt ihnen auch nur ansatzweise der Gedanke, dass sie im Unrecht sind.

„Knöllchen-Herbert" ist ein stadtbekannter Frührentner aus Bielefeld, dessen Hobby es ist, falsch geparkte Autos zu fotografieren und die Besitzer anzuzeigen. Auch Anklagen wegen Amtsanmaßung können ihn nicht stoppen. Er hat schon das gesamte Erbe seiner Mutter in Gerichtsverfahren gesteckt. Sein Verhalten hat eindeutig suchtartigen Charakter. Es ist ihm egal, wenn er in der ganzen Stadt unbeliebt ist. Werden Sie nicht wie Knöllchen-Herbert!

Auch in einem Ehestreit kann die Rechthaberei eine Eigendynamik annehmen. Menschen, die einmal das Bett geteilt und sich geliebt haben, verwenden dann jede freie Minute, um den verhassten Ex-Partner um den letzten Heller zu bringen. In jedem Scheidungskrieg gibt es aber immer nur einen Gewinner, den Rechtsanwalt.

Jeder Mensch hat das Gefühl, dass das Leben gerecht sein müsste. Daher erfüllt es uns mit Befriedigung, wenn wir hören, dass ein lange bestehender Unrechtstatbestand nun endlich aufgelöst wurde. Auch hier haben wir einen Widerstreit von Gehirnsystemen: Das Vernunftgehirn hat schon längst klein beigegeben und sagt sich „Der Klügere gibt nach!“ Aber ein anderer Chip in unserem Gehirn, der dafür sorgt, dass wir für Rechthaberei mit guten Gefühlen belohnt werden, hält dagegen: „Das würde ja zur Weltherrschaft der Vollpfosten führen!“

TIPPS:

- **Falls Sie mal ein juristisches Problem haben, bei dem es nur um ein paar Hundert Euro geht, überlegen Sie sich, ob es Ihnen wirklich nur daran gelegen ist, Ihr rechtmäßiges Geld einzufordern, oder ob im Vordergrund der unbändige Drang nach Rechthaberei Ihr Handeln bestimmt.**
- **Sie können aber die positiven Gefühle auch ausnutzen, die durch Rechthaben freigesetzt werden.**

Setzen Sie sich mit guten Freunden zusammen, von denen Sie wissen, dass sie den ersten Dan in Besserwisserei erworben haben und leidenschaftlich für eine Sache argumentieren können. Jedenfalls nicht mit Leuten, denen intellektuelle Diskussionen zu anstrengend sind oder die gleich klein beigeben! Natürlich sollten alle Gesprächsteilnehmer im Debattierclub die Contenance bewahren und sich aller persönlichen Angriffe enthalten. Wählen Sie ein Thema, das derzeit die Gemüter erregt, die Gesellschaft spaltet oder an die Grenzen der Vorstellungskraft geht, wie zum Beispiel die Frage, was sich hinter dem Universum befindet.

Lachen macht glücklich

Selbst die Schrecken der Nazizeit konnten die Menschen besser ertragen, wenn sie sich darüber lustig machten. Kabarettisten wie Werner Finck, Kurt Tucholsky oder Max Ehrlich setzten ihre Freiheit und ihr Leben aufs Spiel, um den Andersdenkenden und Verfolgten das Leben leichter zu machen. Selbst in den Konzentrationslagern gab es noch Kabarettaufführungen, sogar geduldet von den KZ-Aufsehern.[41] Man kann sogar Menschen, die am Tiefpunkt ihres Lebens angelangt sind und die z. B. eine unheilbare Krankheit haben, mit Humor aufheitern. Wenn man aus vollem Herzen lacht, wenn einem die Tränen in die Augen schießen und man sich den Bauch halten muss, erlebt das der ganze Körper mit. Finnische Forscher konnten zeigen, dass Lachen glücklich macht. Versuchspersonen, die sich zusammen mit anderen lustige Comedy-Videoclips ansahen, zeigten eine Endorphinausschüttung im Gehirn.[42]

Wenn Sie mit jemandem im Streit liegen, können Sie den Gegner anschreien – oder aber still klein beigeben. Die dritte und beste Möglichkeit ist aber, den Konflikt mit einem Scherz aufzulösen.

TIPPS:

- **Lachen macht mehr Spaß, wenn man es mit anderen zusammen macht.**
- **Gehen Sie ins Kabarett, treffen Sie sich zu einem Witzeabend oder hecken Sie mit Arbeitskollegen einen richtig guten Aprilscherz aus.**
- **Am besten noch, Sie tun sich mit gleichgesinnten Freunden des Humors zusammen und gründen eine Comedytruppe, einen Satireblog im Internet oder betätigen sich als Kinderclown im Krankenhaus.**
- **Wenn Frauen gefragt werden, wie ihr Wunschmann sein sollte, wird häufig „humorvoll" an erster Stelle genannt. Umgekehrt gilt das natürlich auch.**

Hygge

Merksatz:
In einem ruhigen Teich spiegelt sich das Licht der Sterne.

Wenn Sie nach einem langen Arbeitstag nach Hause kommen und die drückenden hochhackigen Pumps oder die engen italienischen Businesstreter abstreifen, macht sich ein wohliges Gefühl der Zufriedenheit bemerkbar. Auch wenn Sie sich in ein warmes Daunenbett kuscheln und alle viere von sich strecken, können Sie ein beachtliches Wohlgefühl empfinden. Was ist schöner, als sich nach einer langen, bergigen Fahrradtour zu duschen und sich dann mit einem kühlen Radler in den Alcantarasessel zu fläzen?

In Dänemark meint man mit dem Wort „Hygge" etwas mehr als nur Gemütlichkeit. Hygge kann auch heißen, mit Freunden im Garten beim Biertrinken zu sitzen, im Winter am Kaminfeuer die Beine hochzulegen oder bei Kerzenschein ein Skreifilet mit Kartoffelpüree und Champagnerschaum zu genießen. Es kann auch heißen, dass man einfach nur bei untergehender Sonne auf das Wattenmeer hinausschaut, ohne ein Wort zu reden.

Ruhe ist eine basale Funktion des Körpers. Wäre es nicht so, dass wir uns nach einem langen Arbeitstag nach Ruhe sehnen, weil dann die entsprechende Befriedigung eintritt, würden Menschen bis zur Erschöpfung arbeiten und gesundheitliche Schäden davontragen. Deswegen belohnt uns der Körper mit einem wohligen Gefühl, wenn wir ihm nach einer Anstrengung eine Auszeit gönnen.

So sah der Chinese Laotse im sechsten Jahrhundert v. Chr. das wahre Glück in der Untätigkeit. Wenn der Mensch aufhöre, so Laotse, dem Glück oder anderen Zielen hinterherzulaufen, dann sei er wirklich glücklich.

In einem ruhigen Teich spiegelt sich das Licht der Sterne. Das soll heißen: Nur im entspannten Zustand können wir Dinge wahrnehmen, die unserer Aufmerksamkeit entgehen, wenn wir uns durch die Banalitäten des Alltags ablenken lassen.

Lebe bewusst! Das ist ein Lieblingsspruch von Lebensratgebern. Mit anderen Worten: Zu den vielen Zwängen, mit denen man sich im Alltagsleben plagen muss, soll noch ein weiterer Zwang hinzukommen, nämlich darüber nachdenken zu müssen, ob das alles einen Sinn macht. Das ist so ähnlich wie der Ratschlag „Atme bewusst!“. Unser Atemzentrum ist so strukturiert, dass es für eine regelmäßige Atmung sorgt, ohne dass wir darüber nachdenken müssen. Selbst wenn wir bewusstlos im wahrsten Sinne des Wortes sind, funktioniert dieses Zentrum weiter. Natürlich kann man willentlich die Luft anhalten oder hyperventilieren, aber im Normalfall muss man sich über das Atmen keine Gedanken machen. Diese natürliche Funktion zu stören, wird Ihnen keinerlei Vorteile verschaffen.

Achtsamkeit ist ein neues Zauberwort. Die Befürworter dieses Begriffs gehen wohl davon aus, dass die meisten Menschen unachtsam sind. Damit ist nicht gemeint, dass sie die Vorfahrt missachten oder beim Essen einer Tomatensuppe kleckern, sondern dass sie zu wenig auf ihre inneren Gefühle achten. Jetzt gibt es sicherlich einerseits Menschen, die in den Tag hineinleben, ohne auf ihre Empfindungen zu achten, während andere sich zu sehr von ihren Emotionen leiten lassen und sich wünschen würden, ab und zu auch mal Vernunftentscheidungen treffen zu können. Welcher von diesen Typen das glücklichere Leben führt, sei dahingestellt. Für viele Menschen würde aber das ohnehin schon schwierige Leben noch anstrengender werden, wenn sie jede Entscheidung noch einmal einer zwanghaften „Gefühlskontrolle" unterziehen würden. Mit anderen Worten: Wenn zu den vielen Dingen, auf die Sie achten müssen, auch noch die Prüfung Ihres Achtsamkeitspegels hinzukommt, wird Ihr Leben dadurch nicht unbedingt einfacher.

Das Gleiche gilt auch für das Nachdenken über den Sinn des Lebens. „Existierst du noch oder lebst du schon?" wird sich so mancher fragen. Vernunftgeleitet existieren wir nur, aber durch Leidenschaften leben wir.

Merksatz:
Lebe unbewusst!

TIPPS:

- Warum versuchen Sie es nicht mal mit dem Ratschlag: „Lebe unbewusst!" – Das soll heißen, dass Sie ab und zu auch mal in den Tag hineinleben, also sinnlose Tätigkeiten ausüben, die Spaß machen, oder einfach mal gar nichts tun.
- Wenn Sie so viel arbeiten, dass Sie abends sofort komatös einschlafen, verpassen Sie das schöne Gefühl, abends noch im Kuschelbett ein Gespräch mit dem Partner zu führen oder ein spannendes Buch zu lesen. Ihr Körper hat ein Anrecht darauf, dass Sie die Entspannung bei Bewusstsein genießen und nicht verpennen.
- Wenn Sie in den Urlaub fahren, packen Sie nicht Ihren Terminkalender genauso voll wie zu Hause, indem Sie Tennis-, Tauch- und Tangokurse buchen. Geben Sie sich ausreichend Zeit, faul im Bett zu liegen, an der Strandpromenade zu sitzen und das Treiben zu beobachten, vom Berggipfel in die Landschaft zu schauen oder auf einer Waldwiese in die Sonne zu blinzeln.

Entrümpeln Sie Ihr Leben!

Ich will an einem Strand in Griechenland joggen gehen. Ich ziehe meine Alltagsklamotten aus und suche die Sporthose, das Jogginghemd, die

Laufsocken und die Laufschuhe. Jetzt noch die Sonnenbrille. Sonnenschutzcreme nicht vergessen. Bei der Hitze kann man eine Kappe gebrauchen. Und, ach ja, mein Aktivitäten-Armband. Das muss erst noch programmiert werden. Kopfhörer aus dem Gepäck herausfummeln, Kabel entwirren, Musik einstellen. Das Armband sucht nach einem GPS-Sender, daher muss ich noch warten, sonst würde ja mein Lauf nicht aufgezeichnet werden. Derweil kann ich ja schon Stretching-Übungen machen.

Jetzt habe ich schon zwanzig Minuten verplempert, bevor ich überhaupt losgelaufen bin, weil ich neun Items zusammensuchen muss, um so etwas Banales zu unternehmen wie einen Dauerlauf. Und nach dem Joggen muss ich ja wieder alles rückabwickeln.

Das geht doch einfacher, denke ich mir. Übrig bleibt also nur noch ein einziger Gegenstand – die Badehose. Ich kann sehr gut barfuß am Strand entlanglaufen, was sich viel besser anfühlt als in schwitzigen Turnschuhen, und zwischendurch meine heißen Füße im spritzenden Wasser abkühlen. Ich habe mein Leben vereinfacht, wenn auch nur in einem kleinen Teilbereich. Auf die Badehose will ich dann allerdings doch nicht verzichten.

Dieses Prinzip sollten Sie überall in Ihrem Leben anwenden. Überlegen Sie an jeder Stelle, welche überflüssigen Gegenstände oder Tätigkeiten Sie weglassen können. Suchen Sie nach Möglichkeiten, wie Sie Ihre Organisation verschlanken und Ihr Leben entrümpeln können.

TIPPS:

- **Werfen Sie zum Beispiel alle Kunden-, Club- und Bonuskarten für Baumärkte, Supermärkte, Hotels,**

Sportgeschäfte in den Plastikmüll! Sie lohnen nicht den Aufwand!

- **Kündigen Sie alle Zeitschriftenabonnements, Sie finden alle Informationen ohnehin im Internet.**
- **Entsorgen Sie alle Bedienungsanleitungen für den Radiowecker, den Rasentrimmer oder die Mikrowelle, denn falls Sie sie wirklich mal brauchen, können Sie sie im Netz finden.**

Der schwarze Gürtel im Aufräumen

Gehören Sie auch zu den Menschen, die nicht gerade den schwarzen Gürtel im Aufräumen haben? Sind Sie genervt, dass Sie immer wieder nach Sachen suchen müssen und kein Platz im Kleiderschrank ist? Versuchen Sie, Ihr Leben zu entrümpeln! Es lebt sich leichter. Bedenken Sie, dass jeder Gegenstand, den Sie nicht mehr benutzen, aber noch nicht weggeschmissen haben, Ihren täglichen Arbeitsaufwand in irgendeiner Form zumindest minimal erhöht – sei es, dass Sie ihn von A nach B räumen müssen, weil er im Wege ist oder gerade auf einem anderen Gegenstand liegt, den Sie öfters mal benutzen. Vielleicht müssen sie ihn auch mit einer Plastikfolie abdecken, damit er nicht verstaubt. Manchmal will man Dinge ungern wegwerfen, weil man viel Geld für sie ausgegeben hat und der Meinung ist, dass sie sich erst einmal amortisieren müssen. Wozu es meist nicht kommt, da man meist etwas Besseres zu tun hat als Gegenstände zu verwenden, die man eigentlich gar nicht braucht.

TIPPS:

- Gehen Sie an Ihren Kleiderschrank und reißen Sie alles heraus. Nun fangen Sie an, Ihre Klamotten auf zwei Haufen zu legen. Haufen 1: Alles, was Sie im letzten Jahr mindestens einmal angehabt haben. Haufen 2: der Rest. Bringen Sie Haufen 2 zur Altkleidersammlung, auch wenn er ungefähr zehnmal so groß ist wie Haufen 1. Die Chance, dass Sie diese Sachen noch mal anziehen, ist extrem gering, weil Sie ja inzwischen viele andere Kleidungsstücke gekauft haben, die Sie stattdessen viel lieber anziehen. Ausnahme: Wenn dieses Kleidungsstück einmal eine ganz besonders emotionale Bedeutung für Sie hatte!
- Kippen Sie Ihre Handtasche auf den Tisch und sortieren Sie die Dinge aus, die sie fast nie gebraucht haben (als Mann verstehe ich sowieso nicht, warum man mehrere Handtaschen braucht, die dann jeweils ähnliche, aber nicht völlig identische Sortimente enthalten, aber ich halte mich da raus ...).
- Vor allem Männer sammeln gerne Elektronikschrott im Keller. Tragen Sie alte Druckerkabel, Scart-Anschlüsse und Bildschirme mit schlechter Auflösung zur Elektronikschrott-Annahme.
- Versuchen Sie, für jede Sorte von Gegenständen einen angestammten Platz zu finden. So gehört der Autoschlüssel nicht in die Schublade mit alten Liebesbriefen, das Parfüm in das Badezimmer und

nicht auf den Fernseher, Werkzeug in den Keller und nicht in den Schrank mit Lebensmitteln.

- Sie haben sechzehn Quadratmeter Bücher in Regalen? Wer liest noch Bücher? Die meisten Bücher würden weniger als fünfzig Cent bringen, wenn Sie sie auf dem Flohmarkt verkaufen. Stellen Sie einen Karton mit Büchern auf die Straße und Sie werden die Erfahrung machen, dass niemand Interesse hat, diese Bücher mitzunehmen, selbst wenn sie geschenkt sind. Eine Ausnahme: Behalten Sie das Buch, dass Sie gerade in der Hand halten.
- Sie haben sicher einen Schrank mit sechzig Kochbüchern. Werfen Sie alle weg, die Sie im letzten Jahr nicht gebraucht haben, weil Sie ohnehin jedes Rezept im Internet nachgelesen haben.

Papierkram

Schreibtische mit ungeordneten Papierstapeln tragen nicht unerheblich zu unserem Missmut und schlechten Gewissen bei. Gelegentlich betrachten Sie mit Sorge den Wust von unerledigter Korrespondenz, trauen sich aber nicht, das Problem anzugehen.

TIPP:

- Sie haben einen Schreibtisch voller Papiere und wissen nicht mehr, wo was liegt? Besorgen Sie sich Klarsichttaschen. Legen Sie alle Papiere auf einen großen Stapel. Nun machen Sie drei Haufen:

Haufen 1: SOFORT! Hier legen Sie alles ab, was sofort erledigt werden muss. Alle Papiere, die zu einem Vorgang gehören (wie zum Beispiel „Hausratversicherung"), stecken Sie zusammen in eine Klarsichttasche.

Haufen 2: KEINE EILE! Hier legen Sie alles ab, was noch ein paar Wochen Zeit hat.

Haufen 3: MÜLL. Hier kommt alles hinein, was sich inzwischen erledigt hat. Meistens ist dieser Stapel der größte.

Sie werden sehen: Erleichterung macht sich breit, da Sie feststellen, dass es gar nicht so viele Dinge gibt, die Sie unverzüglich in Angriff nehmen müssen. Und wenn Sie jetzt noch zwei, drei dieser dringlichen Probleme gleich im Anschluss durch das Schreiben von ein paar Mails erledigen können, endet diese Aktion vielleicht mit einem tiefen Gefühl der Befriedigung. Stapel 2 kann bis morgen warten.

Computer vereinfachen unser Leben

Was für eine Illusion! Datenschutzbestimmungen, Privatsphäre, zwölf Sorten von Cookies, Passwortklau, zweistufiges Identitätsverfahren – das sind die modernen Foltermethoden, die das Internet für uns parat hält.

Ein typisches Beispiel dafür ist eine Flugbuchung, die früher im Reisebüro von Frau Schröder durchgeführt wurde und die man heute „bequem" im Internet durchführen kann. Finden Sie zum Beispiel einen preiswerten Flug von Hannover nach Paris, der nur 39 Euro kosten soll, müssen Sie anklicken, ob Sie einen Platz mit mehr Beinfreiheit, eine zusätzliche Reiseversicherung für Stornierungen, eine Urlaubsunfallversicherung, ein Mietauto vor Ort, eine Currywurst und einen Tomatensaft an Bord und eine Kosmetikberatung durch die Flugbegleiterin haben wollen. Und ob Sie eine Spezialversicherung gegen eine falsche Kosmetikberatung abschließen möchten. Mit all diesen Sonderwünschen ist der Preis auf 850 Euro angestiegen. Während man noch überlegt, ob man zusätzlich eine Spende für die Ameisenbären in Togo, die deutlich gefährdet sind, abschließt, erscheint eine blinkende Warnung in Rot, dass inzwischen die Zahl der freien Plätze von sechs auf vier abgesunken ist. Sie geraten in Panik! Nun stellt sich heraus, dass der Preis von 850 Euro nur für Personen gilt, die eine Kreditkarte des Suchdienstes „Vielflieger.de" haben (diese Angabe war die ganze Zeit verdeckt durch eine Reklame für ein Medikament gegen Obstipation). Für alle anderen Zahlungsmittel gilt ein Preis von 1049 Euro. Weil Sie nun zu viel Zeit mit Überlegen verplempert haben, sind Sie wieder aus dem System ausgeloggt worden. Sie müssen wieder Ihr Passwort eingeben und beweisen, dass Sie kein Roboter sind, indem Sie aus vielen bunten Bildchen diejenigen auswählen, die kein Säugetier aus der Klasse der Beutelsäuger zeigen. Inzwischen ist allerdings die Zahl der freien Plätze auf zwei abgesunken, sodass man nur noch die Möglichkeit hat, den inzwischen gestiegenen Tarif von 1199 Euro zu akzeptieren. Beschließt man nun nach gefühlt fünf Stunden vergeblicher Versuche, auf die Buchung zu verzichten und stattdessen mit der Bahn zu fahren, bekommt man eine E-Mail von einer Frau Susanne Buchholz, warum man denn die Flugbuchung abgebrochen hat und ob Frau Buchholz vielleicht bei der Fortsetzung der Buchung behilflich sein könnte. Frau Buchholz muss ein dickes Fell haben, wenn sie Antworten auf diese Mail erhält.

Das Problem liegt in der vermeintlichen Einfachheit: Wir könnten uns das Leben durch das Internet erleichtern, wenn es nicht immer wieder Menschen gäbe, die seine Schwachstellen nutzen, um uns abzuzocken. Deshalb braucht es den ganzen Firlefanz aus Sicherheitsmaßnahmen, und prompt ist das intuitive Internet ein richtiger Zeitfresser.

TIPPS:

- Auch wenn es ein bisschen mehr kostet: Gehen Sie in ein kleines Reisebüro in der Stadt, um Ihre Reise bei der freundlichen Mitarbeiterin zu buchen. Sie zahlen zwar mehr, sparen aber Ihre Nerven.
- Versuchen Sie, die Zahl elektronischer Geräte, die Ihr Leben eigentlich erleichtern sollen, möglichst klein zu halten. Wozu brauchen Sie eine Uhr, die sich mit dem Mobiltelefon verbindet? Wozu brauchen Sie ein Tablet, wenn Sie schon einen Laptop, einen PC und ein Smartphone haben? Das Leben ist zu kurz, um sich mit den erforderlichen Bedienungsanleitungen, Software-Aktualisierungen, Treiber-Updates und Garantiebestimmungen herumzuschlagen.

KAPITEL 2

Wie kann ich mein Belohnungssystem austricksen?

Alle bisherigen Ratschläge basierten auf real existierenden Möglichkeiten, das eigene Wohlgefühl zu steigern. Was aber, wenn Sie keinen Sport treiben können, nicht tanzen, kein Instrument spielen, keinen Partner haben, keine Lust auf Politik oder Machtausübung verspüren und mit dem Essen etwas zurückhaltend sein müssen?

Dann sollten Sie versuchen, Ihrem Belohnungssystem ein Schnippchen zu schlagen. Das ist gar nicht so schwer, denn: Das Belohnungssystem hat einen IQ von Schweinskopfsülze. Das heißt, man kann es leicht übers Ohr hauen.

Einer der Haupttricks, um persönliches Wohlbefinden zu erreichen, besteht darin, sein eigenes Spaßgehirn zu täuschen. Dafür gibt es zahlreiche Möglichkeiten. Ein Beispiel: Zwei der häufigsten Dinge, die viele Männer im Internet machen, sind Games spielen und unbekleidete Frauen anschauen. So besorgen sie sich ihre Glücksgefühle virtuell. Denn das Belohnungssystem ist sehr einfach gestrickt. Genau wie sich das Angstsystem durch den Anblick einer Spinne in Panik versetzen lässt, obwohl die Spinne nur über eine Leinwand flimmert, so lässt sich auch das Belohnungssystem durch Sexbilder täuschen. Natürlich ist es viel schöner, mit einer geliebten Frau, die diese Zuneigung auch erwidert, auf einer grünen Wiese in den Bergen ein geniales Liebesspiel zu haben. Wer aber, aus welchen Gründen auch immer, keinen Partner hat, kann sein Belohnungssystem auch durch virtuelle Realität stimulieren. Dabei hat sich seit der Venus von Milo einiges getan. Und eines Tages werden sich die Nutzer nicht mehr mit Hologrammen begnügen, sondern auch haptische Erlebnisse beim virtuellen Sex haben.

Hinter dem Pornogeschäft steckt eine riesige Industrie, in der zahllose Frauen und Männer, aber leider auch Kinder, ausgebeutet werden. Hier wird einfach die Tatsache ausgenutzt, dass das Belohnungssystem nicht gut zwischen Realität und Illusion unterscheiden kann. Unser Streben sollte sein, dass wir unsere sexuellen Bedürfnisse auf die traditionelle Art, in einer einvernehmlichen Liebesbeziehung unter Gleichberechtigten, ausleben und dabei echten Sex haben.

Merksatz:
Das Belohnungssystem hat den IQ von Schweinskopfsülze, du kannst es leicht täuschen!

Auch wenn wir uns im Fernsehen eine Liebesromanze anschauen, können echte Tränen im Wohnzimmer fließen. Die meisten Menschen verbringen mehr Zeit mit virtuellen Gefühlssimulationen wie Seifenopern, Schmonzetten und romantischen Bollywood-Streifen als mit echten Gefühlen. Wenn sich zwei sehr schöne Menschen im Fernsehen küssen, bildet sich unser Belohnungssystem ein, dass wir einer der beiden sind.

Wenn Sie alle Endorphinmethoden auf einmal virtuell auf sich wirken lassen wollen, gehen Sie in einen James-Bond-Film. Commander Bond setzt für Sie visuell eine Unsumme im Casino … und gewinnt! Die schönsten Frauen fackeln nicht lange, sondern gehen mit James sofort aufs Hotelzimmer. Alkohol bekommt er reichlich angeboten – wobei es eigentlich egal ist, ob geschüttelt oder gerührt. Bond darf mit Traumautos halsbrecherische Rennen fahren. Er begibt sich ständig in gefährliche Situationen und überlebt Flugzeugabstürze, einstürzende Waffenfabriken, explodierende Schnellboote, Maschinengewehrsalven, Schneelawinen und Atompilze. Und er darf für Sie stellvertretend unangenehme Zeitgenossen liquidieren, die es nicht anders verdient haben.

Wie Sie sehen, gibt es viele Beispiele, wie Sie sich virtuelle Wohlgefühle bereiten können.

Wellness

Am schönsten ist es natürlich, wenn man einen liebenden Partner hat, der einen im warmen Kuschelbett streichelt und massiert. Was aber machen all die Menschen, die keinen Lebensgefährten haben oder aber einen, der lieber mit dem Kölsch vor dem Fernseher sitzt oder von dem sie am liebsten gar nicht angefasst werden möchten?

TIPP:

• Mit Wellnessangeboten können Sie Ihr Belohnungssystem anregen. Jede Art von Wellness stimuliert das endogene Opiatsystem (EOS), dazu gehören Massagen, warme Bäder, Einreibungen mit Duftölen und Schwitzen im Hammam. In der Sauna werden Endorphine ausgeschüttet, besonders dann, wenn Sie bis kurz vor dem Pupillenstillstand bei hundertzwanzig Grad in der Schwitzkammer sitzen bleiben. Kurz vor dem Kreislaufkollaps denkt das Gehirn, dass man in Gefahr ist – und mobilisiert Endorphine. Aber auch das sogenannte „Kuschelhormon" Oxytocin wird bei angenehmem Hautkontakt oder Wärmegefühlen in der Wellnessoase freigesetzt. Wenn wir in einen optimal temperierten Whirlpool sinken, wenn Fichtennadel- oder Rosenduft unsere Nase umschmeichelt oder wenn wir uns nach einer gefühlvollen Massage in einen vorgewärmten Bademantel einwickeln, sorgt Oxytocin für positive Gefühle.

Zugegeben, das ist kein vollwertiger Ersatz für ein gefühlvolles Liebesgetändel, aber besser virtuell gekuschelt als gar nicht.

Brot und Spiele

Wenn Sie einmal wirklich glückliche Menschen beobachten wollen, sollten Sie sich spielende Kinder in einer Hüpfburg anschauen. Sie können gar nicht aufhören, vor Freude zu glucksen und zu lachen. Menschen haben einen Spieltrieb. Der ist auch nicht nur auf Kinder beschränkt. Unzählige erwachsene Menschen verbringen große Teile ihrer Freizeit mit Spielen. Der einzige Unterschied zwischen Kindern und Erwachsenen besteht darin, dass Erwachsene oft Spiele bevorzugen, bei denen man Geld gewinnen kann.

Bereits in der römischen Republik wussten die Imperatoren, dass sie ihren Wählern nicht nur ausreichend Nahrungsmittel zur Verfügung stellen, sondern sie auch mit Gladiatorenkämpfen oder Wagenrennen belustigen mussten, nach dem Motto „Panem et circenses" („Brot und Spiele"). Beides, Essen und Spielen, wirkt auf das Belohnungssystem. Dabei setzt auch oft die Vernunft aus, mit der Folge, dass im alten Rom oft Senatoren gekürt wurden, die man bei konsequenter Verwendung des Vernunftgehirns nicht gewählt hätte.

Im *Caesar's Palace* in Las Vegas, im mondänen Casino von Monte Carlo, in der Spielbank von Baden-Baden, bei Hahnenkämpfen auf den Philippinen, Wasserbullenkampf-Wetten in Thailand oder Pferderennen in Trinidad und Tobago – überall zocken die Menschen und verlieren oft ihr mühsam erarbeitetes Geld.

Bereits vor fünftausend Jahren gab es Würfelspiele. Der römische Geschichtsschreiber Tacitus berichtete, dass die

Leidenschaft der Germanen beim Würfelspiel so hemmungslos war, dass sie, wenn sie alles verspielt hatten, „mit dem äußersten und letzten Wurf um die Freiheit und ihren eigenen Leib kämpften“.[43] Ab dem 14. Jahrhundert verbreiteten sich Kartenspiele, auch „Des Teufels Gebetsbuch“ genannt, überall in Europa. Der Herzog von Württemberg finanzierte 1704 den Bau seines Schlosses mit einer Lotterie. 1899 wurden die ersten Geldspielautomaten, die einarmigen Banditen, entwickelt. Glücksspiele waren in der Geschichte häufig durch die Obrigkeit verboten, andererseits mochten manche Landesfürsten aber nicht auf die kolossalen Einnahmen verzichten, die sie durch Glücksspielsteuern erzielten. Die Nationalsozialisten in Deutschland hoben 1933 das Spielbankverbot von 1872 auf und erteilten der Spielbank in Baden-Baden eine Konzession, die bis heute besteht.[44] Die Bruttospielerträge im deutschen Glücksspielmarkt betrugen im Jahre 2016 dreizehn Milliarden Euro.[45]

Für alle Sorten von Glücksspielen kann man die „Ausschüttungsquote“ berechnen. Wenn diese zum Beispiel fünfzig Prozent beträgt, heißt das: Von hundert Euro Einsatz bleiben dem Spieler nach vielen Spielen gerade fünfzig übrig, den Rest behält der Veranstalter. Natürlich kann man auch mal einen Supergewinn erzielen; statistisch gesehen aber nähert man sich dem Verlust der Hälfte des Geldes immer mehr, je länger man spielt, und es reicht ein einziger Tag, um auf null zu kommen. Die miesesten Auszahlungsquoten gibt es beim Lotto (etwa 50 Prozent), gefolgt von Pferdewetten (75 Prozent) und Spielhallenautomaten (etwa 85 Prozent).[46] Beim Roulette im Kasino hat man mit 95 Prozent noch eine recht gute Gewinnchance. Aber auch da nähert man sich immer mehr dem Totalverlust, je häufiger man setzt.

Die Hoffnung der Spieler ist natürlich, einmal so richtig Glück zu haben. Einer meiner Patienten, Oliver G., über den ich ein Gerichtsgutachten erstellte, verkaufte immer wieder hochwertige Smartphones im Internet. Wenn die Käufer ihm das Geld auf sein Konto überwiesen hatten, warteten sie aber vergeblich auf die Mobiltelefone – die existierten nämlich gar nicht. Oliver G. hob das ihm überwiesene Geld rasch vom Konto ab und lief morgens bereits um sechs Uhr in die Spielhalle, um das Geld, wie er sich vornahm, zu „verdoppeln". Am nächsten Tag wollte er den geprellten Kunden zwar kein Handy schicken, aber wenigstens ihr Geld zurücküberweisen, denn der Plan war ja, dass er dieses Geld nur vorübergehend „auslieh", um es gewinnbringend einzusetzen. Was aber passierte, war, dass am Ende des Tages überhaupt nichts mehr von dem Geld übrig war – es war komplett im einarmigen Banditen verschwunden. Die wütenden Kunden hatten aber natürlich seine Kontonummer, sodass man ihn darüber ausfindig machen konnte. Nach nicht allzu langer Zeit flog er auf, bekam eine Gefängnisstrafe und stand mit hunderttausend Euro Schulden da.

Jeder, der längere Zeit im „Spiele-Center" gleich drei Spielautomaten gleichzeitig laufen lässt und jeden Abend praktisch pleite und frustriert nach Hause geht, weiß, dass er umso mehr Geld verliert, je länger er spielt. Wie kann jemand so unlogisch denken und trotz seiner schlechten Erfahrung weiter hoffen, dass er plötzlich eine Glückssträhne hat und ab dem nächsten Tag nur noch gewinnt, sodass er auf Dauer von diesem Geld leben kann? Wenn Menschen so kurzsichtig denken, liegt es nicht unbedingt an niedriger Intelligenz – auch Mathelehrer und Statistikprofessoren können dem zweifelhaften Charme eines Casinos erliegen. Wann immer das Belohnungssystem seinen Tribut fordert, setzen Vernunft und Intelligenz aus. Spielsüchtige Menschen haben immer wieder die Erfahrung gemacht, dass sie sich und ihre Familie ruinieren, aber trotzdem können sie nicht die logische Schlussfolgerung ziehen, dass sie erst wieder auf einen grünen Zweig kommen können, wenn sie mit dem Spielen aufhören. Wissenschaftler haben herausgefunden, dass auch die Spielsucht durch das Belohnungssystem gesteuert wird. Insofern ist nachzuvollziehen, warum Spielsüchtige genau wie Drogenabhängige ihr Leben sehenden Auges zerstören.

Man muss auch verstehen, dass die Endorphine hauptsächlich bei der Erwartung eines Gewinns ausgeschüttet werden, also nicht nur dann, wenn der Gewinn tatsächlich erfolgt. Beobachten Sie mal Spieler in einer Automatenhalle. Gelegentlich kommt es vor, dass der Apparat unter Klingeln, Scheppern und Rappeln eine große Menge Kleingeld ausspuckt. Bei hartnäckigen Zockern werden Sie nicht sehen, dass sie während dieser Gewinnausschüttung lächeln. Der Spielerfolg wird mit einer völlig neutralen Miene quittiert, kein Hurrageschrei, kein Freudenjubel. Der Punkt ist der, dass nicht der Moment entscheidend ist, bei dem sich entscheidet, ob Geld kommt oder nicht; wichtig ist die Zeit bis dahin. Während sich die Scheiben des Automaten drehen, steigt der Endorphinpegel. Deswegen sind die Automaten so konstruiert, dass das „Spiel" erst nach einigen Minuten beendet ist. Der Spieler kann ja während des Vorgangs gar nicht eingreifen. Auch beim Roulette dauert es dank guter Kugellager der Drehscheibe sehr lange, bis man erkennen kann, welche Zahl gewonnen hat. Daher empfinden die Glücksspieler eigentlich die Warteperiode als die schönste Zeit, in der sie sich entspannt und ausgeglichen fühlen. Das ist nämlich der Zeitraum, in dem der Endorphinpegel am höchsten ist.

Wenn ein armer spanischer Fischer sich Woche für Woche ein Lotterielos kauft, hält ihn allein der Gedanke, dass er eines Tages das große Los ziehen wird und fortan mit seiner Familie ein sorgenfreies Leben führen kann, sieben Tage lang bei Laune. So kann er dauerhaft für wenig Geld seinen Glückspegel aufrechterhalten, obwohl er höchstens alle paar Monate kleinere Beträge gewinnt. Das ist vielleicht erstrebenswerter als der Gewinn eines Millionen-Jackpots. Jemand, der eine Riesensumme im Lotto gewonnen hat, fühlt sich erst mal glücklich. Glücksspielexperten zufolge ist aber nach etwa einem halben Jahr das Glücksniveau wieder auf demselben Pegel wie vor dem Ereignis.[47] Pathologisches Spielen wird auch als „nicht-substanzgebundene Sucht“ bezeichnet, da man alle Anzeichen einer Abhängigkeit beobachten kann, aber keine Chemikalie wie Alkohol oder Kokain konsumiert werden muss, um diese Sucht zu erzeugen. Es sind nämlich die körpereigenen Endorphine, die dabei durchs Gehirn sprudeln. Bei den substanzgebundenen Süchten entwickelt der Körper eine Abhängigkeit von einem Stoff, der dann fehlt, wenn die Nachschub nicht mehr erfolgt. Beim krankhaften Spielen dagegen gibt es zwar keine künstliche Substanz, die von außen zugeführt werden muss; die Betroffenen bekommen aber ebenso einen Entzug, wenn sie mal länger nicht daddeln können. Der zeigt sich darin, dass sie bereits morgens schon vor sechs Uhr, kurz bevor die Spielhalle öffnet, völlig nervös vor der Tür stehen.

TIPP:

• Warnung: Glücksspiel kann süchtig machen und ist wirklich keine gute Möglichkeit, sich selbst zum Glück zu verhelfen. Vermeiden Sie Spiele, bei denen Sie nur verlieren können. Beschwindeln Sie lieber Ihr Belohnungssystem, indem Sie Spiele mit geringem Geldeinsatz wählen. Sie können beim Baccara oder Black Jack das kleine Häuschen der Schwiegermutter verwetten oder aber beim Doppelkopf eine gewagte Ansage machen – in beiden Fällen wird das Spaßgehirn anspringen. Natürlich ist der Nervenkitzel erheblich höher, wenn Sie eine große Summe setzen; aber der Endorphinunterschied zwischen dem Kartenspiel, bei dem es um zehn Cent pro Punkt geht, und dem Haus der Schwiegermutter ist nicht so deutlich, dass man dafür tatsächlich eine Existenz aufs Spiel setzen sollte. Und wenn Sie im Kreise der Familie Monopoly spielen und bunte Scheinchen für die Miete der Schlossstraße den Besitzer wechseln, können Sie Ihr Belohnungssystem trefflich dadurch täuschen, dass Sie die Illusion haben, mit echtem Geld zu spielen.

Der Kick an der Kasse

Es gibt noch weitere nicht-substanzgebundene Süchte. Menschen mit einer Kleptomanie müssen wie unter Zwang in Supermärkten Waren unbezahlt an der Kasse vorbeischmuggeln. Die Betroffenen berichten dann, dass der schönste Moment dabei ist, wenn sie mit der hochpreisigen Parfümflasche in der Jackentasche in der Kassenschlange warten, und dann schließlich an der Kassiererin vorbei ins Freie gelangen, ohne erwischt worden zu sein. Die meisten von ihnen haben aber schon mal unangenehme Bekanntschaft mit Kaufhausdetektiven gemacht. Nichtsdestotrotz empfinden sie nicht etwa große Angst, sondern einen außerordentlich angenehmen „Kick", wenn sie die gefährliche Zone durchlaufen. Dieser Kick ist nichts anderes als ein erhöhter Endorphinpegel im Gehirn. Wegen dieses ausgesprochen guten Feelings müssen sie sich immer wieder in Gefahr begeben, trotz der oft furchtbaren sozialen Folgen, die drohen, wenn sie letztendlich wegen wiederholter Diebstähle vor dem Amtsgericht stehen.

Es gibt auch suchtartiges Einkaufen. Damit ist nicht gemeint, dass man die zwölfte Handtasche kauft – das fällt wohl noch in den Bereich der Normvariante. Ich hatte einmal eine Patientin, die immer wieder Gegenstände in Läden und im Internet kaufte, die sie gar nicht brauchte. So kaufte sie für ihren Sohn zwanzig gleich große Hosen – der Junge zog aber am liebsten immer nur eine einzige an. Der Grund, warum sie diese Hosen kaufen musste, war ihr Gefühl, ein Schnäppchen zu machen, wenn es zwei Hosen zusammen für vierzig Euro gab. Sie konnte einem solchen vermeintlichen Sparangebot nicht widerstehen. Schließlich stapelten sich die Hosen unausgepackt im Kleiderschrank, ohne dass sie jemals Verwendung fanden. Irgendwann musste sie sie im Internet als gebrauchte Ware verkaufen, um wieder zu Geld zu kommen, und machte dabei natürlich immer Verluste.

Alle Vorwürfe ihres Ehemannes nützten nichts; auch eine Psychotherapie änderte ihr Verhalten nicht. Schließlich ging sie dazu über, Kleidung in Läden zu stehlen, und zwar so häufig, dass sie schließlich im Gefängnis landete.

Sexsucht

Eine junge Patientin berichtete mir völlig verzweifelt, dass sie sich scheiden lassen wolle. Die sehr attraktive Frau hatte vor einem Jahr einen bekannten Theaterschauspieler geheiratet. Ein wirklich gut aussehender und interessanter Mann. Sie schätze sich glücklich, von all den Mädchen, die sich um den begehrten Darsteller scharten, seine Auserwählte zu sein. In der Anfangszeit ihrer Partnerschaft hatten sie eine heiße Sexaffäre. In jeder Beziehung hatten sie das Gefühl, zusammenzupassen. Aber nach der Heirat lief alles ganz anders. Obwohl er ihr versprochen hatte, bald nach der Hochzeit mit ihr in ein gemeinsames Appartement zu ziehen, zögerte er das gemeinsame Zusammenziehen immer weiter hinaus. Fast immer wollte er lieber allein in seiner eigenen Wohnung übernachten. Wenn es abends hieß „Gehen wir zu dir oder zu mir?“, sagte er oft, er wolle lieber allein sein. Wenn sie die Nacht mit ihm verbringen wollte und nicht lockerließ, schaffte er es irgendwie, einen Streit anzuzetteln, sodass am Ende beide frustriert in ihre eigenen Wohnungen gingen. Viel zu selten kam es dazu, dass beide miteinander schliefen. Sie zermarterte sich den Kopf, woran es lag, dass er nicht bei ihr über Nacht bleiben wollte.

Als sie ihn eines Tages zur Rede stellte und ihm das Messer auf die Brust setzte, gestand er ihr, was wirklich sein Problem war: Er litt an einer Sexsucht. Wenn er allein zu Hause war, schaltete er seinen Computer an und schaute sich die ganze Nacht Sexfilme im Internet an. Ob sie ihm denn nicht genug sei, fragte sie ihren Partner. Aufgrund ihres Aussehens war sie nicht gewohnt, dass Männer sie verschmähten. Er entgegnete, dass er sie durchaus sehr attraktiv fände, aber von einem unheimlichen Zwang getrieben würde, ständig Pornofilme zu konsumieren. Er verbrachte so viel Zeit damit, dass er keinen ausreichenden Schlaf mehr fand. Er verlor zudem sehr viel Geld durch Anrufe bei Sex-Telefonnummern. Nach dem Gespräch begab er sich in eine Psychotherapie. Der Tiefenpsychologe vermutete eine gestörte Mutterbeziehung, konnte aber nichts an dem extremen Pornokonsum des Bühnendarstellers ändern. Schließlich ging die Ehe auseinander, was meine Patientin in tiefe Depressionen stürzte. Später war sie entsetzt, als sie erfuhr, dass ihr Mann noch drei außereheliche Affären während ihrer gemeinsamen Zeit hatte und zudem häufig Freudenhäusern einen Besuch abstattete.

Da Sex ein natürliches Bedürfnis eines jeden Menschen ist, versuchen viele Menschen alles, um ihren Trieb zu befriedigen. Aber nur wenigen Menschen ist es vergönnt, gerade die richtige Menge an Sex zu bekommen. Und nicht allzu selten gibt es Menschen, bei denen die Suche nach amourösen Abenteuern die Form einer Sexsucht annimmt, sodass ihr Leben aus den Fugen gerät. Sie riskieren ihre Partnerschaft, verlieren ihren guten Ruf oder kommen gar ins Gefängnis, weil sie Frauen sexuell bedrängt oder vergewaltigt haben.

TIPP:

• Die nicht-substanzgebundenen Süchte wie Kleptomanie, Spiel-, Kauf- oder Sexsucht sind oft hartnäckig. Wichtig ist zunächst einmal, dass man das Problem als solches erkennt und die Sucht nicht bagatellisiert. Eine Psychotherapie kann helfen. Nach klinischen Studien war eine Behandlung mit dem Medikament Naltrexon bei diesen Süchten oft erfolgreich.[48]

Die Lust an der Angst

Wenn Angst so häufig die Quelle unseres Unglücks ist, warum gibt es dann immer wieder Menschen, die sich absichtlich in gefährliche Situationen begeben?

Wir haben gesehen, dass es richtig Spaß machen kann, wenn wir unser Angstsystem betrügen. Auf dem Skywalk der Hualapai-Indianer im Grand Canyon steht man auf einer dicken Glasplatte, durch die man 240 Meter in die Tiefe schauen kann. Obwohl die Glasplatte gute deutsche Wertarbeit ist, bekommen es die meisten Menschen auf dem Ausguck mit Panikattacken zu tun – und trotzdem scheinen sie dabei ihre helle Freude zu haben. Warum? Unser primitives Angstsystem stammt aus einer Zeit, in der Glas noch nicht erfunden worden war (das war vor etwa fünftausend Jahren). Es versucht uns klarzumachen, dass wir im freien

Fall sind. Weil aber gleichzeitig mit den Angsthormonen als natürlicher Schutzmechanismus Endorphine ausgeschüttet werden, fühlt man sich wie jemand, der gerade einer tödlichen Gefahr entkommen ist, wenn man von der Glasplatte heruntersteigt. Dieser Kick ist den Besuchern 64 Dollar wert.

Genauso wird dieses System beim Fallschirmspringen oder Tandem-Parachuting irregeleitet. Es meldet uns: „Du bist kein Vogel, du hast hier oben nichts zu suchen, du bist im freien Fall, du hast ein Problem!“ Und wenn man dann sicher unten angekommen ist, wird der Körper überschüttet mit Glückschemie.

Viele Menschen lieben „Sensation Seeking“, die Suche nach dem Nervenkitzel. Sie klettern auf Achttausender, stürzen sich mit Snowboards trotz Lawinenwarnung abseits der Pisten Steilhänge hinab oder begeben sich beim Apnoe-Tauchen in höchste Lebensgefahr. Aber nicht nur Extremsportler gehören in diese Gruppe. Ein großer Teil der Menschen, die täglich auf deutschen Straßen unterwegs ist, genießt es, wenn sie beim Überholen auf der Landstraße mal wieder ganz knapp am Frontalcrash vorbeigeschrammt und dem Tod von der Schippe gesprungen sind. Nicht wenige Unfälle entstehen dadurch, dass Auto- und Motorradfahrer es vorziehen, am Limit zu fahren, anstatt tiefenentspannt und mit moderater Geschwindigkeit über die Straßen zu gleiten. Der tägliche Wahnsinn auf unseren Straßen geht zum Teil auf die Angstlust der Verkehrsteilnehmer zurück.

Nutzen Sie auch hier die Möglichkeit, Ihr Belohnungssystem durch Vorspiegelung falscher Tatsachen zu täuschen. Versuchen Sie lieber, sich die Endorphinkicks virtuell zu holen, als sich tatsächlichen Gefahren auszusetzen, zum Beispiel durch Computerspiele, Fahrgeschäfte in Jahrmärkten oder harmlose Sportarten. Zugegeben: Natürlich macht es mehr her, wenn man den Kumpels beim Fassbier etwas von Skysurfing, Motorradrennen, Eisklettern oder Helicopter Skiing erzählt. Es ist auch schon etwas naturgetreuer, mit einer echten McLaren-Krawallschüssel auf dem Nürburgring bei Tempo 330 das Gummi qualmen zu lassen, als das Rennen im Fahrsimulator nachzustellen. Der Unterschied in der Glücksgewinnung ist aber nur minimal und auf keinen Fall so groß, dass sich der Kostenaufwand und die Lebensgefahr, die Sie bei der realen Variante des Nervenkitzelns eingehen, lohnen würde.

Es gibt natürlich auch einen Mittelweg zwischen Reisen in ein vermintes Kriegsgebiet und Computerspielen wie World of Warcraft. Wer es unbedingt realistisch braucht: Es gibt Sportarten wie Kitesurfen oder Skifahren, die sicher nicht ganz ungefährlich sind, aber ein kalkulierbares Risiko darstellen. Trotzdem wird beim Skifahren immer wieder dem Belohnungssystem vorgegaukelt, dass man sich in höchster Gefahr befindet. Bei einer Fotosafari in Botswana kommt man auch auf zehn Meter an die Löwen heran, aber die Chance, dass die Raubkatze in den offenen Land Rover springt und ein Blutbad unter den Touristen anrichtet, ist äußerst gering. Man muss sich auch nicht in die lange Liste der toten Bergsteiger am Mount Everest einreihen, es reicht vielleicht schon, zum Basecamp hinaufzuklettern oder es einmal über den Jubiläumsgrat auf die Zugspitze zu schaffen.

TIPP:

- Wenn Ihnen Ihr Leben lieb ist, sollten Sie sich am besten nicht in eine echte Gefahr begeben, sondern diese Gefahr Ihrem Angstsystem nur vorgaukeln. Ihrem Angst-Chip ist es egal, ob Sie sich auf dem Dach einer S-Bahn festkrallen oder einfach nur in der „Wilden Maus“, der Achterbahn auf dem Oktoberfest in München, durch die Steilkurven geschleudert werden. Wenn Sie Ihre Sensationslust ausleben wollen, sollten Sie die Gefahr minimieren und die Täuschung Ihres Gehirns maximieren. Suchen Sie sich harmlose Vergnügungen aus wie TÜV-geprüfte Fahrgeschäfte, Hochseilgärten oder im extremen Fall Bungee-Jumping.

Virtuelle Katastrophen

Ein weiteres Beispiel dafür, wie leicht sich unser Angstlust-System hinters Licht führen lässt, ist die Beliebtheit von Kriminalfilmen. Jeden Sonntag sitzen zehn Millionen Menschen vor dem Fernseher, um den „Tatort“ zu sehen. Zunächst wird tüchtig Angst und Grauen erzeugt, zum Beispiel durch das Bild einer halb verwesten Wasserleiche oder eines verkohlten Brandopfers auf dem Obduktionstisch. Es würde nicht reichen, wenn der Täter lediglich dreißig Euro aus der Kaffeekasse stiehlt – es muss schon eine junge

Frau erwürgt oder ein kleines Mädchen entführt worden sein. Auch wenn sich alles nicht in der Realität, sondern im Studio Babelsberg abspielt, so schlagen doch die Herzen der Zuschauer schneller und die Nerven zittern, wenn die beliebte Kommissarin aus dem Hinterhalt beschossen wird. Was passiert dann in unserem Gehirn? Angsthormone kreisen durch die Blutbahnen, aber gleichzeitig werden auch Endorphine frei, denn sie werden in jeder Stresssituation ausgeschüttet, selbst wenn die Furcht – wie im Fernsehfilm – nur virtuell ist. Um 21:40 Uhr wird aber der Täter gefasst und seiner gerechten Strafe zugeführt. Nun verschwindet die Angst – aber die Endorphine wabern noch durch die Blutadern. Das löst ein Wohlgefühl aus, und das ist der Hauptgrund, warum Kriminalfilme so viele Menschen in ihren Bann ziehen.[49]

Auch reale Katastrophen tauchen uns in das Wechselbad der Gefühle zwischen Angst und Wohlgefühl. Wenn wir von einer schrecklichen Zugkatastrophe lesen, werden wir zunächst in Angst und Schrecken versetzt. Man stellt sich die Schreie und die Schmerzen der betroffenen Unfallopfer vor. Im nächsten Moment realisieren wir aber, dass nicht wir oder unsere Kinder in diesem Zug gesessen haben, sondern dass es völlig fremde Menschen getroffen hat. Dieses Gefühl der Erleichterung entsteht auch wieder durch die Endorphinausschüttung im Moment des Schreckens. Es klingt zwar paradox und pietätlos, aber Menschen werden durch grauenvolle Nachrichten, die sie nicht selbst betreffen, in eine Art wohligen Zustand versetzt.

Als ich einmal in den Slums von Rio de Janeiro eine Zeitung durchblätterte, fiel mir auf, dass sämtliche Morde, die in der letzten Zeit in den Favelas passiert waren (und es waren verdammt viele), in allen schrecklichen Details mit verstörenden Großaufnahmen der Leichen auf vielen Seiten in Farbe dargestellt wurden. Ich hätte eigentlich erwartet, dass die Bewohner der Armenviertel, die täglich mitbekommen, dass Freunde oder Verwandte ermordet werden, solche Ereignisse eher verdrängen und vergessen wollen, als dass sie mit schmerzhaft realistischen Bildern auf die schrecklichen Todesarten hingewiesen werden, die ihnen selbst möglicherweise als Nächstes zustoßen könnten. Aber es scheint so zu sein, dass Menschen, die täglich mit Gewalt und Mord konfrontiert sind, ihre Angst so am ehesten abbauen können: Indem sie den beschriebenen Trick anwenden, nämlich sich in allerhöchste Angst zu versetzen, um dann im nächsten Moment erleichtert und erlöst zu sein, dass es sich nur um ein Bild in einer Zeitung handelt und dass man (noch) nicht persönlich betroffen ist.

TIPP:

- **Wenn Sie sich dabei ertappen, dass Sie immer wieder gerne gruselige Krimis lesen, in denen es um mit Fliegenlarven übersäte Leichen, stumpfe Schädeltraumata und menschliche Knochenreste in Müllsäcken geht, müssen Sie sich keine Gedanken machen, ob Sie vielleicht unterdrückte Gewaltfantasien haben und professionelle Hilfe brauchen. Eher ist diese Vorliebe ein natürlicher Versuch Ihres Gehirns, Ängste auf unterhaltsame Art abzubauen.**

Tagträumen

Es gibt viele Menschen, die sich ein glückliches Leben erträumen. Sie haben Fantasien von unendlicher Liebe mit wunderschönen begehrenswerten Partnern, von unermesslichem Reichtum und von einem Leben in Müßiggang ohne die Strapazen des Alltagslebens. Nicht jeder ist so veranlagt, dass er sich solchen Träumen hingeben kann. Manche Menschen scheitern bei dem Versuch des Tagträumens daran, dass sich immer wieder die Probleme des Alltags aufdrängen und das Wunschdenken zerplatzen lassen. Diejenigen aber, die in der Lage sind, sich voll und ganz in ihren Träumen einer Fantasiewelt hinzugeben, können sich auf diese Weise virtuell in einen Idealzustand bringen, bei dem sie alle Ängste und Sorgen vergessen.

TIPPS:

- **Wenn nichts mehr geht, wenn das Leben Ihnen derzeit keine glücklichen Momente bescheren will, versuchen Sie es mit Tagträumen. Es kostet nichts!**
- **Gerade beim Einschlafen kann es sehr hilfreich sein, sich vom Alltagsstress dadurch abzulenken, dass man sich in seinen Träumen auf eine Karibikinsel versetzt und sich dort allen hedonistischen Freuden hingibt.**

Der Glaube versetzt Berge

Kann ein starker Glaube glücklich machen?

Religiöse Menschen sind auch nicht glücklicher als Atheisten, aber es kommt ihnen so vor … Es spricht einiges dafür, dass religiöse Gefühle durch eine Aktivierung des EOS, des endogenen Opiatsystems, entstehen. „Religion ist das Opium des Volkes“ hatte Karl Marx treffend formuliert, obwohl zu seinen Lebzeiten die Opiatrezeptoren noch lange nicht bekannt waren. Mit anderen Worten: Ähnlich wie das Rauchen eines Opiumpfeifchens führen religiöse Gefühle zu einer Aktivität im Belohnungssystem.

Was hat der Glaube an ein höheres Wesen mit der Hirnchemie zu tun? Ist es gar Blasphemie, wenn man religiöse Gefühle zu einer Ausgeburt neurochemischer Veränderungen im Gehirn erklärt?

Alle Erscheinungen rund um die Religiosität lassen sich elegant mit einer Beeinflussung des Opiatsystems erklären. Viele Phänomene sind auf einen Schlag verständlich: In manchen Kulturen verzichten fromme Menschen auf weltliche Freuden wie Alkohol, Musik, Tänze, Kino oder Spiele. Der Verzicht auf solche Endorphinausschüttungsmethoden wird durch alternative Quellen der Befriedigung ermöglicht. Wer fest an ein höheres Wesen glaubt, wird durch sprudelnde Ekstasemoleküle im Gehirn ausreichend belohnt. Das Zusammengehörigkeitsgefühl innerhalb der religiösen Gemeinschaft tut ein Übriges. Religion scheint tatsächlich einen positiven Einfluss auf das Wohlbefinden zu haben, wie eine große Umfrage in den USA ergab.[30] Religiöse Menschen beklagen sich weniger über Stress als Glaubenslose. In Salt Lake City konnten Forscher zeigen, dass fromme Mormonen bei religiösen Gefühlen eine Aktivierung im Nucleus accumbens und anderen Gebieten des Belohnungssystems hatten.[50] Gläubige können bei Selbstkasteiungen Schmerzen mit einem Lächeln erdulden wie einst Jesus am Kreuz. In einer Untersuchung von Obdachlosen zeigte sich, dass diejenigen, die häufiger in Gottesdienste gingen, seltener Alkohol oder Drogen konsumierten.[51]

Ein fester Glaube kann die Gemütslage ins Positive verschieben. Menschen, die Schicksalsschläge erlitten haben, scheinen besser mit ihrer Trauer umgehen zu können, wenn sie glauben, dass es Gottes Wille war. Bei Angst vor der Zukunft ist es tröstend, wenn man sich sicher ist, dass Gebete erhört werden. Menschen, die Angst vor dem Tod haben, fühlen sich erleichtert, wenn sie damit rechnen, nach dem Tod in das Paradies zu kommen. Viele (aber leider nicht alle) Menschen, die aufgrund ihrer Religion hohe moralische Vorstellungen haben, verhalten sich sozialer und gerechter gegenüber ihrer Umwelt. Sie spenden Geld für die Bedürftigen oder arbeiten ohne Lohn in der Armenküche. Praktisch alle Religionen predigen die Nächstenliebe – auch wenn sie nicht immer konsequent praktiziert wird.

Fromme Menschen geben Unsummen für den Bau von Kirchen, Pagoden, Synagogen, Moscheen oder Schreinen aus und verzichten dafür auf andere Dinge. Oft entstehen riesige, vergoldete Gotteshäuser in einem Umfeld ärmlicher Holzhütten. Wenn wir uns heute als Touristen an prächtigen Kathedralen erfreuen, vergessen wir leicht, dass sich jahrhundertelang Menschen für diese ehrgeizigen Projekte der

Kirchenfürsten und Könige ihr letztes Geld vom Munde abgespart haben.

Aber – wie wir gesehen haben – kann auch die Kritikfähigkeit ausgeschaltet werden, wenn zu viele Endorphine im Gehirn kreisen. Viele Probleme dieser Welt entstehen dadurch, dass durch fanatische Gottesanbetung völlig die Vernunft, das logische Denken und die Moral ausgeschaltet werden. Wie bei Liebenden, die nur die positiven Seiten ihres Partners sehen und jede Skepsis ausschalten, sind fromme Menschen blindgläubig, was ihre Konfession angeht. Sie bekommen oft auf eine existenzielle Frage eine einfache, plausible, einleuchtende Antwort – die leider falsch ist. Es spart natürlich Gehirnschmalz, wenn einem die Lösung vorgegeben wird und man nicht mehr selbst nachdenken und Entscheidungen treffen muss.

Und oft sehen sich Gläubige in der Opferrolle. Für alle Missstände werden die „Ungläubigen“ verantwortlich gemacht. So kann man leicht Hass und Terror rechtfertigen. Im Namen der Religion werden unsinnige Kriege geführt, unschuldige Menschen gefoltert, in Sklaverei gehalten oder in Terroranschlägen zerfetzt. Unter dem Vorwand, dass Gott es so gewollt hat, werden Frauen als Wesen zweiter Klasse behandelt. Vielweiberei wird als kompatibel mit den Religionsgesetzen angesehen, während eine Frau, die Ehebruch begeht, gesteinigt wird. Manche religiösen Fanatiker opfern ihr eigenes Leben, um dem Bekenntnis zu dienen.

Strenggläubige Menschen haben oft ein verklärtes Lächeln auf dem Gesicht, das einem sagen will, dass man den richtigen Weg gefunden hat. Da schwingt auch so etwas wie Mitleid mit, wenn sie den Ungläubigen vermitteln wollen: „Du tust mir leid, weil du den rechten Glauben nicht hast.

Hättest du ihn, würde es dir viel besser gehen. Schau mich an!" Das Belohnungssystem liebt die Null/Eins-Antworten: Wir sind gut, die anderen ungläubig. Wir gehören einer spirituellen Elite an. Wir haben etwas erkannt, was andere nicht sehen können.

Ich werde nie vergessen, wie ich einmal einer Patientin auf der Intensivstation mitteilte, dass sie eine geplatzte Arterie im Gehirn habe, die unbedingt operiert werden müsste. „Das wird nicht gehen, denn ich bin Zeugin Jehovas und ich darf aus religiösen Gründen keine Bluttransfusion bekommen." Ich erklärte ihr, dass es ohne Transfusion nicht ginge und dass sie ohne Operation rasch sterben würde. Sie weigerte sich standhaft und starb nach einigen Tagen mit einem Lächeln auf dem Gesicht.

Alle diese Phänomene der Religiosität – die positiven und die negativen – lassen sich erklären, wenn man annimmt, dass Frömmigkeit durch eine Stimulation von Opiatrezeptoren im Belohnungssystem entsteht. Euphorie, Ekstase, Schmerzfreiheit, Glücksseligkeit lassen das Leben leichter erscheinen. Das erklärt auch, warum Menschen in armen Ländern, in denen das Leben viele Strapazen und Mühen bereithält, frömmer sind als in reichen. Man muss sich auch überlegen, warum es kaum einen Staat und kaum ein Zeitalter gab, in dem nicht mindestens ein Drittel oder die Hälfte der Menschen tief gläubig waren. Offenbar hat die Natur uns Menschen mit dem Frömmigkeitsgen ausgestattet. Es soll dafür sorgen, dass die Menschen, die im Laufe ihrer Geschichte so manches Jammertal durchschritten haben, nicht aufgeben und weitermachen – der Glaube als Überlebensstrategie.

Gehirnwäsche

Besonders ausgeprägt ist der religiöse Fanatismus in Sekten. Bereitwillig geben die Anhänger eines Gurus ihre Ersparnisse her, um Kurse, Bücher und Videos des Meisters zu bezahlen. Sie sagen sich von ihren Eltern und Freunden los. Sie unterziehen sich einer Gehirnwäsche und trennen sich von allen ihren früheren Wertvorstellungen. Wenn der Sektenführer es will, leben sie enthaltsam, oder sie geben sich freiwillig hin – sei es, um durch sexuelle Verführung neue Mitglieder zu werben oder dem Oberguru zu Willen zu sein (selbst wenn er alt, dick und hässlich ist). Und fühlen sich noch privilegiert dabei.

Sie befinden sich in einem Hochgefühl der Erleuchtung, das sie alle ihre Sorgen vergessen lässt. Wollen Eltern ihre Tochter aus den Klauen einer Sekte befreien, müssen sie feststellen, dass eine abwägende Diskussion mit ihr nicht mehr möglich ist. Selbst Sektenmitglieder, die ausgestiegen sind, haben Jahre danach noch das Gefühl, weiterhin im Bann des Kults zu stehen.

Der Einzige in einer Sekte, der dieses Glücksgefühl nicht bekommen kann, ist der Sektenführer selbst. Er kann sich ja schlecht selbst anbeten. Doch oft sind Sektenführer extrem selbstverliebte, narzisstische Personen und eventuell sind sie wirklich in sich selbst verschossen. Während sie ihren Jüngern alles verbieten, was Spaß macht, wie materieller Besitz, gutes Essen, Sex, Drogen oder Glücksspiele, sind die bedauernswerten selbsternannten Hohepriester auf genau diese weltlichen Genüsse angewiesen, um das Shangri-La zu erreichen. Und diese genießen sie in vollen Zügen, mit dem Geld, das sie ihren Jüngern aus der Tasche gezogen haben. Ein Beispiel war der Amerikaner David Berg (1919–1994), der sich Moses David nannte und die Sekte „Kinder Gottes“ gegründet hatte. Er schickte seine Anhänger betteln und befahl den schönen Mädchen unter ihnen, durch „flirty fishing“, also sexuelle Dienste, neue Anhänger – meist aus der Klasse der Jungunternehmer – zu gewinnen und so Geld zu beschaffen, das sie natürlich an Moses abgeben mussten. Er selbst lebte auf großem Fuß und verprasste das erbeutete Geld unter anderem im Casino des luxuriösen portugiesischen Badeorts Estoril mit jungen Anhängerinnen. Er wurde beschuldigt, seine Enkeltöchter und andere Kinder sexuell missbraucht zu haben.

Vom Saulus zum Paulus

Es ist auffällig, dass gerade Menschen mit antisozialen Persönlichkeitsstörungen, die wegen Geiselnahmen, Raubmorden oder Vergewaltigungen in Gefängnissen sitzen, plötzlich zum Anstaltspfarrer kommen und verkünden, dass sie nun zum Herrn gefunden haben und in Zukunft ein gottesfürchtiges Leben führen wollen. Für diese kontraintuitive Entwicklung könnte es ja eine doch sehr triviale Erklärung geben: Diese Unholde haben erkannt, dass sie in ihrem bisherigen kriminellen Leben nur schlecht waren. Nun wollen sie sich bessern und fortan nur Gutes tun. Dagegen spricht allerdings, dass Menschen mit antisozialen Persönlichkeiten eigentlich selten solche Anwandlungen von Reue haben. Zwar bekunden sie verbal ständig, dass sie ehrlich werden wollen, bereiten aber im Geiste bereits die nächste Straftat vor oder beschäftigen sich mit Vergewaltigungsfantasien. Es gibt eine wahrscheinlichere Erklärung für den Wandel vom Saulus zum Paulus: Menschen mit ausgeprägten antisozialen Eigenschaften haben offensichtlich einen deutlichen Mangel an Endorphinen.[52] Diesen versuchen sie durch verschiedene problematische Verhaltensweisen auszugleichen. Fast alle konsumieren Drogen – die gehen direkt an die Opiatrezeptoren. Manche vergewaltigen Frauen – und stimulieren ihr Belohnungssystem durch erzwungenen Sex. Mit körperlichen Attacken oder auch psychologischen Druckmitteln befriedigen sie ihren Aggressionstrieb – auch das löst bei ihnen einen Endorphinschub aus. Sie entdecken früh, welche Methoden funktionieren, um ihren biochemischen Mangel auszugleichen. Aber erst dann, wenn sie im Gefängnis einsitzen – und so der meisten ihrer üblichen Techniken beraubt sind – entdecken sie die Möglichkeit, durch fromme Denkweisen ihr Belohnungssystem zu befriedigen. Und so entsteht das Paradoxon, dass ausgerechnet gottlose Betrüger, Schläger und Frauenschänder plötzlich zu gläubigen Kirchgängern werden.

Das klingt erst mal nach einer positiven Entwicklung, denn es ist ja zu hoffen, dass manche Unholde sich durch die Hinwendung zu Gott tatsächlich ändern und ein ehrliches Leben führen. In manchen Fällen nimmt der Glaubenswandel aber extreme Formen an. Studiert man die Lebensgeschichte von fundamentalistischen Islamisten oder anderen religiösen Fanatikern, findet man sehr häufig den typischen Werdegang von antisozialen Persönlichkeiten. Aufgewachsen in einem Ghetto, auffällig geworden durch Einbrüche, Körperverletzungen, Drogenkriminalität und Vergewaltigungen, sind diese Menschen unzufrieden damit, dass sie von der

Gesellschaft ausgestoßen wurden. Dann entdecken sie den religiösen Fanatismus als Endorphinquelle. Sie werden willfährige Schüler der Hassprediger. Wenn sie dann ihre absurden Glaubensziele durchsetzen wollen, kennen sie wieder keine moralischen Hemmungen mehr. Terroranschläge, Vergewaltigungen, Drogenhandel – alles ist nach ihrer kruden Auslegung erlaubt. Sie legen Bomben, die Unschuldige töten, darunter meist wahllos Menschen aller Länder, jeden Alters und jeder Religion. Es geht ihnen aber nicht darum, den rechten Glauben zu verbreiten, sondern nur um sich selbst. Sie wollen durch ihre Taten ihrem Leben einen „Sinn" geben, nachdem sie bisher ein völlig sinnloses Leben geführt haben. Wenn jemand einen religiösen Fanatismus entwickelt, scheint es so, dass sämtliche Vernunft, aber auch jede Ethik ausgeschaltet wird. Jegliches Mitgefühl mit anderen Menschen, die an den falschen Gott glauben oder gar keinen, wird ausgeblendet. Diesen Menschen wird ein Lebensrecht abgesprochen.

Mein Leben ist Verzicht

Gibt es wirklich Menschen, die auf alle weltlichen Genüsse verzichten und dennoch glücklich sind? Heute gehen nur noch wenige Menschen in ein Kloster. In manchen Ländern wie zum Beispiel Thailand gehört es zum guten Ton, dass aus einer traditionellen Familie ein junger Mann zeitweilig in ein buddhistisches Kloster geht (was dann mehr oder weniger freiwillig geschieht). Wenn allerdings hierzulande ein Mensch heute noch in die Abtei einzieht, geht man davon aus, dass er aus freien Stücken allen profanen Freuden entsagen will.

Die Hauptquelle des Glücks ist dann ein starker Glaube. Allein wenn man sich voll und ganz einem Gott widmet, kann das bei prädestinierten Persönlichkeiten zu einem ausgeprägten Glücksgefühl führen. Dies lässt den Nettowert der vielen kleinen Genüsse, die im Kloster nicht verfügbar sind, denkbar belanglos erscheinen. Auch das keusche Leben im Zölibat kann so problemlos ertragen werden.

Aber geht es in Klöstern wirklich endorphinfrei zu? Biersorten wie „Klosterbräu" oder „Mönchshofbrauerei" lassen darauf schließen, dass in den Konventen nicht unbedingt auf Alkohol verzichtet wurde und wird. Auch ziert viele Camembert-Verpackungen das Bild eines Mönches. Leckeres Essen und gute Weine wurden den Mönchen schon immer gegönnt. Wenn in Klöstern auch auf vielen Tand und Schnickschnack wie schicke Klamotten verzichtet wird, heißt das nicht, dass man dort völlig ohne säkulare Belohnungen lebt. Wenn man dann noch an die zahllosen Pädophilie-Skandale denkt, die sich in Priesterseminaren oder Klosterschulen weltweit immer wieder abgespielt haben, so zweifelt man auch daran, dass es in den Monasterien hundertprozentig zölibatär zugeht. Wer immer sich vor etwa zweitausend Jahren die Verpflichtung zu vollkommener Enthaltsamkeit um des Himmelreiches willen ausgedacht hat, wusste nichts vom Belohnungssystem der Menschen. Das Gesetz der Natur ist stärker als das Gesetz der Kirche. Oft reicht wohl die Endorphinausbeute durch den starken Glauben nicht mehr aus, sodass die Mönche und Nonnen dem Druck nicht mehr standhalten können und dann hinter Klostermauern unzüchtige Dinge treiben. Und manche Priester hat es vielleicht sogar hauptsächlich deswegen in kirchliche Einrichtungen als Arbeitsort getrieben, weil sie hofften, dort ihren pädophilen Neigungen beim Umgang mit Kindern und Jugendlichen nachgehen zu können.

Glücklich durch Querdenken

Haben Sie schon einmal mit Querdenkern diskutiert? Was ist Ihnen aufgefallen? Wahrscheinlich, dass Sie mit Ihrer Argumentation gegen eine Wand laufen. Aber haben Sie diesen verklärten, leuchtenden Blick gesehen, frei von jedem Zweifel, fast wie jemand, der gerade zu Jesus gefunden hat? Ein Blick, der ausdrücken soll: „Mir geht es gut, ich habe kein Problem. DU hast das Problem. Ich habe alles verstanden. Ich habe dir etwas voraus." Und genau diese verzerrte Wahrnehmung lässt Sie sprachlos und wütend zurück.

Diese Menschen sind offensichtlich glücklich. Obwohl sie, wie Sie vielleicht meinen, im Internet falsch abgebogen und auf irgendwelche Fake News reingefallen sind. Wie kann man durch Querdenken happy werden?

Menschen, die Verschwörungstheorien anhängen, sind nicht psychisch krank, auch wenn man manchmal den Eindruck bekommen könnte. Wenn ein Patient in einer psychiatrischen Klinik davon erzählen würde, dass er sich von reptiloiden Wesen umgeben sieht, die sich als Menschen tarnen und in satanischen Ritualen Kinder missbrauchen, würden die Ärzte eine schizophrene Psychose vermuten. Aber die Querdenker haben keine Psychosen, auch wenn sie fest überzeugt sind, dass Microsoft-Gründer Bill Gates, der sich für die Weltgesundheit engagiert, alle Menschen mithilfe der Corona-Impfung „chippen" will, wie man es mit Hunden tut (vielleicht, um ihnen eine veraltete Windows-Version auf dem Kleinhirn zu installieren?).

Jemand, der sich technisch vorstellen kann, dass über 5G-Mobilfunkmasten Viren verbreitet werden können, gehört vielleicht nicht zu den intelligentesten Lebensformen des Planeten. Aber Querdenker sind nicht notwendigerweise in ihren kognitiven Fähigkeiten eingeschränkt. Sie können in allen anderen Bereichen des Alltags wunderbar funktionieren und als Pfarrer, Lehrerin, Altenpfleger oder Erzieherin arbeiten. Wie kann man erklären, dass aufgeklärte, gebildete und geistig gesunde Menschen auf Spökenkiekerei und Ammenmärchen reinfallen?

Zum einen geht es um Reduktion von Angst. Verschwörungstheorien treten immer in Krisenzeiten in den Vordergrund, wenn große allgemeine Panik in der Gemeinschaft herrscht. Zu Beginn der Corona-Pandemie war die Furcht besonders groß – und die Demos der Corona-Leugner waren besonders gut besucht. In dieser Zeit mussten wir uns jeden Tag auf neue Zahlen und Begriffe einstellen, die uns um die Ohren flogen: Inzidenzzahlen, R-Werte, Intensivregister, Übersterblichkeit. Auch wenn wir es schnell vergessen haben: Es gab Zeiten, in denen von diesen gnadenlosen statistischen Werten abhing, ob wir einkaufen, Freunde einladen, auf Reisen gehen oder die Großeltern besuchen konnten.

Angst wird im Gehirn in einem sehr einfachen System verarbeitet, das mit Fakten und Statistiken nicht viel anfangen kann. Angst ist nicht gut in Statistik. Und dann kommt ein narzisstischer Vegankoch namens „Avocadolf" daher und verkündet: „Corona gibt es gar nicht." Bumms!

Alle Probleme auf einen Schlag gelöst. Das Gehirn ist auf einmal von allen komplizierten Zahlenspielen entbunden. Das Angstsystem kann man beschwichtigen, indem man Komplexität reduziert.

Stellen Sie sich eine Frau vor, die die schockierende Diagnose bekommen hat, dass ihr Brustkrebs, den sie seit Jahren als geheilt glaubte, wiedergekommen ist. Sie muss sich plötzlich mit vielen Wahrscheinlichkeiten und Unwägbarkeiten auseinandersetzen. Wie sind die Überlebenschancen nach Operation, Strahlen- oder Chemotherapie? Was sind die Nebenwirkungen? Zahlen und Fakten prasseln auf die überforderte und verzweifelte Frau ein. Und dann kommt ein selbst ernannter Wunderheiler und sagt ihr: „Meine Liebe, ich glaube, dass neunzig Prozent der gesamten modernen Schulmedizin getrost vom Erdball verschwinden könnten. Die Gesundheit der Menschen würde sich sofort und drastisch verbessern." Und verkauft ihr eine wohlklingende, aber nutzlose Kräutertinktur gegen den Krebs. Die ist zwar extrem teuer, aber – denkt sich die Frau – das letzte Hemd hat keine Taschen, also egal, was es kostet. Und plötzlich schöpft sie wieder Hoffnung. Und verzichtet auf alle schulmedizinischen Behandlungen. Und stirbt, obwohl sie mit der richtigen Therapie eine reelle Überlebenschance gehabt hätte.

Manche Menschen, die in Bedrängnis geraten, kapitulieren vor der Komplexität der Welt. Ambivalenzen und Unsicherheiten können sie nicht gut aushalten. Und dann neigen sie dazu, sich die Welt zu vereinfachen. Wenn man die Welt in Gut und Böse einteilt, wird plötzlich alles ganz logisch. Da gibt es die Eliten, die mächtigen Regierungen, die Freimaurer, die Konzerne, die Banken, die Rothschilds oder einfach „die da oben“, die alle miteinander vernetzt sind und die Welt unter sich aufteilen. Dahinter steckt ein großer, geheimer Masterplan. Was auf der Welt an Schlechtem passiert, Kriege, Anschläge, Naturkatastrophen, Plagen – alles hängt irgendwie miteinander zusammen, nichts ist zufällig. Und die meisten Menschen sind wohl dumme Schafe, denn sie merken nicht, wie der „tiefe Staat“ langsam, aber sicher die Weltherrschaft übernehmen will. Wenn es nicht die Querdenker gäbe, die sich das nicht gefallen lassen! Denn über diesen Prozess wissen nur wenige Bescheid, denn den „gleichgeschalteten“ Mainstream-Medien ist es verboten, über alle diese skandalösen Vorgänge zu berichten.

Natürlich gibt es korrupte Politiker, ausbeuterische Banken, Pharmakonzerne, die Nebenwirkungen verschweigen, bezahlte Journalisten, Kinderpornoringe, Großkonzerne, die keine Steuern zahlen, und organisierte Kriminalität. Wenn man sich das vor Augen hält, ist der Weg nicht weit, überall eine große Verschwörung zu sehen. Und wenn man einmal ein großes Misstrauen gegen die Staatsmacht und alle Institutionen entwickelt hat, kommt einem alles verdächtig vor. Jede Entscheidung der Regierung, jedes neue Gesetz, jede Regelung wird als erneuter Angriff auf das unterdrückte Volk gesehen.

Und wenn man erst mal zu der Überzeugung kommt, dass alles eine globale Konspiration ist, profitiert man vom „Heureka-Effekt“ (siehe S. 155), also dem Glücksgefühl, das man bekommt, wenn man eine neue, wichtige Erkenntnis gewonnen hat. Man fühlt sich wie jemand, der gerade das Perpetuum mobile erfunden hat. Man hat exklusives Wissen, das den „Schafen“ verwehrt bleibt.

Und dann findet man sich in einem Boot mit

Gleichgesinnten, die dieselbe überwertige Idee miteinander teilen, obwohl unter ihnen vielleicht ganz unterschiedliche Persönlichkeiten sind. Da laufen die verschiedensten Typen auf der Demo mit: Friedensaktivisten und Putin-Versteher, Umweltschützer und Klimawandelleugner, Rechtsradikale und Kommunisten, Reichsbürger und Anarchisten. Das Einzige, was sie verbindet, ist oppositionelles Denken und der unerschütterliche Glaube, den ultimativen Durchblick zu haben. Hauptsache, es geht gegen die Regierung, die offizielle Version von bedeutenden Ereignissen, den Mainstream und die schweigende Mehrheit der Bevölkerung. Und je mehr man von den blökenden Schafen angegriffen wird, desto stärker wird das Gemeinschaftsgefühl. Tritt man dem Club der Verschwörungstheoretiker bei, wird man mit Liebe überschüttet. „Bisher war ich bedeutungslos und einsam", mag so mancher Mitläufer einer Kundgebung denken, „aber jetzt bin ich ein Kämpfer für die gute Sache und habe ganz viele neue Freunde."

Wir sehen, dass es mehrere Gründe gibt, warum die Anhänger der Verschwörungstheorien in sich ruhen: Das Angstsystem wird durch Reduktion der Komplexität einer Krisensituation beschwichtigt. Außerdem wird das Belohnungssystem durch den Heureka-Effekt gehätschelt. Die Erkenntnis, scheinbar exklusives Wissen zu haben, das anderen verborgen bleibt, macht fröhlich und zufrieden. Und auch die Gewissheit, im Kampf gegen die Unwissenheit der „Schafe" Mitstreiter zu haben, stärkt das Gemeinschaftsgefühl und ist Balsam für die Seele. Fühlte man sich davor als Spielball der Mächtigen, hat man nun das untrügliche Gefühl, die Kontrolle wiedergewonnen zu haben.

Vielleicht haben Sie während der Corona-Pandemie

die Erkenntnis machen müssen, dass ein paar Ihrer guten Freunde, mit denen Sie bisher immer gut diskutieren konnten, sich nach und nach zu abergläubischen Menschen entwickelten. Also Leute, denen Sie das nicht zugetraut hätten. Vielleicht haben Sie ein paar Bekannte, die versucht haben, Sie für eine esoterische Freikirche zu gewinnen. Die Ihnen einreden wollten, dass der Verzehr von Zucker für praktisch alle Krankheiten verantwortlich und Histaminintoleranz die neue Geißel der Menschheit ist. Sie haben das vielleicht als harmlose Marotte dieser Leute angesehen und darüber gelächelt, aber Sie haben sich nicht von ihnen losgesagt.

Doch dann kam Corona. Jetzt hörte der Spaß auf. Bisher hatten sich diese Leute nur selbst ein Bein gestellt, indem sie auf zahllose schmackhafte Lebensmittel verzichteten, weil sie angeblich ungesund sind, oder aus Angst vor Feldstärken im Ohr nicht per Mobiltelefon erreichbar waren. Nun begannen aber die Impfgegner und Corona-Leugner, ihre Mitmenschen zu schädigen. Vor allem zu Beginn der Pandemie, als die erste hochgefährliche COVID-19-Variante ihre tödliche Spur durch die Welt zog, war es wichtig, dass alle Menschen ohne Ausnahme zusammenhalten. Und genau dieses notwendige Prinzip wurde von einem nicht unerheblichen Anteil der Bevölkerung unterlaufen. Niemand weiß, wie viele Menschen jeder dieser hartnäckigen Maskenverweigerer und Impfgegner auf dem Gewissen hat, die er durch sein verantwortungsloses Verhalten mit dem Virus infiziert hat.

Und mancher Querdenker wurde zum Querschläger, wenn er bei Demonstrationen für die Meinungsfreiheit Andersdenkenden seine eigenwilligen Ansichten einprügelte.

Und wieder sind es die gleichen Leute, die auch schon früher durch absonderliche Ansichten auffielen und jetzt keine Masken tragen wollten. Diejenigen, die hinter den Impfkampagnen eine weltweite Konspiration von Big Pharma und jüdischen Milliardären wähnen, waren auch schon vor Corona bereit, jeden Aberglauben, jedes bizarre Fake-Narrativ und jedes pseudowissenschaftliche Blabla zu akzeptieren.

Es sind immer die gleichen, die ihr Leben nach dem Horoskop richten, die sich gegen Burn-out vom Homöopathen verdünnte Brechnuss oder Phosphorsäure verschreiben lassen, die sich aus Alufolie ein Strahlenschutz-Käppi basteln und auf Esoterikmessen überteuerte Kristallkugeln kaufen, um ihr angeschlagenes Karma zu verbessern. Sie setzen sich für einen verurteilten Strafgefangenen ein und halten ihn für unschuldig, obwohl er drei Frauen auf bestialische Weise ermordet und bei allen drei seine DNA hinterlassen hat. Sie halten die Kondensstreifen der Flugzeuge am Himmel nicht für harmlose Eiskristalle, sondern für Chemtrails, Chemikalienregen, der mit Spezialvorrichtungen aus den Flugzeugen geschleudert wird, um die Menschen am Boden zu vergiften. Sie glauben, dass Prominente und Milliardäre in Kellergewölben unschuldige Kinder gefangen halten, um aus ihrem Blut die Substanz „Adrenochrom“ zu gewinnen, die ihnen das ewige Leben verschafft.

„Miracle Mineral Supplement“ ist ein weiteres Wundermittel, das Krebs, Corona und Autismus heilen soll. Ausgemachter Unsinn: Es ist nichts anderes als Chlorbleiche, mit der man Schimmelbefall im Bad bekämpfen kann – eine penetrant riechende, ätzende und toxische Substanz, die bei Einnahme zu Erbrechen, Durchfall und Nekrosen im

Rachen führen kann. Das Internet verbreitet den größten Bockmist mit Lichtgeschwindigkeit.

Was geht in Eltern vor, die ihr Kleinkind konsequent vegan ernähren, bis es schließlich an Mangelernährung verstirbt? Wie kann es passieren, dass im 21. Jahrhundert Menschen sterben, die man mit exorzistischen Ritualen von Schizophrenie, Epilepsie oder Homosexualität heilen wollte?

Kann jeder zum Querdenker werden? Menschen mit höheren Schulabschlüssen glauben deutlich seltener an Konspirationsmythen als jene mit bildungsfernem Hintergrund, wie eine Umfrage ergab.[53] Es ist aber nicht nur eine Frage der Ausbildung – auch Professoren profilieren sich gelegentlich im Schrägdenken. Immerhin neunzehn Prozent von Hochschulabsolventen glauben, dass es geheime Mächte gibt, die die Welt steuern. Es braucht eine spezielle Denkstruktur, wenn man zum unkorrigierbaren Verschwörungsschwurbler werden will: Man muss in der Lage sein, mit offensichtlichen Widersprüchen zu leben. Strukturiert denkende Menschen würden dagegen versuchen, Unvereinbarkeiten aufzulösen. Aber für die Glaubensgemeinschaft der Querdenkenden ist es überhaupt nicht irritierend, wenn ihre abwegigen Theorien sich gegenseitig ausschließen.

Wie viele Tausende jahrhundertealter Erkenntnisse und Beobachtungen muss man ignorieren, um 2500 Jahre nach Pythagoras noch zu glauben, dass die Erde eine Scheibe ist? Wir alle haben 2001 die Flugzeuge ins World Trade Center fliegen sehen – wie kann man behaupten, dass es keine Flugzeuge gab und die Türme gezielt von der US-Regierung gesprengt wurden?

Ist es nicht ein Widerspruch, dass Paul McCartney noch mit achtzig Jahren Konzerte gab, obwohl er angeblich bereits

1966 starb, während Elvis Presley, der nach Überzeugung mancher Fans immer noch lebt, sich kaum in der Öffentlichkeit zeigt?

Die gleichen Aluhüte, die beteuern, dass es Corona gar nicht gibt, behaupten dann wiederum, dass über Mobilfunkmasten eben diese Viren verbreitet werden, die ja angeblich gar nicht existieren.

Ein Widerspruch ergibt sich auch, wenn man die Corona-Impfung ablehnt und auf natürliche Heilkräfte vertraut, dann aber doch infiziert wird, und, um noch eine Überlebenschance zu haben, auf der Intensivstation einen Cocktail von zwölf Medikamenten akzeptieren muss, die jedes für sich heftigere Nebenwirkungen haben als der Corona-Piks. Einige prominente Impfgegner wurden vom Virus dahingerafft, weil sie versucht haben, ihre Corona-Lungenentzündung mit einem toxischen Pferdewurmmittel zu behandeln.

Wie kommt es, dass Menschen alle Regeln der Vernunft und Logik hinter sich lassen, wenn sie jeden Salonblödsinn bereitwillig für bare Münze nehmen? Ist es Naivität oder Suggestibilität? Das allein reicht als Erklärung nicht aus. Wir haben bei der Darstellung des Belohnungssystems gesehen, dass Menschen auf der Jagd nach Endorphinen ihr logisch denkendes Gehirn auch gerne mal abschalten, zum Beispiel bei der Heroinsucht oder bei hemmungslosem Sex. Der gleiche Mechanismus greift wohl auch, wenn Menschen auf Irrglauben und Hirngespinste hereinfallen.

Wenn die Seele leidet

Glück ist, nicht unglücklich zu sein – so lautet eine mögliche Definition. Wenn wir wissen wollen, was Glück ist, sollten wir auch fragen, was Unglück ist. Ganz einfach, werden die meisten Menschen sagen: Wenn ich meine Frau durch Brustkrebs verliere. Wenn ich mit 52 Jahren plötzlich arbeitslos bin. Wenn bei mir Multiple Sklerose diagnostiziert wird. Wenn ich mich in einen Mann verliebt habe, der aber eine andere Frau begehrt. Oder wenn ich mit meiner Firma in Insolvenz gehen muss – dann bin ich unglücklich! Selbstverständlich sind Menschen bekümmert, wenn sie solche belastenden Lebensereignisse erfahren. Aber nun wird vorausgesetzt, dass alle, die nicht solche psychischen Traumata erfahren haben, halbwegs glücklich sind. Irrtum! So einfach ist es nicht. Man kann durchaus unglücklich sein, wenn alle äußeren Bedingungen wunderbar rund laufen. Umgekehrt gibt es Menschen, mit denen das Leben es wirklich nicht gut meinte, weil sie einen Schicksalsschlag nach dem anderen ertragen mussten – und dennoch fallen sie immer wieder auf die Füße und haben ein sonniges und ausgeglichenes Gemüt. Resilienz ist ein gebildet klingendes Wort dafür, man könnte aber auch einfach „hart im Nehmen" sagen. Wie kommt es, dass für manche Menschen alles zur unerträglichen Belastung wird, während andere Schulden, Scheidung, Wohnungskündigung, Autounfall oder Krebserkrankung zwar nicht locker, aber erstaunlich gut wegstecken?

Merksatz:
Ein Problem ist nur zur Hälfte ein Problem, weil es ein Problem ist, zur anderen Hälfte, weil man es zu einem Problem macht.

Viele Menschen sind unglücklich, weil sie unter einer psychischen Krankheit leiden. Oder aber eine Persönlichkeit haben, die zum Unglücklichsein prädestiniert. Was ist der Unterschied zwischen Krankheiten und Persönlichkeitsstörungen? Krankheiten kommen und gehen, während man eine Persönlichkeit schon in der Jugend ausbildet und dann das ganze Leben lang behält. Eine Depression ist zum Beispiel eine Krankheit. Aus heiterem Himmel verändert sich die Stimmung zum Negativen. Nach durchschnittlich einem Jahr würde sie weggehen, wenn man den Verlauf nicht mit einer Behandlung verkürzt. Eine depressive Persönlichkeit kann man dagegen ein ganzes Leben lang haben. Sie geht auch mit niedergeschlagener Stimmung einher; diese ist aber nicht so stark, dass man es schon als Depression bezeichnen könnte. Sie kennen vielleicht solche Leute: Sie klagen ständig und sind missmutig, haben immer was zu nörgeln, gehen zum Lachen in den Keller, fühlen sich ständig benachteiligt oder sind als Spaßbremse unterwegs. Obwohl ihr Leben objektiv gesehen nicht ungünstiger verläuft als bei den meisten Durchschnittsbürgern, haben sie immer das Gefühl, dass das Leben es nicht gut mit ihnen meint. Auch diese Menschen leiden, aber sie zeigen nicht die abgrundtiefe Melancholie der Krankheit Depression.

Einer der Hauptursachen, warum Menschen niedergeschlagen sind, liegt in der Hirnchemie. Wenn die Moleküle verrückt spielen, kann aus dem zufriedensten Menschen ein nervliches Wrack werden. Mehrere psychische Krankheiten entstehen unter anderem durch Veränderungen der Neurobiologie im Gehirn. Dazu gehört vor allem die Depression.

Depression

Ich habe den größten Teil meines Arbeitslebens damit verbracht, Menschen zu helfen, die aufgrund einer psychischen Krankheit unglücklich waren. Depressive sagen, dass es nichts Schlimmeres auf der Welt gibt als die tiefe seelische Qual bei dieser Erkrankung. Sie würden lieber blind oder querschnittsgelähmt sein, als den Psychoterror einer Depression zu ertragen. Jemand, der im Rollstuhl sitzt, hat ein extrem beschwerliches Leben und muss sich viele Dinge versagen, aus denen andere Menschen ihre Freude beziehen. Aber der Rolli-Fahrer hat auch positive Momente. Er kann sich über viele Dinge des Lebens freuen, die nichts mit Laufen zu tun haben, wie Gespräche mit lieben Mitmenschen, Erfolge im Beruf, das Lachen eines Kindes oder vielleicht sogar einen Sieg bei den Paralympics. Depressive Menschen können sich dagegen über nichts mehr freuen. Die kleinen und großen Freuden, die das Leben bietet, können sie nicht aufheitern: nicht der unverhoffte Lottogewinn, die Geburt eines Enkelkindes oder das Einserabitur der Tochter. Sex macht ihnen keinen Spaß mehr, auch nicht ein mit Liebe gekochtes Luxusmenü oder ein witziger Film im Fernsehen. Stattdessen empfinden sie Weltschmerz und Trauer, die in keinem Verhältnis zu ihren tatsächlichen Lebensverhältnissen stehen. Viele möchten diesen unerträglichen Zustand beenden, indem sie aus dem Leben scheiden.

Glaubt man Artikeln in wissenschaftlichen Zeitungen wie dem „Bäckerkurier“ oder der „Apothekenpost“, entstehen Depressionen vor allem durch Traumata. Nicht nur eine Scheidung, der Tod eines Angehörigen oder eine unheilbare Krankheit zählen dann als Trauma. Sogenannte Traumatherapeuten sind da erfinderisch – jeder, der ein psychisches Problem hat, wurde als Kind „traumatisiert“. Häufig wird eine gestörte Mutterbeziehung als Ursache bemüht. Und wenn ein schweres Kindheitstrauma nicht offensichtlich zu finden ist, wird eines gesucht. Und da wird man immer fündig: Vielleicht war es, weil das Kind wegen Asthma nach Norderney verschickt wurde? Weil es wegen Übergewicht gehänselt wurde? Vom Vater angebrüllt wurde, weil es sein Lego überall rumliegen ließ? Vielleicht hat es von seinen Mitschülern Klassenkloppe bekommen, weil es gepetzt hat?

Und wenn der Bann erstmal gebrochen ist, wird alles zum Trauma: Chefs, die Überstunden nicht bezahlen, ständige Handyanrufe von der Arbeitsstelle an Brückentagen, an denen man eigentlich länger ausschlafen möchte, Mobbing, das hauptsächlich dadurch entsteht, dass man bei der Arbeit nicht ständig gelobt wird, oder durch Burn-out, das seine Ursache in unbezahlten Überstunden hat. Als Trauma zählt auch, wenn man von der Schwiegermutter ausgeschimpft wird, weil man ihren geliebten Sohn nicht richtig behandelt.

Wenn ich mir früher in der psychiatrischen Klinik nach einer Stationsvisite die seelischen Belastungen meiner depressiven Patientinnen und Patienten durch den Kopf gehen ließ, so hatten diese in der Regel nicht die gängigen Risikofaktoren, die regelmäßig in der Presse genannt werden, wie „Burnout“ oder „Mobbing“. Unter meinen Patienten waren einige, die schlimme Dinge erlebt hatten. Aber kaum ein Mensch wird in seinem Leben von Schicksalsschlägen verschont, und die depressiven Menschen auf der Station hatten meist nicht mehr oder weniger belastende Ereignisse erlebt als andere in ihrem Alter. Es waren Frauen darunter, die einen netten Ehemann, einen ordentlichen Job, ein geräumiges Eigenheim und zwei gesunde Kinder hatten, die Zahnmedizin oder Chemie auf Lehramt studierten – und dennoch wurden sie von Depressionen befallen. Natürlich gibt es Menschen, die vom Schicksal schwer getroffen werden, aber diese bekommen nicht unbedingt Depressionen, sondern sogenannte posttraumatische Belastungsstörungen. Das darf nicht mit Depressionen verwechselt werden, wenn auch die Symptome manchmal ähnlich aussehen. In den Medien werden häufig erhöhte Anforderungen im Beruf als Hauptgrund für Depressionen strapaziert. Wären „unsichere Arbeitsplätze“ eine Hauptursache für Depressionen, müsste die Suizidrate in Jamaika achtmal so hoch sein wie in der Schweiz – es ist aber genau umgekehrt.

In der Realität entstehen Depressionen eben nicht nur durch Belastungen, sondern auch durch biologische Faktoren, die zum Teil ererbt sind. Grob geschätzt, macht der Beitrag der Vererbung etwa die Hälfte aus, während sich die andere Hälfte auf verschiedenste Faktoren verteilt, wie Belastungen in der Kindheit, Partnerschaftsprobleme, Verlusterfahrungen oder berufliche Rückschläge, aber auch weitere biologische Faktoren wie Lichtmangel oder körperliche Erkrankungen. Dabei konnte man für keinen der Umweltfaktoren eine besonders klare Kausalbeziehung herausarbeiten.

Wie wir im Kapitel über die positiven Wirkungen der Sonne gesehen haben, spielt auch der Einfluss der Jahreszeit auf Depressionen eine nicht unerhebliche Rolle. Jeder, der in der Psychiatrie arbeitet, weiß, dass in der dunklen Jahreszeit Hochkonjunktur für Depressionen ist und die Klinik überbelegt werden muss, um alle betroffenen Patienten aufzunehmen. Auch scheint es so zu sein, dass Menschen in nördlichen Ländern eher zu Depressionen neigen als diejenigen, die in südlichen Gefilden leben. In Ländern, die in Äquatornähe liegen, sind Suizide extrem selten, während sie in nördlichen Staaten wie Litauen besonders hoch sind. Es wurde ja im Abschnitt „Sparsame Nordlichter" (siehe S. 105) schon erwähnt, dass es im Norden vor Jahrtausenden ein Überlebensvorteil war, wenn man ängstlich und depressiv war und sich für den Winter bevorratete.

Für viele Betroffene ist es entlastend, zu lernen, dass Depressionen auch durch biologische und genetische Faktoren entstehen können. Das hat auch Konsequenzen für die Behandlung: Für die psychischen Belastungsfaktoren gibt es die Psychotherapie, und für die biologischen die Medikamente.

Depression ist übrigens nicht der Mangel von Glückshormonen – also auch nicht eine Störung des Belohnungssystems. Man geht davon aus, dass bei Depressionen der Haushalt des Botenstoffs Serotonin im Gehirn gestört ist. Auch wenn Serotonin manchmal als „Glückshormon" bezeichnet wird, sind das Serotonin- und das Opiatsystem zwei unterschiedliche Baustellen. Würde man Depressionen mit Opiaten behandeln, würden sie dadurch nicht gebessert werden. Auch viele Methoden, die in diesem Buch beschrieben werden, die den Endorphinhaushalt auffrischen, wirken nicht bei Depressionen. Bei einer richtig schweren Depression helfen weder Sex noch gutes Essen oder gefühlvolle Musik. Auch nützt es nichts, depressiven Patienten Ostfriesenwitze zu erzählen.

Was kann man gegen Depressionen tun?

Die zwei wesentlichen Behandlungsmethoden bei Depressionen sind die Psychotherapie und Antidepressiva. Meist reicht es, eine Depression ambulant zu behandeln; nur in schwereren Fällen sollte man stationär in eine psychiatrische Klinik aufgenommen werden. Die am besten wissenschaftlich untersuchte Psychotherapie für Depressionen ist die Verhaltenstherapie. Bei dieser würden Sie zum Beispiel einmal pro Woche einen Psychotherapeuten aufsuchen. In den heilenden Gesprächen geht es unter anderem um die oft subjektive, zu pessimistische Einschätzung der objektiven Lebensumstände. Menschen, die von einer Depression betroffen werden, zermartern sich oft das Gehirn, was sie in ihrem Leben falsch gemacht haben. Habe ich den falschen Mann geheiratet, habe ich mich im Beruf zu wenig angestrengt, sodass ich nicht auf der Karriereleiter nach oben gestiegen bin, bin ich zu meinen Kindern nicht streng genug gewesen oder habe ich mir von meiner Schwiegermutter zu viel gefallen lassen? Schuldgefühle gehören zum Bild einer Depression dazu. Wenn man dann immer in den Medien liest, wodurch angeblich Depressionen entstehen, nimmt man diese Ursachenzuweisungen für bare Münze und macht sich ein verzerrtes Bild über die Gründe, warum man selbst von der Depression betroffen ist. Und meistens gibt man sich selbst die Schuld. Depressive hören häufig, dass sie sich nicht so anstellen sollen. Einem depressiven Menschen zu sagen, dass er sich mal zusammenreißen soll, ist wie von einem Mann mit zwei Gipsbeinen zu verlangen, dass er Hochsprung übt. Wir müssen uns von dem Gedanken lösen, dass Depression nur eine Folge falscher Lebensführung ist, sondern akzeptieren, dass es sich dabei um eine medizinische Krankheit handelt wie jede andere auch.

Sie werden immer wieder in den Medien lesen, dass Antidepressiva das Problem nicht lösen, sondern nur verschlimmern („Unglück auf Rezept"). Wenn Sie im Internet das Wort „Antidepressiva" eingeben, werden Sie auf acht von zehn Webseiten lesen, dass Antidepressiva nicht besser wirken als Placebos, dass sie extrem starke Nebenwirkungen haben, abhängig machen, die Persönlichkeit verändern und die Menschen in den Selbstmord treiben, anstatt dies zu verhindern. Die meisten der selbst ernannten Spezialisten, die solche Schauermärchen im Internet verbreiten, haben keine Erfahrungen mit Antidepressiva – weder als betroffener Patient noch als verordnender Arzt. Manche von ihnen haben ein finanzielles Interesse, wenn sie Antidepressiva schlechtmachen, weil sie stattdessen andere Heilmittel und nutzlose Behandlungen bewerben wollen, mit denen sie ihr Geld verdienen. Ich habe in meinem Leben als Psychiater Tausende von depressiven Patienten erfolgreich mit Medikamenten behandelt. Unter Antidepressiva wandelten sich völlig verzweifelte, hoffnungslose Menschen mit Todessehnsucht manchmal in wenigen Tagen zu lebensbejahenden, fröhlichen Menschen. Es ist auch nicht richtig, dass Antidepressiva nicht besser wirken als ein Placebo, also ein Scheinmedikament: Eine im „Lancet", der wohl renommiertesten medizinischen Zeitschrift, veröffentlichte Analyse aller verfügbaren Studien zeigte, dass alle verfügbaren Antidepressiva sehr wohl Placebopillen überlegen waren.[54] Natürlich haben Antidepressiva auch Nebenwirkungen. Die meisten sind aber der Kategorie „ärgerlich, aber nicht gefährlich" zuzuordnen. Und: Depressionen sind wegen der Suizidgefahr potenziell tödliche Erkrankungen. Um den Krebs zu besiegen, nehmen die Menschen schlimme Nebenwirkungen in Kauf – warum erwartet man eigentlich, dass Antidepressiva keine Nebenwirkungen haben dürfen? Antidepressiva sind keine „happy pills", die man bei leichten Befindlichkeitsstörungen einnehmen sollte. Aber sie sind auch keine „Hämmer", die Nebenwirkungen auf dem Niveau von Chemotherapie haben und nur in sehr schlimmen Fällen eingenommen werden sollten.

Man kann eine Depression auch allein mit einer Psychotherapie behandeln, wenn sie nur ein leichtes Ausmaß angenommen hat. Allerdings zeigen die wissenschaftlichen Daten, dass Antidepressiva selbst bei den leichten Depressionen nützlich sind und ab einem mittleren Schweregrad stärker wirken als eine Psychotherapie.

TIPPS:

- **Wenn der Grund Ihres Unglücklichseins in einer Depression liegt, sollten Sie lieber früher als später in Behandlung gehen. Und wenn Sie sich nicht ganz sicher sind, ob Ihre niedergeschlagene Stimmung schon eine Depression ist oder nur eine vorübergehende schlechte Phase, lassen Sie sich lieber professionell beraten.**

• Wenn Sie das Gefühl haben, dass Sie eine Depression haben, aber noch nie in Behandlung waren, sind Sie nicht allein. Das Hauptproblem in der Depressionsbehandlung ist nicht, dass es keine ausreichenden Behandlungsmöglichkeiten gibt, sondern dass etwa die Hälfte der Betroffenen die verfügbaren Therapien nicht in Anspruch nimmt. Zum einen sind depressive Erkrankungen immer noch mit einem Stigma behaftet. Niemand möchte gern zugeben, dass er psychisch krank ist. Wenn Sie sich aber in Behandlung begeben, werden Sie erfahren, dass Sie eine reelle Chance habe, wieder glücklich zu werden.

Stress in schnelllebigen Zeiten

„Die Ansprüche an die Leistungsfähigkeit des Einzelnen sind erheblich gestiegen, und nur unter Aufbietung aller seiner geistigen Kräfte kann er sie befriedigen“, so beklagte sich ein deutscher Wissenschaftler über die modernen Zeiten. „Durch den ins Ungemessene gesteigerten Verkehr, durch die weltumspannenden Drahtnetze haben sich die Verhältnisse in Handel und Wandel total verändert. Alles geht in Hast und Aufregung vor sich, die Nacht wird zum Reisen, der Tag für die Geschäfte benutzt. Selbst die Erholungsreisen werden zu Strapazen für das Nervensystem. Große politische, industrielle und finanzielle Krisen tragen ihre Aufregung in viel weitere Bevölkerungskreise als früher.“

Diese Zeilen beschreiben trefflich den Zustand unserer

heutigen Zeit. Nur dass diese Äußerungen des Neurologen Wilhelm Erb aus dem Jahre 1893 stammen.[55] Damals wie heute gehörte es zum guten Ton, gegen die „schnelllebigen Zeiten" zu wettern. Damals waren es die Drahtnetze, heute sind es die drahtlosen Netze – aber ansonsten hat sich wohl nicht viel geändert in unserer Gewohnheit, immer gerade das aktuelle Zeitalter als das hektischste, nervöseste und anstrengendste zu bezeichnen. Man neigt dazu, die alten Zeiten zu verklären und zu glauben, dass früher alles gemütlicher, stressfreier und beschaulicher war.

Wussten Sie, dass im Jahre 1825 die durchschnittliche Wochenarbeitszeit bis zu 90 Stunden betrug, auf sechs Tage pro Woche verteilt?[56] In Europa lag die Lebenserwartung im Jahre 1820 bei 36 Jahren.[57] Kaum jemand kam ins Rentenalter.

Stellen Sie sich vor, Sie müssten für jede E-Mail, die Sie heute schreiben, Ihre Feder in Tinte tauchen, den Brief schreiben, mit Löschpapier trocknen, in einen Briefumschlag stecken, eine Marke aufkleben und zur Post laufen, um ihn dort einzuwerfen – wie es vor nicht allzu langer Zeit in Deutschland üblich war. Es gab keine Tiefkühlpizzas, digitale Kameras, Navigationsgeräte, Handys mit Taschenlampenfunktion, Wetter-Apps und Preisvergleichsportale. Ehrlich gesagt ist das Leben doch sehr viel bequemer als früher, aber die Menschen haben eine ungebrochene Tendenz, sich die heutigen Zeiten schlechtzureden.

Ok, Tiefkühlpizzas braucht man wirklich nicht.

Traumatisiert

Glaubt man den Berichten in Zeitungen, kommt es heutzutage immer häufiger zu posttraumatischen Belastungsstörungen, kurz PTBS. Obwohl sicher vor fünfzig Jahren deutlich mehr Unfälle und Katastrophen passierten und viele Krankheiten, die heute heilbar sind, früher den sicheren Tod bedeuteten, war diese Diagnose früher eine Seltenheit. Über sechzig Prozent aller Menschen erleiden einmal in ihrem Leben ein schwerwiegendes Trauma.[58] Niemand ist mit einer teflonbeschichteten Seele ausgestattet, an der auch die schlimmsten Schrecknisse abprallen. Die meisten Menschen, die Schicksalsschläge erleiden, bekommen aber keine PTBS – und trotzdem wird die Diagnose immer häufiger gestellt.

In meinem Beruf als Psychiater muss ich häufig Gutachten über Menschen erstellen, die angeben, eine PTBS zu haben. Manche von ihnen haben tatsächlich schreckliche Dinge erlebt; sie haben Angehörige verloren oder bleibende Gesundheitsschäden erlitten. Doch manche von ihnen gaben relativ harmlose Ereignisse an, die angeblich bei ihnen zu einem nachhaltigen PTBS-Syndrom geführt hätten. Manche waren mit dem Fahrrad gestürzt, hatten aber außer Hämatomen und Kratzern keine Schäden davongetragen; andere waren an ihrer Arbeitsstelle von Vorgesetzten beleidigt oder angeschrien worden. Ein Lehrer fühlte sich dadurch dauerhaft beeinträchtigt, dass er im Fernsehen einen Bericht über einen Amoklauf in einer Hunderte von Kilometern entfernten Schule gesehen hatte, und eine Lehrerin war von einem Stuhl gefallen, den ein Schüler angesägt hatte, wobei sie sich das Steißbein geprellt hatte. Manchen der Gutachtenpatienten war gar nichts passiert außer einem Beinahe-Unfall

(„Stellen Sie sich vor, was hätte passieren können …"). Das sind alles Ereignisse, die nicht das Kriterium einer PTBS erfüllen, nämlich, dass es sich bei dem auslösenden Ereignis um ein Trauma handeln muss, das bei jedem Menschen tiefste Verzweiflung hervorrufen würde.

Einige dieser Menschen hatten ein handfestes Interesse daran, als PTBS-Patient eingestuft zu werden – zum Beispiel begehrten sie ein Schmerzensgeld, eine Rente oder Zahlungen aus der Berufsunfähigkeitsversicherung. Manchen ging es aber im Wesentlichen darum, nach einem durch andere verschuldeten Unfall Recht und Genugtuung zu bekommen oder auch im Umfeld als jemand zu gelten, den man unterstützen und bemitleiden muss. Leider wird der Begriff PTBS im Gesundheitswesen momentan inflationär benutzt. Eine Untersuchung in Tübingen ergab, dass gerade mal drei Prozent der Gutachtenpatienten, die von ihrem Arzt oder Psychologen eine PTBS diagnostiziert bekommen hatten, tatsächlich die notwendigen Kriterien erfüllten.[59] Insgesamt entsteht durch diese völlig übertriebene Verwendung des Begriffs der Eindruck, als ob jedes Trauma sofort in einer PTBS enden würde. Es ist selbstverständlich, dass Menschen, die unverschuldet verletzt oder auf andere Weise geschädigt wurden, ein angemessenes Schmerzensgeld oder andere Kompensationen bekommen sollten. Nur leider ist es zu einem Automatismus geworden, auch bei kleineren Missgeschicken immer die Gerichte zu bemühen. So werden die Menschen verhöhnt, die tatsächlich furchtbare Schicksalsschläge zu erdulden hatten.

In den letzten Jahrzehnten nahm der Gebrauch der Wörter „Trauma" und „Stress" in den Medien um das Zwanzigfache zu.[60] Während man früher Geschichten über Menschen las, die nach Katastrophen dem Schicksal trotzten und ihren Lebensmut wiederfanden, findet man heute in den Medien vornehmlich Erzählungen über Betroffene, die ein Ereignis schwer verarbeiten. Durch die zahllosen Berichte über posttraumatische Belastungsstörungen wird allgemein der Eindruck erweckt, dass Menschen grundsätzlich an Notlagen und Unglücken zerbrechen. Und bei denen, die noch nie etwas wirklich Schlimmes erlebt haben, wird große Angst erzeugt, sodass sie dann, wenn sie wirklich eines Tages einen Verlust erleiden, mit ziemlicher Sicherheit ein Fall für die Psychiatrie werden. Die Realität ist, dass Menschen durch überstandene Belastungen oft stärker werden und sogar zuversichtlicher in die Zukunft blicken, zumindest mehr als solche, denen noch nie etwas passiert ist, die aber in der Furcht leben, eines Tages einen Einschnitt in ihrem bisher so glücklichen Leben zu haben. Menschen sind generell psychisch sehr robust gebaut. Natürliche Prozesse in unserem Gehirn sorgen dafür, dass wir auch nach verhängnisvollen Ereignissen wieder ins Leben zurückfinden. Die Natur hat uns mit Vergessens- und Verdrängungsmechanismen ausgestattet, die dafür sorgen, dass wir Monate und Jahre nach einem schrecklichen Ereignis wieder einen großen Teil unserer Lebensqualität zurückgewinnen. Nur etwa fünfzehn Prozent der Menschen, die ein schwerstes Trauma erleiden, bekommen eine posttraumatische Belastungsstörung. Dies hängt von vielen Faktoren ab. Die Heftigkeit des Traumas spielt eine Rolle, aber auch, ob man von anderen Menschen aufgefangen wurde. Der eine ist nach einem Sportunfall querschnittsgelähmt und gewinnt nach vielen Monaten wieder seine alte Lebensfreude und engagiert sich im Rollstuhl-Basketball. Der andere hat nach einem schweren Crash auf der Landstraße zwar überhaupt keine bleibenden körperlichen Schäden behalten, wird aber jahrelang die Gedanken an die Scheinwerfer des Autos nicht mehr los, die auf ihn zurasten.

Es wird in der Psychologie als Fehler angesehen, jemanden, der gerade einen Schicksalsschlag erlitten hat, automatisch in eine Psychotherapie zu drängen. In manchen Fällen wird dadurch eine PTBS nicht verhindert, sondern sogar ausgelöst. Der natürliche Verdrängungsprozess der Seele wird unterbrochen, wenn durch die intensive Beschäftigung mit dem Trauma die alten (oder eben noch recht frischen) Wunden wieder aufgerissen werden. Stellen Sie sich eine Mutter vor, die ihr Kind durch einen Gehirntumor verloren hat. Montag für Montag sitzt sie bei der Psychologin. Selbst wenn die Therapeutin sehr einfühlsam ist, selbst wenn sie gar nicht über die Erkrankung des Kindes und dessen Tod spricht, sondern in die Zukunft schaut und Mut machen will, wird die Mutter dennoch jeden Montag wieder an ihren tiefen Schmerz erinnert. Natürlich gibt es auch Menschen, die eine Psychotherapie unbedingt brauchen, um mit ihrem Kummer fertig zu werden, anderen wiederum geht es besser, wenn sie dem Vergessen des Ereignisses freien Lauf lassen. Auch eine PTBS klingt in der Regel nach einiger Zeit von selbst ab.

Ich habe noch drei Monate zu leben

Es ist immer wieder erstaunlich, wenn man mit Krebspatienten spricht, die eine niederschmetternde Diagnose erhalten haben. Sicherlich gibt es viele von ihnen, die verzweifeln und alle Hoffnung verlieren, wenn sie sich ausrechnen können, dass sie nur noch wenige Monate oder Jahre zu leben haben. Aber die meisten Krebspatienten sind erstaunlicherweise hoffnungsvoll. Selbst wenn sie sich Therapien unterziehen müssen, bei denen die Haare ausfallen oder die zu Schmerzen, Übelkeit und vielen anderen Beschwerden führen, sind die meisten von ihnen seelisch einigermaßen ausgeglichen. Man hat als Psychiater immer wieder mit Menschen zu tun, die unter einer lebensbedrohlichen Erkrankung leiden. Aber das Häufigste, was man von diesen Menschen hört, ist: „Wissen Sie was, ich brauche eigentlich keinen Psychiater. Ich komme zurecht. Alle wollen Mitleid mit mir haben und mich bedauern. Das geht mir auf den Wecker! So schlecht geht es mir gar nicht. Ich habe den Kampf gegen den Krebs aufgenommen, ich werde jede Chance nutzen und ich werde siegen!“ Fast nie sieht man Patienten, die angesichts ihrer bedrohlichen Erkrankung auch nur annähernd so abgrundtief niedergeschlagen sind, wie es Menschen sind, die an einer Depression leiden, aber körperlich völlig gesund sind.

Wenn Sie eine Freundin haben, die eine Krebsdiagnose bekommen hat, und einfühlsam auf sie zugehen und sich nach ihrem Befinden und dem Fortschritt der Behandlung erkundigen, müssen Sie sich nicht wundern, wenn Sie die Antwort erhalten: „Das ist jetzt nicht gerade mein Lieblingsthema!“ Viele der Betroffenen wollen nicht ständig auf ihr Problem gestoßen werden – was aber unvermeidlich ist, wenn sich jeder Zweite nach der letzten Chemotherapie erkundigt. Dann gibt es auch andere, die es sehr erleichternd finden, einem guten Freund gegenüber ihr Herz ausschütten zu können. Aber bei vielen findet ein natürlicher Prozess statt, der die Gedanken an den Tod in die allerkleinste, dunkelste

Dachkammer des Gehirns verschieben möchte. Auch in der Psychotherapie sollte man zurückhaltend sein, wenn es um das Thema Krebs geht: „Rede mit dem Patienten über alles, aber nicht über seinen Krebs!“, lautet der Ratschlag. Die Patienten wollen sich verstanden fühlen. „Ich will nicht über das Sterben reden, ich will leben!“, hört man dann. Das Thema Tod und Sterben in einem solchen Zusammenhang anzusprechen, ist manchmal wie eine gerade zuheilende Wunde aufzureißen.

Wie kommt es, dass Menschen, die mit dem Ende ihres Lebens konfrontiert werden, nicht schwerste Depressionen entwickeln? Bei manchen Krebsarten, so zum Beispiel bei Lungenkrebs, traten bei drei Prozent der Betroffenen Depressionen auf – in der Normalbevölkerung sind es aber bis zu zehn Prozent.[61]

Dass Tumorpatienten weniger verzweifelt sind als man annehmen würde, mag verschiedene Gründe haben. Zum einen ist es nicht so wie in einem schlechten Hollywood-Film, dass man vom Arzt die Vorhersage bekommt: „Sie haben noch exakt drei Monate und vier Tage zu leben!“ Mediziner können die restliche Lebensdauer meist gar nicht so genau angeben; sie müssten selbst in hoffnungslosen Fällen stattdessen sagen: „Sie haben noch zwischen sechs Wochen und sechs Jahren zu leben“ – um die statistische Bandbreite einigermaßen realistisch darzustellen. Abgesehen davon, dass eine solche Information nicht sehr hilfreich für die betroffenen Patienten wäre, sagen Ärzte so etwas gar nicht. Sie teilen dem Patienten die schlimme Diagnose nur deswegen ehrlich mit, weil sie wollen, dass der Patient die entsprechenden Behandlungsmaßnahmen ergreift, da es ja praktisch bei jeder Krebserkrankung eine gewisse

Heilungschance gibt. Das heißt, der Patient hat ein Ziel: Er weiß, dass er sich Behandlungen unterziehen muss und erkennt irgendwann, ob oder dass sich diese Mühe lohnt. Nach einer erneuten Operation geht es ihm vielleicht besser, selbst wenn der Eingriff anstrengend oder schmerzhaft war. Er hat auch vielleicht nach einer Chemotherapie seine Hoffnung wiedergewonnen, dass er den Krebs doch besiegen könnte. Er wird in ein Wechselbad von Ängsten und Hoffnungen und Glückszufällen geworfen – und das fördert bekanntlich die Endorphinproduktion, wie wir gelernt haben. Endorphine haben ja auch schmerzlindernde Eigenschaften. Sie verursachen auch Euphorie und Zuversicht, denn es ist ja gerade eine ihrer Hauptaufgaben, dass sie im Überlebenskampf die letzten seelischen Reserven mobilisieren. Ohne dass das wissenschaftlich gut nachgewiesen ist, wäre dies eine plausible Erklärung, warum Menschen im Angesicht des drohenden Todes nicht immer ihre Balance verlieren. Eine gesteigerte Endorphinausschüttung kommt aber auch dadurch zustande, dass der Körper merkt, dass er sich in einem lebensbedrohlichen Zustand befindet (zum Beispiel, wenn das körpereigene Abwehrsystem Krebszellen feststellt), was automatisch zur Ausschüttung von Endorphinen führt. Denn Endorphine werden, wie wir gesehen haben, nicht nur in glückseligen Phasen ausgeschüttet, sondern auch, wenn das Leben in irgendeiner Form von außen oder von innen bedroht wird. Ein Körper, der gegen bösartige Krebszellen kämpft, ist in einem Stresszustand. Wahrscheinlich hat die Natur es auch so eingerichtet, dass Menschen, die massiv bedroht werden, nicht so leicht aufgeben: „Kämpfe weiter, es lohnt sich, es ist noch nicht vorbei." Ich habe auch schon Patienten gesehen, die früher jahrelang immer wieder

Depressionen hatten, die dann aber paradoxerweise schlagartig ihre Niedergeschlagenheit verloren, als sie mit einer Krebsdiagnose konfrontiert wurden.

Bei Krebspatienten ist die Suizidrate dennoch erhöht – das verwundert nicht, denn viele Betroffene, die eine unheilbare Krebserkrankung haben und sich ausrechnen, dass vor ihnen nur noch viele Monate der Schmerzen und der Qual liegen, ziehen es vor, ihr Leiden frühzeitig abzukürzen. Aber: Die Suizidrate ist „nur" 1,8-fach erhöht, was heißt, dass Krebspatienten fast doppelt so häufig den Freitod suchen als die Normalbevölkerung[62], was natürlich schlimm genug ist. Menschen allerdings, die Depressionen haben – aber keinen Krebs –, setzen dagegen zwanzig Mal häufiger ihrem Leben ein Ende als der Bevölkerungsdurchschnitt.

Fazit: Natürlich kann ein bösartiger Tumor zu Niedergeschlagenheit, Hoffnungslosigkeit und Verzweiflung führen – aber entgegen der Erwartung gibt es sehr viele Betroffene, die trotz ihrer schweren Erkrankung nicht in Depressionen verfallen. Das ist eine beruhigende Nachricht für diejenigen, die immer Angst haben, einmal Krebs zu bekommen. Keiner hat gesagt, dass es leicht wird; aber wenn es Sie getroffen hat, brauchen Sie wenigstens nicht zu fürchten, dass dann auch noch Ihre Psyche verrücktspielt.

TIPPS:

- **Wenn Sie eine Krebsdiagnose erhalten haben, bleibt Ihnen wenigstens noch die Hoffnung, dass Ihre Seele Sie nicht unbedingt auch noch im Stich lässt und Sie in tiefe Depressionen verfallen. Bei den meisten Menschen führt eine lebensbedrohliche**

Diagnose dazu, dass sie plötzlich einen starken Lebenswillen entwickeln.

- Für die meisten Krebsarten gibt es immer irgendeine Therapie. Die Operationen, Chemotherapien und Bestrahlungen haben im Vergleich zu früher oft ihren Schrecken und auch ihre heftigen Nebenwirkungen verloren. Ständig werden neue Medikamente und Therapien entwickelt, sodass selbst bei aussichtslosen Diagnosen plötzlich ein Hoffnungsschimmer am Horizont erscheint. Und für die meisten Nebenwirkungen, die auftreten könnten, gibt es eine Behandlungsmöglichkeit.
- Das Wichtigste ist, dass Sie niemals kapitulieren – denn Krebszellen merken, wenn der Mensch aufgeben will. Man weiß nicht genau wie, aber das Immunsystem hängt direkt von der psychischen Verfassung ab – je besser die Stimmung, desto angriffslustiger werden die Tumorzellen bekämpft.
- Einen Tipp würde ich Ihnen noch als Arzt geben: Es gibt leider unendlich viele Schurken, die es ausnutzen, wenn Patienten mit einer infausten Diagnose nach dem letzten Strohhalm greifen. Sie versuchen, Ihnen irgendwelche Scharlatan-Methoden für teures Geld zu verkaufen, weil sie wissen, dass Krebspatienten im Endstadium locker mit dem Geld umgehen, da sie es ja nicht mehr auf dem Friedhof ausgeben können. Solange diese teuren Placebos dem Zwecke dienen, Ihre Hoffnung weiter aufrechtzuerhalten, ist das in Ordnung. Kritisch wird es allerdings, wenn Ihnen die Quacksalber raten, nicht auf die „bösen Schulmediziner" zu hören,

und ihnen stattdessen dubiose Heilmethoden andrehen wollen, die nicht nur unnütz, sondern auch noch gefährlich sind. Bei dem Apple-Gründer Steve Jobs wurde im Jahre 2003 ein seltener Tumor in der Bauchspeicheldrüse entdeckt, einer der wenigen Pankreastumoren, bei denen es eine realistische Heilungschance gibt. Er schlug den dringenden Rat der Ärzte aus, sich operieren zu lassen, und behandelte sich selbst mit veganer Diät, Akupunktur, Fastensäften und Darmreinigungen. Dabei verlor er neun Monate wertvoller Zeit, bis er sich schließlich dann doch operieren ließ. Jetzt war es aber schon zu spät. Er starb unnötigerweise an diesem behandelbaren Tumor. Was mich bei dieser Geschichte am traurigsten macht, ist, dass sich Steve Jobs sein ganzes Leben lang bemühte, die perfekte, ultimative und innovativste Technologie für Computer und Mobiltelefone zu entwickeln, während er, was seine eigene Gesundheit anging, mittelalterliche Heilungsmethoden wählte.

Brennende Chilischoten

Eine der Hauptursachen für ein unglückliches Leben sind chronische Schmerzen. Im Jahre 1999 führten italienische Forscher in Turin eine interessante Untersuchung durch: Sie gaben freiwilligen Versuchspersonen an den Händen und Füßen schmerzhafte Injektionen mit Capsacain. Das ist die Substanz, die dafür sorgt, dass Chilipfeffer im Mund brennt.[63] Nun gaben sie den Probanden zur Behandlung der

Schmerzen eine Creme und teilten ihnen mit, dass es sich um ein starkes Lokalanästhetikum handele – in Wirklichkeit war es nichts anderes als eine wirkungslose Hautcreme. Die Versuchspersonen bestätigten, dass der Schmerz nach Anwendung der Creme nachließ – dank des Placeboeffekts. Wenn man nun der Hälfte der Studienteilnehmer gleichzeitig Infusionen mit einem Medikament namens Naloxon gab, konnte dieser Scheineffekt vollständig aufgehoben werden. Mit diesem wunderbar einfachen Experiment hatten die Forscher einen Teil des Rätsels gelöst, warum Menschen auf Placebotabletten oft genauso gut reagieren wie auf echte. Sie hatten nachweisen können, dass der Placeboeffekt durch die körpereigenen Opiate vermittelt wird. Denn Naloxon ist ein Gegenspieler des Opiatsystems – so wie das ähnliche, bereits erwähnte Naltrexon. Das Medikament blockiert die Opiatrezeptoren, sodass die Endorphine ihre Wirkung nicht ausüben können. Dadurch funktionierte der Trick mit der Placebocreme bei denjenigen Personen nicht, die Naloxon bekommen hatten.

Bei Menschen, die ständig unter Schmerzen leiden, will oft nicht so richtig die Lebensfreude aufkommen. Es gibt einen offensichtlichen Zusammenhang zwischen Schmerzempfinden und dem Opiatsystem. Die Medikamente, die am effektivsten Schmerz bekämpfen, sind die Opiate, wie zum Beispiel Morphin, Tramadol oder Fentanyl. Diese Medikamente wirken am Opiatrezeptor und sind den körpereigenen Endorphinen ähnlich. Für Menschen mit schwersten Tumorschmerzen sind diese Arzneimittel ein Segen. Sie können aber genau wie die illegalen Drogen Opium oder Heroin süchtig machen. Interessanterweise entsteht eine Abhängigkeit fast nie bei Krebspatienten, dagegen aber leicht bei Menschen, die auch sonst zu Suchterkrankungen neigen. Das heißt, dass jemand, der ein Problem mit seinem Opiatsystem hat, Schmerzen stärker empfindet als ein gesunder Mensch. Und es erklärt, warum Menschen so unterschiedlich auf Schmerzen reagieren. Menschen, die depressiv, einsam und allein sind, leiden deutlich stärker unter Schmerzen oder beklagen chronische Schmerzzustände, für die die Ärzte nicht so recht einen körperlichen Grund finden können. Andere wiederum, die sich bei einem schweren Unfall mehrere schlimme Verletzungen zugezogen haben, können die Schmerzen wie nichts wegstecken, weil sie eine positive Grundeinstellung zum Leben haben.

TIPPS:

- Wenn Sie unter chronischen Schmerzen leiden und deswegen nicht so richtig glücklich werden können, sollten Sie folgende Tipps beherzigen: Nehmen Sie alle modernen Methoden der Schmerzbekämpfung in Anspruch. Es gibt in vielen Kliniken Schmerzambulanzen, die auf die Behandlung von Schmerzen spezialisiert sind.
- Alle chronischen Schmerzen haben immer auch eine psychische Komponente. Wenn die Ursache eines Schmerzzustands eine Depression, Angsterkrankung oder Somatisierungsstörung ist, helfen Analgetika meist kaum, da sie nicht die Ursache der Schmerzen behandeln. Man muss das Übel bei der Wurzel packen, nämlich in der Psyche. Eine spezielle Psychotherapie kann helfen, aber auch Antidepressiva und andere Psychopharmaka, die in

Studien eine Wirkung bei chronischen Schmerzen gezeigt haben.

- **Auch hier gilt wieder, dass die Endorphin-Gewinnungsmethoden austauschbar sind. Lassen Sie Ihre körpereigenen Endorphine den Schmerz bekämpfen, anstatt die Analgetikadosis zu erhöhen, zum Beispiel durch Tanzen, Sport oder Power-Yoga. Tango statt Fango, Rock statt Rheuma, Hip-Hop statt Heizdecke, Diskothek statt Diclofenac!**

Angst

Mit der wichtigste Grund, warum Menschen unglücklich sind, sind Ängste und Sorgen. Dabei muss man zwischen Alltagsängsten und Angsterkrankungen unterscheiden. Die Übergänge sind fließend. Jeder Mensch hat irgendeine Angst, und das ist auch sinnvoll so. Wenn wir Fahrrad oder Auto fahren, wenn wir eine steile Treppe heruntersteigen oder im Schnee wandern, passt unser Angstsystem ständig auf uns auf, ohne dass wir darüber nachdenken müssen. Es gibt aber auch täglich kleinere Angstsituationen, wenn wir befürchten, den Bus zu verpassen, eine Mathearbeit schreiben oder ein Bewerbungsgespräch führen. Aber Angst kann auch krankhaft werden. Die Angsterkrankungen sind die häufigsten seelischen Erkrankungen, fünfzehn Prozent der Menschen leiden einmal im Leben darunter. Am häufigsten trifft es Menschen im Alter von etwa dreißig bis fünfzig Jahren.[64] Bei Frauen sind Angsterkrankungen doppelt so häufig. Eine Angsterkrankung kann sehr quälend sein und die Lebensqualität erheblich beeinträchtigen. Wer zum Beispiel eine

Panikstörung hat, leidet unter plötzlich und unvermutet auftretenden Angstanfällen, bei denen man sich fühlt, als ob das Leben jetzt ein jähes Ende findet. Man befürchtet, einen Herzinfarkt oder einen Schlaganfall zu bekommen. Das Herz rast, man hat das Gefühl, keine Luft zu bekommen, schwitzt, zittert oder bebt innerlich und befürchtet, ohnmächtig zu werden. Besonders furchtbar sind Situationen, in denen man sich eingeengt fühlt, wie in U-Bahnen oder Menschenmengen.

Betroffene mit einer sozialen Phobie haben ständig Angst, von anderen Menschen abgewertet, kritisiert oder blamiert zu werden. Bei der generalisierten Angststörung hat man vor tatsächlichen Gefahren Angst, aber in übertriebener Form. Autounfall, Flugzeugabsturz oder Wohnungseinbruch – ständig malt man sich Katastrophen aus. Oft leidet man auch völlig ohne Grund unter Angstsymptomen wie Herzrasen, Zittern oder Schwitzen. Hinzu kommen Nervosität, Schreckhaftigkeit und Schlafstörungen.

Wer bekommt eine Angststörung? Es werden viele Ursachen diskutiert. Es sind nicht unbedingt Menschen, die tatsächlich ständig Gefahren ausgesetzt sind, zum Beispiel Polizisten, Soldaten, Fahrradkuriere oder Frauen, die einen prügelnden Ehemann zu Hause haben. Natürlich kann man von Ängsten geplagt werden, wenn man unter einer lebensbedrohlichen Erkrankung leidet oder wenn der Arbeitsplatz in Gefahr ist. Aber die meisten Menschen mit einer Angsterkrankung haben vor größtenteils ungefährlichen Dingen Angst, wie vollen Kaufhäusern, Hunden, Fahrstühlen oder Situationen, in denen sie sich blamieren könnten.

Eine Angststörung bekommt man auch nicht, weil man „Hubschrauber-Eltern“ hatte, die ständig aufpassten, dass man auf dem Spielplatz nicht aus anderthalb Metern Höhe vom Klettergerüst fällt. Die Erziehung und das Lernen am Modell der Eltern spielt eine Rolle, ist aber nicht so entscheidend, wie früher einmal angenommen wurde, denn Kinder werden von vielen Menschen in ihrer Umgebung erzogen, nicht nur von Mutter und Vater.

Manche Ängste sind auch Überbleibsel aus unserer Urmenschenzeit, wie die Angst vor Spinnen, die hierzulande ungefährlich sind – aber vor hunderttausend Jahren war es ein Überlebensvorteil, diese Furcht zu haben. Etwa zur Hälfte sind die Gene schuld, wenn Menschen unter Angsterkrankungen leiden, den Rest machen verschiedene Umweltfaktoren aus.

TIPP:

- **Wenn eine Angststörung ein wesentlicher Grund ist, warum Sie sich unglücklich fühlen, haben Sie gute Chancen auf Besserung, wenn Sie sich behandeln lassen. Leider gilt, dass nur etwa die Hälfte aller Angstpatienten sich überhaupt in eine Behandlung begeben. Manche vielleicht, weil sie nicht so schwer betroffen sind und einigermaßen zurechtkommen, andere, weil sie nicht wissen, dass die Erkrankung relativ leicht behandelbar ist, und wieder andere, weil sie sich nicht als psychisch krank einstufen lassen wollen. Dabei kann eine richtige Behandlung die Ängste innerhalb weniger Wochen oder Monate bessern. Nach der deutschen Leitlinie zur Behandlung von Angststörungen können Angststörungen mit einer Psychotherapie**

(am besten einer Verhaltenstherapie), mit Medikamenten oder mit einer Kombination aus beidem behandelt werden.[65]

Beschwipst mit Biowein

Viele Menschen können sich an unvergessliche, sehr glückliche Momente erinnern, in denen sie sehr betrunken waren. Auf ausgelassenen Partys werden lange Freundschaften geschlossen, Streits beigelegt oder Ressentiments aufgegeben. Vielleicht sind Sie nur deswegen auf die Welt gekommen, weil Ihr Vater und Ihre Mutter erst mal ein paar Glas Sekt trinken mussten, um sich näher zu kommen. Alkohol hat zwei Wirkungen – zum einen löst er Angst, und zum anderen wird eine leicht euphorische Stimmung erzeugt. Die erste Wirkung entsteht dadurch, dass Alkohol auf den sogenannten GABA-Rezeptor im Gehirn wirkt, wodurch Beruhigung und Angstlösung eintritt, die zweite durch eine indirekte Stimulation des Belohnungssystems. So steigt unsere Laune, und wir werden offener und freundlicher zu unseren Mitmenschen, wenn wir Hemmungen ablegen.

Sogar Menschen, die sich sehr gewissenhaft und ängstlich vor möglichen Gesundheitsgefahren durch Nahrungsmittel schützen wollen und sich laktose-, histamin-, gluten- oder glutamatfrei ernähren, haben merkwürdigerweise wenig Gesundheitsbedenken, wenn es um Weißwein, vor allem aus biologischem Anbau, geht. Menschen, die niemals ein Medikament einnehmen würden, dessen Packungsbeilage über acht Seiten geht, haben keine Probleme, Alkohol zu genießen, obwohl der Beipackzettel für Rotwein über hundert Seiten lang sein müsste, um alle Gesundheitsschäden zu erfassen, die übermäßiger Alkoholgenuss nach sich zieht.

Gerade weil so viele Menschen eine gute Erfahrung mit einem leichten Schwips gemacht haben, hat sich Alkohol zu einer gesellschaftlich akzeptierten Droge entwickelt. Leider gibt es doch allzu viele Menschen, die wegen der kurzfristigen, vergänglichen Glücksgefühle zum abhängigen Alkoholiker geworden sind und die sich dadurch langfristig ins Unglück gestürzt haben. Die meisten Menschen, die nur gelegentlich Alkohol trinken, werden wohl ihr Leben lang eher nur die positiven Seiten des Alkohols kennenlernen. Wer aber ein unbeschwertes Leben genießen möchte, sollte beim Alkohol immer den Punkt finden, bei dem es am schönsten ist, und dann zum Mineralwasser übergehen.

TIPPS:

- Wenn Sie zu denjenigen gehören, die ihren Alkoholkonsum nicht kontrollieren können, dann sollten Sie ernsthaft über eine Therapie nachdenken. Eine der häufigsten Ausreden von Alkoholabhängigen lautet: „Ich kann jederzeit damit aufhören!" – obwohl sie schon extrem häufig die Erfahrung gemacht haben, dass es genau das war, was ihnen in entscheidenden Situationen ihres Lebens nicht gelang.
- Alkohol ist nicht wie ein ungebetener Gast, den man freundlich bittet, das Grundstück zu verlassen, sondern wie ein widerlicher, hartnäckiger Eindringling, den man immer wieder mit harten Bandagen aus dem eigenen Garten herausboxen muss.

- **Jemand, der erkannt hat, dass er ohne fremde Hilfe nicht mehr aus dem Teufelskreis der Alkoholsucht herauskommt, sollte sich unbedingt stationär in einer psychiatrischen Klinik behandeln lassen. Dort werden in den ersten Tagen Medikamente gegeben, die die Entzugssymptome verhindern und ohne die der Alkoholentzug zu einem lebensgefährlichen Unterfangen werden könnte. Dann sollte man noch weitere Wochen in der Klinik bleiben. Mithilfe einer speziellen Suchttherapie und von Medikamenten, die das Verlangen nach Alkohol abschwächen, können Rückfälle verhindert werden.**

Endorphinmangel-Krankheiten

Bei gleich mehreren psychischen Erkrankungen scheint es ein Problem mit dem Opiatsystem zu geben. Es wird vermutet, dass Menschen, die sich harte Drogen wie Heroin spritzen, unter einem eklatanten Mangel an körpereigenen Opiaten leiden, denn die Endorphine sind ja den Drogen wie Morphin oder Heroin sehr ähnlich – weswegen sie nach diesen Drogen benannt wurden. Manche Menschen, die von Natur aus zu wenig Endorphine im Gehirn haben, kommen irgendwann auf den Dreh, ihr Belohnungssystem durch diese Rauschmittel zu befriedigen. Sie nehmen dafür einiges in Kauf, nämlich dass sie ihre Gesundheit ruinieren, sich die Droge illegal besorgen müssen, dafür sehr viel Geld brauchen, und dieses Geld möglicherweise durch Diebstähle, Prostitution oder Betrug beschaffen müssen. Sie geraten in ein gefährliches Umfeld, in dem es von Straftätern nur so wimmelt. Sie geraten in Gefahr, überfallen, bestohlen oder ermordet zu werden. Sie können sich HIV oder Hepatitis holen. Wenn jemand alle diese Risiken in Kauf nimmt, um sein Opiatsystem zu stimulieren, so liegt das wahrscheinlich daran, dass das übermächtige Verlangen seines Belohnungssystems nach den begehrten Wohlfühlhormonen alle Bedenken außer Kraft setzt. Da ein Mangel im Endorphinsystem eklige, unerträgliche Gefühle wie Unlust, Missmut, Niedergeschlagenheit und Unzufriedenheit hervorruft, schlagen diese Menschen alle Warnungen in den Wind und lassen sich auf ein hochgefährliches Spiel ein.

Das Verlangen des Belohnungssystems nach Befriedigung kann unersättlich sein. Wenn man versucht, mit Vernunft gegen dieses System anzugehen, wird man sehen, dass eine abwägende Diskussion mit dem Belohnungssystem nicht möglich ist. Jemand, der glückshormonmäßig gut aufgestellt ist, würde die Gefahren, die von einer Suchterkrankung ausgehen, nicht in Kauf nehmen. Kaum ein Mensch nimmt diese gefährlichen Drogen nur aus Neugier oder Geselligkeit. Menschen mit einem Mangel im Endorphinsystem missbrauchen natürlich nicht nur Heroin oder Opium, sondern auch legale Medikamente wie Morphin, die auch im Gehirn an den Opiatrezeptoren andocken. So starb der geniale amerikanische Musiker Prince an einer Überdosis von Fentanyl, einem Opiat-Schmerzmittel. Da von diesen Medikamenten eine hohe Suchtgefahr ausgeht, können sie vom Arzt nur mit einem speziellen Betäubungsmittelrezept verordnet werden.

Nicht nur Heroin, sondern auch andere Opiate und andere Drogen wie Amphetamine, Kokain, Alkohol, Beruhigungs-

und weitere Suchtmittel haben eines gemeinsam: Sie stacheln direkt oder indirekt das Endorphinsystem an. Während die Opiate direkt das Belohnungssystem ansteuern, nehmen die anderen Drogen und Alkohol einen Umweg über Neurotransmittersysteme, landen aber letztendlich auch wieder beim Opiatsystem.[66] Es gibt daher Süchtige, die eben nicht nur Heroin und Kokain konsumieren, sondern gleichzeitig auch verstärkt Alkohol trinken, rauchen und Beruhigungsmittel einnehmen. Man spricht dann von einer Polytoxikomanie.

Man kann es auf einen Punkt bringen: Praktisch alle Süchte könnte man als „Endorphinmangel-Krankheiten" bezeichnen. Natürlich gibt es verschiedenste Gründe, warum Menschen den Drogen verfallen; ohne eine deutliche Fehlfunktion im Opiatsystem würde aber kaum eine schwere lebensbedrohliche Sucht entstehen. Menschen, die kein Problem mit Süchten haben, beschuldigen leichtfertig die Drogenkonsumenten, sie hätten sich nicht im Griff und könnten keine Disziplin halten. Bevor man einen Süchtigen aber wegen seiner Hemmungslosigkeit verurteilt, sollte man bedenken, dass der Willensaufwand, den dieser gegen sein übermächtiges Belohnungssystem aufbringen muss, deutlich höher ist als bei Personen mit einem ausgeglichenen Belohnungssystem.

Das leere Käsefach

Manche jungen Frauen leiden unter der Essstörung Bulimie. Damit ist gemeint, dass sie Essanfälle haben, bei denen sie suchtartig alles verschlingen, was sich in der Küche finden lässt. Sie schaffen es, in einer halben Stunde ein Pfund Gouda oder fünf Tafeln Schokolade zu vertilgen. Aus Scham über ihr hemmungsloses Essen führen sie kurz danach absichtlich Erbrechen herbei. Über die Ursachen, warum diese Frauen so unkontrolliert essen, wurde viel spekuliert: Waren es falsche Erziehung, Hunger in der Kindheit, emotional belastende Ereignisse, Gewalterfahrungen oder sexueller Missbrauch, die dieses merkwürdige Verhalten auslösen? Zahllose Theorien wurden in die Bücher geschrieben, für die aber nie belastbare Beweise gefunden werden konnten. Vielleicht ist die Erklärung viel einfacher: Da die Nahrungsaufnahme durch eine Endorphinausschüttung belohnt wird (das ist ja einer der Hauptgründe, warum wir überhaupt ein Belohnungssystem im Gehirn haben), könnte es sein, dass Frauen, die von Natur aus einen Endorphinmangel haben, sich weniger gut beim Essen bremsen können als Gesunde. Essanfälle treten dann vor allem in Phasen auf, in denen sich die Frauen gerade psychisch nicht gut fühlen, so zum Beispiel nach einem Streit. Sie versuchen dann, ihre Stimmung durch maßloses Essen zu verbessern – was dann wieder zu Schamgefühlen führt. Ein Teufelskreis.

Magersucht

Paradoxerweise kann man auch das Gegenteil der Bulimie, nämlich die Anorexie (Magersucht), mit einem Problem des Belohnungssystems erklären. Manche Betroffenen wechseln im Laufe der Jahre von der Bulimie zur Anorexie und umgekehrt, was dafür spricht, dass beide Erkrankungen eine gemeinsame Ursache haben. Endorphine werden ja nicht nur ausgeschüttet, um ein Lebewesen für irgendetwas zu belohnen, sondern auch vorsorglich in jeder Gefahren- oder Stresssituation. Dazu gehört Hungern. Bei magersüchtigen jungen Frauen führt der Nahrungsmangel dazu, dass stressbedingt Endorphine ausgeschüttet werden. Zwar führt einerseits Essen zu einer Belohnung, die Endorphinausschüttung durch Hungern ist andererseits aber noch viel stärker – so entscheiden sich die Anorexiepatientinnen wegen des stärkeren Nettoeffekts für das Fasten. Niemand, der ein halbwegs normal funktionierendes Endorphinsystem hat, würde auch nur auf den Gedanken kommen, möglichst lange auf Essen zu verzichten, um sein Wohlgefühl zu steigern. Wenn jemand aber ein defektes Opiatsystem hat, dann scheint das Hungern die letzten Reserven des Systems zu mobilisieren – was zur Folge hat, dass eine junge Frau nach und nach herausfindet, dass man durch Hungern paradoxerweise sein Wohlgefühl verbessern kann. So kann man auch die Bulimie und die Anorexie im gewissen Sinne als Endorphinmangel-Krankheiten interpretieren. Natürlich gibt es auch zahlreiche alternative Erklärungen für das selbstschädigende Verhalten von jungen Frauen mit Anorexie, und oft wird der Grund wie bei der Bulimie in einer falschen Erziehung oder traumatischen Kindheitserfahrungen gesucht. Diese Hypothesen warten aber noch auf ihre Bestätigung. Einblicke in die sozialen Medien zeigen zwar, dass viele junge Frauen auch heute noch den Eindruck haben, einem mageren bis sehr schlanken Körperbild entsprechen zu müssen, das oft nicht mit der naturgegebenen Anatomie in Einklang steht. Dennoch gibt es keine Belege dafür, dass die Idealisierung superschlanker Fotomodels im TV, Internet und anderen Medien daran schuld ist, dass junge Mädchen magersüchtig werden.

Übergewicht

Wie die Bulimie entsteht auch Übergewicht hauptsächlich durch das Streben, das Belohnungssystem überzustimulieren. Der Unterschied zwischen Bulimie und „normalem" Übergewicht besteht darin, dass adipöse Menschen nicht wie Frauen mit einer Bulimie versuchen, ihr Gewicht durch absichtliches Erbrechen zu reduzieren.

Übergewichtige Menschen schätzen oft falsch ein, wie viel sie im Vergleich zu anderen essen. Würde man Videos von Übergewichtigen am Büfett drehen, würde sich herausstellen, dass die gefüllten Teller der Menschen mit Gewichtsproblemen doppelt so viel Gramm auf die Waage bringen. Natürlich gibt es so etwas wie „schlechte Futterverwerter". Damit ist gemeint, dass es manchen Menschen gelingt, schlank zu bleiben, obwohl sie zuschlagen wie Scheunendrescher, während andere ganz wenig essen und trotzdem immer weiter zunehmen. Aber im Prinzip ist es so, dass Menschen, die übergewichtig sind, einfach zu viel essen.

Sehr viele Menschen sind unglücklich, weil sie objektiv zu schwer sind und deswegen mit ihrer Figur äußerst unzufrieden sind. Einer der wesentlichen Gründe ist, dass die Betroffenen Essen als eine der Hauptquellen für ihr Wohlbefinden ansehen und dann einfach nicht aufhören können, obwohl sie wissen, dass sie schon zu viel gegessen haben. Schuld ist wiederum das unersättliche Belohnungssystem, das sich gegenüber dem Vernunftgehirn durchsetzt. Es ist wichtig, zu verstehen, dass die Betroffenen nichts dafür können, dass sie mit diesem nimmersatten System ausgestattet sind, und dass es ihnen schwerer fällt als anderen, den Forderungen dieses Systems Einhalt zu gebieten. Das Wort „Frustessen“ lässt ja schon erahnen, dass jemand, dem andere Methoden zum Frustabbau nicht zur Verfügung stehen, auf die sehr leicht erreichbare Methode des maßlosen Essens zurückgreift.

TIPPS:

- Versuchen Sie, die Endorphin-Gewinnungsmethode „Essen“ teilweise durch eine andere zu ersetzen, zum Beispiel durch energisches Sporttreiben.
- Auch Übergewichtige sind nicht dazu verdammt, nur Dinge zu essen, die nicht schmecken. Ihre Devise sollte lauten: „Iss, was dir Spaß macht, aber iss nur die Hälfte davon.“
- Die meisten Diäten sind nicht sinnvoll, vor allem nicht, wenn sie verlangen, dass man entweder nur Eiweiße, nur Kohlenhydrate oder nur Fette essen soll, aber alles andere nicht. Davon nimmt man nicht ab – man ernährt sich nur einseitig. Man sollte bei allen drei einsparen!
- Übergewichtige Menschen schätzen häufig falsch ein, was „viel“ und „wenig“ Essen ist.
- Mehr Bewegung ist wichtiger als weniger essen.
- Lassen Sie alle Süßigkeiten vom Schreibtisch, vom Nachttisch oder auch sonst aus Ihrer unmittelbaren Nähe verschwinden. Die psychologische Technik der „Stimuluskontrolle“ bedeutet, dass man den Anreiz, also das Objekt der Begierde, nicht so leicht erreichbar macht. Wenn Gummibärchen, Lakritzschnecken und Schoko-Cookies nur eine

Armlänge entfernt sind, neigt man dazu, mal eben zuzugreifen. Am besten verstecken Sie den Naschkram im Keller – oder noch besser: Achten Sie beim Einkaufen schon darauf, dass Sie nicht zu viel davon in den Wagen legen.

- Wenn man schon genug gegessen hat, hat man manchmal noch das Gefühl, weitermachen zu müssen. Wenn man aber mitten im Essen stoppt und sich dann zwingt, mindestens zwanzig Minuten zu warten, stellt sich automatisch ein Sättigungsgefühl ein; danach fängt man in der Regel nicht wieder an zu essen.

An der Grenzlinie

Es gibt aber noch weitere Erkrankungen, die man auf ein Endorphinmangel-Syndrom zurückführen kann. Eine Borderline-Störung ist eine schwerwiegende Krankheit, die hauptsächlich bei jungen Frauen vorkommt. All die merkwürdigen und verstörenden Symptome, die bei dieser Erkrankung vorkommen, können auf einen allgemein zu niedrigen Pegel der Endorphine zurückgeführt werden. Die häufigen Gefühle von Leere, Niedergeschlagenheit, die Suizidgedanken und Gereiztheit, die die Betroffenen quälen, können durch einen zu niedrigen Spiegel der Glückshormone erklärt werden. So tendieren die Betroffenen auch oft dazu, Drogen oder Alkohol zu konsumieren. In jungen Jahren kommen häufig Essstörungen wie Anorexie und Bulimie dazu. Die Mädchen oder Frauen neigen dazu, sich selbst zu verletzen. Wenn man sich die Unterarme aufschneidet, werden automatisch Endorphine frei, weil es sich ja um eine Stresssituation handelt, wenn das eigene Blut fließt. Jemand, der einen extremen Endorphinmangel hat, kann mit dieser bizarren Methode seinen Wohlfühlpegel künstlich erhöhen. Manche Symptome der Borderline-Störung wie Selbstverletzungen, Essstörungen und Alkohol- oder Drogenabhängigkeit können mit dem Medikament Naltrexon, dessen Wirkstoff als Gegenspieler des Opiatsystems fungiert, bekämpft werden – was auch die Theorie stützt, dass ein überaus forderndes Belohnungssystem an der Krankheit mit schuld ist.

Heiratsschwindler und Hochstapler

Bestimmte Menschen stehlen, betrügen, lügen und prügeln. Sie kennen keine Reue für ihre Taten und lassen sich durch Strafen nicht beeindrucken. Bei solchen Unsympathen besteht oft eine „antisoziale Persönlichkeitsstörung“. Böse Menschen scheinen auch einen allgemeinen Endorphinmangel zu haben, denn alle ihre schädlichen Angewohnheiten kann man gut auf ein Problem mit dem Opiatsystem zurückführen. Diese Störung scheint das männliche Pendant zur Borderline-Störung zu sein. Vereinfachend gesagt: Wenn man einen ausgeprägten Endorphinmangel hat, kann man als Mann eine antisoziale Persönlichkeitsstörung, als Frau eine Borderline-Störung bekommen. Gefängnisinsassen sind hauptsächlich Männer – und der überwiegende Teil von ihnen hat eine antisoziale Persönlichkeitsstörung. Die Betroffenen haben sehr häufig eine Alkohol- oder Drogenabhängigkeit. Eine Spielsucht gesellt sich auch oft dazu. Sie neigen auch dazu, ständig wechselnde Sexualpartnerinnen zu haben oder sich ihre sexuelle Befriedigung mit Gewalt zu holen. Da auch sexuelle Gefühle über das Opiatsystem vermittelt werden, neigen sie dazu, ihren Endorphinmangel mit aller Macht zu kompensieren, indem sie gegen die guten Sitten verstoßen. Dinge, die ihnen gefallen, wie zum Beispiel ein Motorrad, stehlen sie lieber, als lange dafür zu schuften. Auch hier kommt es ihnen auf eine sofortige Lustbefriedigung an. Außerdem neigen sie zu Aggressionen, die ja auch die Endorphine anstacheln. Kurz und gut – man kann antisoziales Verhalten und seine Folgen auf eine sehr elegante Weise mit einem Mangel im Opiatsystem erklären.

Es gibt zwei Sorten von antisozialen Persönlichkeiten: zum einen den ganzkörperbeschrifteten, muskelbepackten „Türstehertyp“, dessen Muttersprache „Fäkalisch“ zu sein scheint. Dieser Charakter hat oft eine Störung der Impulskontrolle, das heißt, er hat eine kurze Zündschnur, fährt leicht aus der Haut, schlägt im Streit gleich zu und stellt ständig unüberlegte Dinge an, die ihn mit dem Gesetz in Schwierigkeiten bringen. Diese Gattung kann man leicht erkennen. Nicht so leicht zu identifizieren ist dagegen der Typ „aalglatter Täuscher“, der sich gut unter Kontrolle hat und andere Menschen nicht durch körperliche Gewalt, sondern durch psychische Manipulation unter Kontrolle bringt. Unter ihnen finden sich Anlagebetrüger, Heiratsschwindler oder Hochstapler. Ihr Endorphingewinn entsteht hauptsächlich dadurch, dass sie andere Menschen um den Finger wickeln, übervorteilen, prellen und ausnutzen, weil Machtausübung ihr Lieblingshobby ist.

Das Erstaunliche ist, dass die Lebenszufriedenheit mancher Menschen mit antisozialen Persönlichkeitszügen gar nicht so schlecht ist. Selbst wenn sie ständig mit dem Gesetz in Konflikt geraten, ist der Wohlfühlpegel bei ihnen so lange ausgeglichen, wie sie ihr schändliches Tun ausüben können – sei es als Drogenhändler, Enkeltrick-Betrüger oder Chef eines kriminellen Familienclans. Wird ihnen vor Gericht ihr unmoralisches und verwerfliches Verhalten vorgehalten, kommentieren sie dies mit einem höhnischen Grinsen. Werden sie ins Gefängnis geworfen, bauen sie dort in kürzester Zeit eine kleine interne Mafiastruktur auf, um die anderen Gefangenen oder sogar die Vollzugsbeamten zu drangsalieren und aus dem Knast heraus ihre kriminellen Geschäfte in der Außenwelt weiter fortführen zu können.

Das Zappelphilipp-Syndrom

Und dann gibt es noch die sogenannte Aufmerksamkeitsdefizit-Hyperaktivitätsstörung, kurz ADHS, die bei Kindern und Jugendlichen häufig vorkommt. Damit sind Kinder gemeint, die in der Schule nicht zurechtkommen, weil sie unaufmerksam, ablenkbar, nervös, unkonzentriert und manchmal sogar aggressiv sind. Man schätzt, dass etwa fünfzig Prozent der Jungen mit ADHS später im Erwachsenenalter eine antisoziale Persönlichkeitsstörung entwickeln oder zumindest eine Suchterkrankung bekommen.[67] Auch etwa die Hälfte der Mädchen mit ADHS bekommt später eine Borderline-Störung oder bestimmte Symptome dieser Störung wie eine Anorexie oder eine Drogenabhängigkeit.[68] Aufgrund der zusammenhängenden Symptome wäre es plausibel, auch die ADHS mit einem Mangel im Opiatsystem zu erklären. Eine ADHS im Kindesalter ist somit, wenn sie nicht folgenlos ausheilt, der Vorläufer für die anderen Endorphinmangel-Erkrankungen.

Wenn auch die genannten sechs Krankheitsbilder, nämlich Suchterkrankungen, Anorexie, Bulimie, Borderline, antisoziale Persönlichkeitsstörung und ADHS auf den ersten Blick sehr unterschiedliche Symptome aufweisen, haben sie doch mehrere Gemeinsamkeiten. Zum einen sind alle diese Krankheitsbilder durch suchtartiges Verhalten charakterisiert. Die Borderline- und die antisoziale Persönlichkeitsstörung werden in bis zu drei Vierteln der Fälle von einer Alkohol- oder Drogenabhängigkeit begleitet.[69, 70] Frauen mit Bulimie wissen ganz genau, dass sie sich durch ihre Essanfälle schädigen; wie bei einer Sucht können sie aber nicht von diesem Verhalten Abstand nehmen. Das Gleiche gilt für Magersüchtige, die trotz aller Ermahnungen ihrer Eltern, Freunde oder Psychotherapeuten immer wieder durch Hungern ihren Körper malträtieren. Auch Jugendliche mit ADHS entwickeln häufig frühzeitig eine Suchtproblematik. Die Selbstverletzungen der Frauen mit Borderline-Störungen haben ebenfalls einen suchtartigen Charakter.

Eine weitere Gemeinsamkeit ist, dass diese sechs zu den Erkrankungen gehören, bei denen sich die Psychiater und Psychologen die Zähne ausbeißen. Während andere seelische Störungen wie Angsterkrankungen, Depressionen und Schizophrenien durch entsprechende Behandlungen sehr gut gebessert werden können, beobachtet man bei den genannten Störungen immer wieder Rückfälle, trotz intensiver therapeutischer Bemühungen.

Diese sechs Erkrankungen haben auch gemein, dass sie schon in jungen Jahren auftreten. Und sie haben eine

Tendenz, sich ab dem 3. bis 4. Lebensjahrzehnt zu bessern. Weiterhin hat man festgestellt, dass alle diese Störungen über Erbfaktoren miteinander zusammenhängen. Oft sieht man in Familien fatale Zusammenhänge: Ein antisozialer Mann hat eine Borderline-Schwester, und beide waren als Kinder in der Psychiatrie wegen ADHS behandelt worden. Beide Geschwister nehmen harte Drogen. Ihr Vater war im Gefängnis und starb schließlich an einer Alkoholvergiftung. Die Borderline-Schwester litt früher an einer Anorexie, die später in eine Bulimie überging – genau wie bei ihrer Mutter.

Folgender Zusammenhang hat mich noch zusätzlich überzeugt, dass diese Erkrankungen durch eine Störung im Endorphinsystem entstehen: Viele der schädlichen Verhaltensweisen, die bei diesen Erkrankungen auftreten, können durch bestimmte Medikamente positiv beeinflusst werden, die man Opiatantagonisten nennt. Damit ist gemeint, dass sie das Gegenteil eines Opiats im Gehirn erzeugen. Ein Beispiel ist das bereits genannte Medikament Naltrexon, das zur Behandlung von Heroinüberdosierungen entwickelt wurde. Es „verstopft“ die Opiatrezeptoren, sodass die Endorphine nicht an ihnen andocken und ihre Wirkung ausüben können. Wenn zum Beispiel ein Borderline-Mädchen sich die Unterarme aufschneiden will, um eine Endorphinausschüttung zu provozieren, kann man dieses bizarre Verhalten durch den Opiat-Gegenspieler Naltrexon verhindern. Wenn das Medikament die Endorphinrezeptoren im Gehirn „verkorkt“, bleibt die belohnende Wirkung des Ritzens aus. Das Mädchen wird jetzt beim ersten Schnitt mit der Rasierklinge den Schmerz verspüren, aber nicht das erhoffte Wohlgefühl, und deswegen von weiteren Schneideversuchen absehen.

„Wie bitte?“, fragen Sie jetzt. „Sollen jetzt so viele psychische Erkrankungen auf einmal mit einem einzigen Mechanismus erklärt werden? Und dann noch mit so einem banalen, einfachen Schema? Der Mangel eines einzigen Moleküls soll die Erklärung für sechs so verschiedene Krankheitsbilder darstellen?“ In der Tat ist eine gewisse Skepsis angebracht, wenn mithilfe eines simplen Modells gleich mehrere Phänomene auf einmal enträtselt werden sollen. Bei der Komplexität des Gehirns erscheint es doch sehr gewagt, alle Probleme auf das Fehlen einer einzigen chemischen Substanz zurückzuführen. In der Tat bleiben noch einige ungelöste Fragen: Wenn tatsächlich ein Endorphinmangel die Ursache aller dieser Erkrankungen wäre, wie erklärt man dann, dass ein Mensch sich auf das Leeren von Wodkaflaschen spezialisiert, der andere auf das Roulettespiel, der Nächste auf das Stehlen von Internetpasswörtern und wieder ein anderer auf Vergewaltigungen? Die beschriebenen Krankheiten sind so vielfältig, dass es zunächst einmal schwerfällt, einen gemeinsamen Mechanismus anzunehmen.

In der Tat muss man einräumen, dass diese Theorie zu den Ursachen der genannten Erkrankungen noch weit davon entfernt ist, von der Fachwelt anerkannt zu werden. Allerdings hat sie bisher auch niemand wirklich kritisiert – sie wurde eher wohlwollend kommentiert und in die lange Liste der möglichen Erklärungsmodelle für diese Erkrankungen aufgenommen. Auf der anderen Seite hat man noch keine andere alternative Theorie gefunden, die eleganter und plausibler erklären kann, warum sich Mädchen mit einer Borderline-Störung die Arme aufschneiden oder sich zu Tode hungern.

An dieser Stelle sollte man die Lehre von „Ockhams Rasiermesser“ kurz erklären.

Ockhams Rasiermesser oder: Warum einfach, wenn es kompliziert geht?

Der Franziskanermönch Wilhelm von Ockham (1288–1347) erfand das „Sparsamkeitsprinzip der Scholastik", das heute noch in der Wissenschaftstheorie eine eminente Bedeutung hat. Dieses Prinzip, dass auch „Ockhams Rasiermesser" genannt wird, besagt Folgendes: Wenn es für ein Phänomen mehrere Erklärungen gibt, komplizierte und einfache, soll man immer die schlichte Version als Erklärung wählen. Mit anderen Worten: Man soll Dinge nicht unnötig verkomplizieren und sparsam mit Deutungsversuchen umgehen. Ein Beispiel aus dem Leben: Obwohl die Sonne scheint, ist die Straße nass – ein unerklärliches Phänomen? Eine komplexe Erklärung wäre: Gott hat Golf gespielt; der riesige Ball ist in einem Naherholungsgebiet in einem See gelandet und hat das Wasser meilenweit geschleudert, sodass die Straße pitschnass wurde. Die einfache Erklärung, die man stattdessen annehmen sollte, wäre: Jemand ist mit einem Sprengwagen über die Straße gefahren.

In der Wissenschaft gibt es zahlreiche Beispiele dafür, dass Forscher komplexe und verschwurbelte Erklärungen für bestimmte Phänomene propagieren und dabei die naheliegenden Erklärungsmöglichkeiten außer Acht lassen. So wurde in der Psychoanalyse zum Beispiel die Angst vor Schlangen dadurch erklärt, dass die Reptilien die Form eines Penis hätten und bei Frauen dann die Fantasie auslösen würde, dass die Schlange unter den Rock in die Scheide kriechen könnte, was verbotene sexuelle Triebwünsche aktiviert, die mit einem Verbot des Über-Ichs belegt sind.

Alles klar? Heute weiß man, dass eine Schlangenangst angeboren ist, denn früher sind einfach die Menschen durch Schlangenbiss ausgestorben, die keine Schlangenangst in ihren Genen hatten. Zugegeben, diese Erklärung klingt nicht halbwegs so sexy wie die tiefenpsychologische, dafür ist sie aber einfacher, plausibler und nachprüfbar.

Warum Rasiermesser? Wenn man eine einfache Erklärung findet, mit der alle bisherigen, mit Widersprüchen behafteten, komplexen Theorien hinfällig werden, kann man diese überkommenen Hypothesen fein säuberlich wie mit einem Skalpell wegschneiden, sagte der alte Mönch Wilhelm. So soll man auch in der Wissenschaft vorgehen: Man darf eine Theorie nicht überladen, wenn auch eine einfachere Erklärung ausreicht. Nun hat Albert Einstein aber gesagt: „Man muss die Dinge so einfach wie möglich machen. Aber nicht einfacher." Das heißt, wenn eine einfache Erklärung nicht ausreicht, muss man sie durch Zusätze ergänzen. Dies sollte man aber nicht ohne Not tun.

Die EOS-Theorie macht auf relativ einfache Weise einige psychologische Phänomene begreiflich, für die bisher ein Wust an komplexen, spekulativen und nicht überzeugenden Erklärungen bemüht werden musste. Und dennoch muss man mit dieser Theorie vorsichtig sein. Sie muss durch zahlreiche wissenschaftliche Untersuchungen belegt werden; alternative Erklärungen müssen geprüft werden; Ergänzungen sind erforderlich. Aber bis dies geschieht, kann man sie als vorläufige Arbeitshypothese verwenden.

Würde sich diese Theorie aber als richtig herausstellen, würde sie Wissenschaftlern helfen, gezielt nach Therapien oder Medikamenten zu suchen, die bei diesen schweren Störungsbildern helfen könnten.

So bekommen Sie das ultimative Glücksgefühl

Wollen Sie die absolute Happiness, glühende Ekstase, das Shangri-La, Paradies und Nirwana auf einmal erleben? Wollen Sie eine Wohlfühl-Explosion, um ein Vielfaches stärker als der schönste Lusthöhepunkt, den Sie je genossen haben? Wollen Sie vor Glück über das ganze Gesicht strahlen wie ein Atommüll-Endlager?

Die Antwort ist einfach: Spritzen Sie sich doch mal Heroin! Das ist wohl eine der (tod-)sichersten Methoden, sich ins Land der ultimativen Glücksträume zu schießen. Ein Heroinschuss muss wohl das Höchste aller Gefühle sein. Drogenerfahrene berichten, dass der Lustgewinn nach einem Schuss tausendmal schöner ist als der beste Orgasmus, den sie jemals hatten.

Wenn es Ihnen nichts ausmacht, dass Sie sich damit ein paar kleinere Probleme einhandeln wie Drogenabhängigkeit, Entzugserscheinungen, Depressionen, Verlust Ihres Arbeitsplatzes, Beschaffungskriminalität, Gefängnisstrafen, Spritzenabszesse, Hepatitis C, Aids und letztendlich einen frühzeitigen Tod durch eine Überdosis. Wie bei Janis Joplin, Jimi Hendrix, Jim Morrison, Prince, Peaches Geldof, Whitney Houston, ihre Tochter Bobbi Kristina Brown und vielen anderen Prominenten, die durch Drogen starben.

Wenn man also versucht, sich mit Opiaten künstliche Glücksgefühle zu verschaffen, funktioniert das zwar, aber man handelt sich dadurch extreme Nachteile ein, die einen zu einem sehr verzweifelten Menschen machen. Das Opiatsystem ist so gebaut, dass es ständigen Nachschub braucht.

Wenn man regelmäßig Opiate konsumiert, verlangt das System immer nach weiteren Steigerungen bis ins Unendliche. Das liegt daran, dass sich die Opiatrezeptoren an das Überangebot gewöhnen und immer unersättlicher werden. Ein Teufelskreis, aus dem man sehr schwer wieder herauskommt.

Warum machen eigentlich die körpereigenen Endorphine nicht abhängig? Die Antwort ist: Sie zerfallen schnell und können nicht beliebig nachproduziert werden. Außerdem scheint es so zu sein, dass es im Gehirn verschiedene Opiatrezeptoren gibt – die einen sind für das befriedigende Gefühl zuständig, die anderen für die Suchtentwicklung.

Kann man dem Glück mit Pillen nachhelfen?

Es wäre wunderbar, wenn man seine Lebenszufriedenheit einfach durch Einnahme einer Pille steuern könnte. Natürlich haben sich viele Forscher auf der Welt genau dies zum Ziel gemacht: die ultimative Glückspille zu entwickeln. Man kann – vereinfacht dargestellt – auf zwei verschiedene Weisen herausfinden, welche Medikamente Glücksgefühle erzeugen können: mit der „Rattenmethode" und der „Bahnhofsmethode". Bei der Rattenmethode werden Nager mit verschiedenen Tabletten behandelt. Dann schickt man sie durch ein Labyrinth, in dem sie nach diesen Tabletten suchen müssen. Wenn sie eine Pille besonders begehrenswert finden, schaffen sie den Weg zu diesem Medikament durch das Labyrinth besonders schnell. Die beliebten Opiate werden von den Tieren nach kurzem Training rasch gefunden.

Bei der Bahnhofsmethode begibt man sich hinter den Hauptbahnhof oder in eine andere miese Gegend der Stadt und fragt die dort herumlungernden Dealer, welche Drogen am beliebtesten sind und am meisten Geld kosten. Hocherfreut, wie ein Autohändler, dem Sie erzählt haben, dass Sie ausschließlich am Premiumsegment interessiert sind, wird der Pusher Ihnen genau die Drogen aufzählen, die den höchsten Schwarzmarktwert haben. Und Sie können sicher sein, dass alle Rauschmittel, die er Ihnen wärmstens empfiehlt, eins gemeinsam haben: Sie wirken sehr stark auf das Opiatsystem. Je mehr eine Droge süchtig macht, desto mehr sind ja die Menschen bereit, dafür zu zahlen. Oder umgekehrt: Aus dem Marktpreis kann man indirekt schließen, welchen Rezeptor die süchtigen Menschen in ihrem Gehirn besonders gerne stimulieren wollen.

Gibt es denn gar keine anderen Pillen, die ohne die schädlichen Nebenwirkungen der Opiate Glücksgefühle erzeugen können? Es gibt ja noch weitere Systeme im Gehirn, die mit Wohlbefinden in Verbindung gebracht werden! Praktisch alle wichtigen Vorgänge im Gehirn werden durch Botenstoffe reguliert. Diese Moleküle, die auch Neurotransmitter genannt werden, springen von einer Nervenzelle zur nächsten und sorgen dafür, dass der Strom in den Kabeln des Gehirns fließt. Viele unserer guten und schlechten Gefühle werden durch Neurotransmitter gesteuert. Neben den Endorphinen gibt es aber auch noch andere wichtige Botenstoffe im Gehirn, zum Beispiel Serotonin.

Selig durch Serotonin

Im Jahre 1988 kam ein Medikament auf den Markt, das innerhalb kürzester Zeit zu einem „Blockbuster" wurde: Fluoxetin, verabreicht unter dem Markennamen „Prozac". Eigentlich war dieses Medikament als Antidepressivum entwickelt worden. Nun sprach es sich aber herum, dass Fluoxetin eine „Glückspille" sein sollte, auch nachdem in den USA das Buch „Listening to Prozac" des amerikanischen Psychiaters Peter D. Kramer erschien, das die wunderbare Wirkung von Fluoxetin nicht nur bei Depression, sondern auch bei Schüchternheit, Ängsten, Energieverlust und mangelndem Selbstbewusstsein propagierte. Selbst Menschen, die vorher schon ganz ausgeglichen waren, würden sich nach der Einnahme „besser als normal" fühlen, wurde versprochen. In der Folge nahm fast jeder Amerikaner die Pille – gegen Befindlichkeitsstörungen, Midlife-Crisis, Liebeskummer, Mobbing, berufliche Probleme, und ja, auch gegen Freizeitstress. Natürlich gab es auch schon vor diesem Medikament zahlreiche Antidepressiva, aber diese hatten stärkere Nebenwirkungen und waren deshalb nicht als Wellness-Drogen geeignet. Heute ist der Hype um Fluoxetin verflogen – es stellte sich heraus, dass es nur denjenigen half, die tatsächlich Depressionen oder Angsterkrankungen hatten. Dort kann es auch heute noch durchaus sinnvoll eingesetzt werden. Bei psychisch gesunden Menschen bringt es aber gar nichts, außer dass man sich vielleicht wegen des Placeboeffekts scheinbar besser fühlt.

Das Theater um die Glückspille hatte aber zur Folge, dass der Botenstoff Serotonin nun als „Glückshormon" gefeiert wurde, weil das Antidepressivum seine Wirkung durch eine

Verbesserung der Serotonin-Nervenübertragung ausübt. Schon lange vorher war bekannt, dass alle Medikamente, die gegen Depressionen helfen, den Serotoninhaushalt verbessern. Serotonin kann tatsächlich glücklich machen, nämlich wenn man mithilfe des Antidepressivums eine schwere Depression durch eine Generalüberholung des Serotoninsystems überstanden hat. Aber: Jemand, der nicht die entsprechende Krankheit hat, kann durch Serotonin nicht glücklicher werden.

Es bringt im Übrigen auch nichts, sich das Serotonin in reiner Form zuzuführen. Man hat vor einigen Jahrzehnten ohne Erfolg versucht, reines Serotonin zu verabreichen, um Depressionen zu bessern. Gäbe es Serotonin in Pulverform, würde es der Seele nichts nützen, wenn man es sich morgens in den Latte macchiato löffelt. Es ist auch nicht bestätigt, dass das Serotonin in der Schokolade dafür sorgt, dass man beim Genuss eines fondant au chocolat in Ekstase gerät. Antidepressiva wirken aus einem anderen Grund: Sie sorgen dafür, dass das schon vorhandene Serotonin länger dort bleibt, wo es bleiben soll, und nicht entsorgt wird. Die Medikamente erhöhen aber nicht die Gesamtmenge des Serotonins im Körper, aber sie sorgen dafür, dass mehr Serotonin an der richtigen Stelle verfügbar ist.

Antidepressiva machen nicht abhängig, und kein Mensch würde dem Dealer in der Bahnhofstraße Antidepressiva abkaufen. Auch daraus kann man indirekt den Schluss ziehen, dass Glücksgefühle nicht im Serotoninsystem entstehen.

Dopamin-Doping

Neben dem Serotonin gibt es noch einen weiteren unverzichtbaren Neurotransmitter im Gehirn: das Dopamin, das oft mit dem Belohnungssystem in Verbindung gebracht wird. Dieses Hormon macht aber nicht sonderlich happy, wenn man seine Konzentration im Gehirn erhöht oder erniedrigt, denn weder Medikamente, die diesen Botenstoff im Gehirn unterstützen noch diejenigen, die ihn blockieren, führen zu Glücksgefühlen. Dopamin spielt dennoch eine wichtige Rolle im Belohnungssystem des Gehirns, jedoch nur als Vermittler des endogenen Opiatsystems. Einige Medikamente verändern den Dopaminhaushalt. Bei der Parkinsonerkrankung fehlt zum Beispiel Dopamin im Gehirn. Um die Krankheit zu behandeln, gibt man entweder Dopamin oder dopaminähnliche Stoffe. Antiparkinsonmittel verbessern die Bewegungsstörungen der betroffenen Patienten und heben so indirekt ihre Stimmung, aber die Patienten werden dadurch nicht in Glückszustände versetzt. Um eine Schizophrenie zu behandeln, blockiert man mithilfe der Antipsychotika die Dopaminrezeptoren (das ist also das Gegenteil einer Parkinsonbehandlung). Die Mittel gegen Schizophrenie können sehr zuverlässig Symptome wie Stimmen hören oder Verfolgungswahn bekämpfen; aber die Einnahme dieser Medikamente macht nicht gerade euphorisch. Ganz im Gegenteil: Schizophrene Patienten setzen die Medikamente häufig zu früh ab, selbst wenn dann ihre Symptome wiederkommen.

Wenn Sie nun versuchen würden, die Antiparkinsonmittel Ihres Großvaters dem Dealer hinter dem Bahnhof zu verscherbeln, würden Sie kein Geschäft machen. Eine

Stimulierung des Dopaminsystems mit diesen Medikamenten würde nämlich nicht zu Glücksgefühlen führen. Genauso wenig würde Ihnen der Drogenhändler Antipsychotika abkaufen, die das Dopaminsystem blockieren. Daher besteht Grund zur Annahme, dass Dopamin, das früher als die zentrale Substanz des Belohnungssystems angesehen wurde, gar nicht so wichtig für schöne Gefühle ist, sondern nur eine Rolle spielt, wenn es um die Verbindungskabel zum Opiatsystem geht. Also: Weder zu viel noch zu wenig Dopamin sind schuld, wenn das Wohlgefühl ausbleibt. Amerikanische Forscher konnten zudem zeigen, dass das Belohnungssystem auch ganz ohne Dopamin funktioniert, indem sie Mäuse untersuchten, die so gezüchtet wurden, dass sie überhaupt kein Dopamin produzieren können.[71]

Bremskraftverstärker

Ein weiteres Neurotransmittersystem, das mit Euphorie und Wohlgefühl in Verbindung gebracht wird, ist das GABA-System. Der Botenstoff dieses Gehirnsystems ist die Gamma-Aminobuttersäure (GABA), ein Stoff, der eine beruhigende Wirkung ausübt. Bestimmte Medikamente wie die Benzodiazepine wirken bei Schlafstörungen, Unruhe und Ängsten, indem sie den Effekt der GABA unterstützen. Wenn GABA also als Angstbremse fungiert, dienen die Benzodiazepine sozusagen als „Bremskraftverstärker". Mit der Einnahme der Benzodiazepine geht oft ein Wohlgefühl einher, mitunter sogar eine gewisse Euphorie. Dies hat damit zu tun, dass eventuell vorhandene Ängste und Sorgen durch die rosarote Brille gesehen werden, wenn man diese

Arzneimittel einnimmt. Die positive Stimmung entsteht zum einen durch die Angstfreiheit. Allerdings gibt es vom GABA-System auch noch einen direkten Draht zum Opiatsystem, und dort werden die positiven Gefühle ausgelöst. Es ist aber kein schlauer Plan, sich mithilfe dieser Pillen ein sorgenfreies Leben zu verschaffen. Viele Menschen, die sie über Wochen oder Monate einnehmen, werden davon abhängig. Wenn sie versuchen, die Medikamente abzusetzen, bekommen sie Entzugserscheinungen. Mit Benzodiazepinen im Blut sollte man nicht Auto fahren, denn die Reaktion wird verlangsamt. Wenn wir in der Klinik Menschen mit einer Benzodiazepin-Abhängigkeit behandelt haben, brauchten sie länger, um davon loszukommen als von Alkohol: Ein Alkoholentzug ist nach wenigen Tagen abgeschlossen, während man Benzodiazepine oft über viele Wochen und Monate reduzieren muss. Die Benzodiazepine haben einen gewissen Schwarzmarktwert, was auf ihre suchterzeugende Wirkung zurückzuführen ist. Sie sind dort aber billiger zu haben als harte Drogen.

Also: Nur Medikamente und Drogen, die direkt oder indirekt auf das Belohnungssystem wirken, können tatsächlich Glücksgefühle auslösen. Und da diese zur Sucht führen können, gibt es kein harmloses Medikament, mit dem man auf elegante und folgenlose Weise sein persönliches Shangri-La erreichen kann.

Die Paradiespille

Gäbe es ein Mittel, das das Belohnungssystem ebenso stimuliert wie Morphin oder Heroin, aber keine Sucht auslösen würde und auch sonst keine schwerwiegenden

Nebenwirkungen hätte, könnte man damit gleichzeitig mehrere Erkrankungen auf einmal behandeln, nämlich die sechs Erkrankungen, die ich vereinfachend als „Endorphinmangel-Erkrankungen" bezeichnet hatte. Man könnte damit zahllosen kranken Menschen helfen. Alle Betroffenen mit Borderline-Störung, alle Magersüchtigen, alle Drogenabhängigen und alle antisozialen Straftäter würden fortan jeden Morgen ihre Pille einwerfen und ein glückliches und zufriedenes Leben führen. Sie würden regelmäßig zur Arbeit gehen und bräuchten keine Psychotherapeuten, Ärzte, Sozialarbeiter oder Bewährungshelfer. Psychotherapeutische Kliniken und Suchtabteilungen würden reihenweise schließen, da ihnen die Patienten ausgehen. Die Gefängnisse würden achtzig Prozent ihrer Insassen verlieren. Ehemalige Zocker würden nicht mehr durch Glücksspiel ihr ganzes Vermögen verlieren. Vergewaltiger hätten kein Bedürfnis mehr, sich gewaltsam sexuelle Lust zu verschaffen. Zahllose Unfälle geschehen unter der Beteiligung von Alkohol – nach Einführung der Superpille würden alle Alkoholiker nur noch dieses Medikament nehmen und auf Wodka verzichten. Ein großer Teil der Verbrechen, die zur Beschaffung von Drogen begangen werden, würde überflüssig werden. Drogenkriege, die Länder wie Mexiko, Brasilien oder die Philippinen destabilisieren, würden der Geschichte angehören. Islamistischen Terroristen, die sich mit Opiumhandel finanzieren, würde das Geld ausgehen. Eine Utopie?

Das Verblüffende ist, dass die Menschheit gar nicht so weit von diesem Supermedikament entfernt ist. Wenn es einem pharmakologischen Labor eines Tages gelingen würde, eine Art Morphin herzustellen, das alle positiven Eigenschaften des Medikaments, aber nicht dessen suchterzeugende Wirkung hat, hätte man den endgültigen Stein der Weisen gefunden. Derzeit ist es leider so, dass alle verfügbaren Medikamente, die die Opiatrezeptoren im Gehirn besetzen, zwar einerseits schmerzlindernde, beruhigende und euphorisierende Wirkungen haben, aber allesamt bei längerer Einnahme süchtig machen können. Wir wissen aber ja auch, dass die körpereigenen Endorphine nicht abhängig machen. Wie bewerkstelligt es die Natur, bei diesen eigenen Opiaten die suchterzeugende Wirkung auszuklammern? Eine mögliche Erklärung wäre folgende: Es gibt verschiedene Opiatrezeptoren – die einen, die für die positive Wirkung zuständig sind, und die anderen, die für die Sucht zuständig sind. Wenn man jetzt eine Chemikalie basteln würde, die wie ein Schlüssel nur in die „guten", nicht aber in die „schlechten" Rezeptoren eingesteckt werden kann, könnte man ein Medikament entwickeln, das man ohne Probleme jahrelang nehmen könnte, ohne abhängig zu werden. Derzeit sind wir noch weit entfernt von einem solchen Unterfangen; die technischen Voraussetzungen sind aber theoretisch jetzt schon gegeben. Und es wäre nicht unrealistisch anzunehmen, dass in etwa zwanzig Jahren ein solches Medikament verfügbar sein könnte. Wäre das nicht das Paradies auf Erden?

Aber lassen Sie uns den Gedanken weiterspinnen: Was würde dann passieren? Auch Menschen, die nicht unter den „Endorphinmangel-Krankheiten" leiden, könnten auf den Gedanken kommen, dieses Medikament als eine Art Wellnessdroge einzunehmen. Menschen würden nicht mehr auf Feiern Weißwein trinken, um in eine lockere Stimmung zu kommen. Partylaune wäre aber ohnehin ein unnötiger Gemütszustand, denn man würde überhaupt die Lust verlieren, Männer oder Frauen anzubaggern. Glück durch Liebe und Sex würden sich als überflüssig erweisen, denn die Pille würde ein perfektes Zufriedenheitsgefühl auslösen, das nicht durch Küssen, Streicheln oder Schmusen erzeugt werden muss. Wer würde noch zur Arbeit gehen, denn wozu bräuchte man Geld, wenn man wunschlos glücklich ist? Vielleicht würden Menschen sogar aufhören zu essen und zu trinken, wenn sie unter dem Einfluss der Pille stünden, denn ihr Belohnungssystem würde sie nicht mehr dazu drängen, sich eine Bockwurst warm zu machen oder ein Glas Zitronensprudel zu trinken.

So bleibt nur zu hoffen, dass niemand auf den Gedanken kommt, diese Superdroge zu entwickeln. Wenn es aber tatsächlich gelingen würde, sie zu erschaffen, dürfte sie streng kontrolliert nur an Menschen abgegeben werden, die unter den quälenden Folgen eines Endorphinmangels leiden.

TIPP:

- **Menschen, die unter psychischen Erkrankungen leiden, können durch Einnahme von entsprechenden Psychopharmaka ihre Lebensfreude wiedergewinnen. Für Menschen allerdings, die keine seelischen Probleme haben und sich einfach nur „besser als normal" fühlen wollen, gilt: Es gibt auf dieser Welt keine Droge und kein Medikament, mit dem man das Glücksgefühl steigern kann, ohne ein erhebliches Risiko einzugehen.**

Drähte im Kopf

Die neurobiologische Glücksforschung steht erst am Anfang, und dennoch müssen wir uns jetzt schon Gedanken darüber machen, wo diese Forschung an ethische Grenzen stößt. Eine oben bereits erwähnte wissenschaftliche Untersuchung aus den 1960er-Jahren macht uns bewusst, welche Gefahren die Glücksforschung birgt, wenn sie auf die Spitze getrieben wird.

Ein 24-jähriger Mann in New Orleans, Louisiana, litt unter einer schweren Persönlichkeitsstörung.[6] Er nahm alle Drogen durcheinander, litt unter Depressionen, bekam sein Leben nicht in den Griff. Er hatte niemals selbst Geld verdient und ließ sich von seinen homosexuellen Partnern aushalten. Er war mit seinem Leben höchst unzufrieden und kam in der Schule nicht zurecht. Daher begab er sich in psychiatrische Behandlung. Die Ärzte stellten bei ihm eine Epilepsie fest und sahen in diesem Krampfleiden die Ursache einiger seiner Probleme. Sie wollten sein Gehirn durch implantierte Elektroden elektrisch stimulieren. Dies war damals eine experimentelle Methode zur Behandlung von Epilepsien. Man erlaubte ihm, den Stimulationsknopf selbst zu drücken und ließ ihn drei Stunden mit der Maschinerie allein. Der junge Mann war begeistert: Er drückte den Knopf bis zu 1500-mal in drei Stunden. Er berichtete über ein wohliges Gefühl, Wachheit, Herzenswärme und sexuelle Erregung, sodass er jedes Mal anfing zu masturbieren, wenn er „unter Strom stand".

In dieser Zeit waren manche Ärzte noch der Ansicht, dass man Homosexualität „heilen" kann. Nachdem das Anschalten der Elektroden bei dem Patienten offenbar sexuelle Gefühle auslöste, wollten seine Ärzte es genau wissen. Zunächst zeigten sie ihm Sexfilme, in denen Männer es mit Frauen trieben. Der Mann protestierte energisch, da dies ja nicht seiner sexuellen Präferenz entsprach. Nachdem er allerdings einige Tage die Elektrode in Gebrauch hatte, zeigte er erstaunlicherweise plötzlich Interesse an den heterosexuellen Filmen – und am weiblichen Personal. Nun erdachten die Ärzte, von Neugier getrieben, ein verrücktes Experiment (das heute so sicher nicht mehr von der Ethikkommission genehmigt werden würde). Sie engagierten eine Prostituierte und ließen die beiden in einem mit Bett ausgestatteten Laborzimmer allein. Der Patient war zunächst sexuell erregt, aber dann gestand er der Dame, dass er homosexuell sei und ihr gegenüber sehr gehemmt sei. Die Frau hatte aber Anweisungen, nicht locker zu lassen, und ermutigte ihn, es doch trotzdem einmal mit ihr zu versuchen. In der Folge kam es bei dem jungen Mann zu einer Penetration und einem von ihm als sehr schön empfundenen Orgasmus – trotz der etwas ungemütlichen Situation im Labor mit den Drähten, die aus seinem Kopf kamen. Seine Homosexualität wurde dadurch natürlich nicht „geheilt“, sondern kam als Präferenz nach dem Entfernen der Drähte wieder zum Vorschein.

Das Beispiel zeigt, dass schöne Gefühle, wie ein Orgasmus, letztendlich elektrische Entladungen sind, die sich beliebig manipulieren lassen. Man muss sich Sorgen machen, dass sich Forscher auf der ganzen Welt zunehmend mit der Frage beschäftigen, wie man das Gehirn an verschiedenen Stellen elektrisch stimulieren kann. Derzeit ist das Wissen darüber, wo genau im Gehirn man solche Elektroden anbringen kann, um bestimmte Effekte zu erzielen, noch sehr begrenzt. Noch ist es so, dass solche Eingriffe sehr selten durchgeführt werden, da sie mit erheblichen Gefahren verbunden sind. Es könnte zu Blutungen oder Infektionen kommen, die schwere Schäden im Gehirn anrichten oder gar zum Tode führen können. Deswegen würden gewissenhafte Ärzte solche Operationen nur bei Patienten durchführen, die eine äußerst belastende, anderweitig nicht zu behandelnde Erkrankung haben. In dem geschilderten Fall entfernte man die Elektroden wieder, weil die Selbststimulation des jungen Mannes suchtartige Formen annahm und die Mediziner kalte Füße bekamen.

Auch in einem ähnlichen Fall einer 48-jährigen Frau in New York im Jahre 1986 kam es zu einer unkontrollierbaren Suchtentwicklung. Die Frau, eine Alkoholikerin, hatte vor Jahren einen Bandscheibenvorfall gehabt und litt immer noch an starken Schmerzen.[72] In der Folge versuchte man, ihre chronischen Schmerzen mit zahlreichen Medikamenten, Akupunktur, Nervenstimulation und Verhaltenstherapie zu behandeln – nichts half. Mehrere Operationen blieben auch ohne Erfolg. In ihrer Verzweiflung pflanzten die Ärzte ihr eine Elektrode zur Tiefenhirnstimulation in das Gehirn ein, die sie selbst bedienen konnte. Nach kurzer Zeit machte sie sich suchtartig an dem Gerät zu schaffen, denn das Anschalten des Stroms führte bei ihr zu überaus angenehmen Gefühlen. Auch verspürte sie erotische Sensationen. Sie fummelte so oft an dem Gerät herum, bis sie ein Geschwür am Zeigefinger bekam. Sie stimulierte sich so oft, dass sie, wie die Autoren berichteten, „ihre Hausfrauenpflichten nicht mehr erfüllte und auch ihre Körperhygiene vernachlässigte“. Sie hatte genau wie die Ratten von Olds und Milner eine Stimulationssucht entwickelt. Die Ratten waren gestorben, weil sie nicht mehr fraßen und tranken. Auch in diesem Fall bekamen die Ärzte Angst um ihre Patientin und entfernten die Elektrode wieder.

Und das ist genau die Gefahr, die droht, wenn diese Methode in großem Stil angewendet würde. Wenn man zunehmendes Wissen entwickelt, wo genau man die Elektrode punktgenau platzieren muss, um das Glückszentrum des Menschen zu treffen, würden immer mehr Menschen auf die Idee kommen, sich so Glück auf Knopfdruck zu verschaffen – und würden hemmungslos den Strom anschalten. Auch heute werden noch Tiefenhirnstimulationen mit eingepflanzten Elektroden durchgeführt, vor allem bei Patienten mit einer fortgeschrittenen Parkinsonerkrankung, bei denen die Medikamente nicht mehr ausreichend wirken. Hierzu wird ein kleines Loch in den Schädel gebohrt und eine Elektrode ins Gehirn eingeführt. Das klingt wie eine Tortur, aber die Patienten verspüren dabei keine Schmerzen, denn im Gehirn gibt es keine Schmerzrezeptoren. Man unternimmt diese Operation auch bei vollem Bewusstsein, damit man kontrollieren kann, ob man nicht vielleicht in die falsche Gegend gestochen hat. Während der Operation wird ständig kontrolliert, ob der Patient ein Verhalten zeigt, dass nicht normal ist und darauf schließen lässt, dass man sich im falschen Gebiet befindet. Die Elektrode hängt an einem hauchdünnen Kabel, das aus dem Schädel herausgeführt und in der Nähe des Schlüsselbeins von einer Batterie gespeist wird. Das ganze System, einschließlich der Batterie, befindet sich komplett unter der Haut, sodass keine Keime von außen eindringen können. Man kann den Mechanismus durch die intakte Haut hindurch mithilfe von Magnetschaltern steuern. Bei Menschen, die unter einer Parkinsonerkrankung leiden, verändert sich durch die Tiefenhirnstimulation das Leben deutlich zum Positiven. Ihre schwere Bewegungsstörung kann fast ganz aufgehoben werden, wenn die Methode funktioniert.

Nach den Erfolgen in der Parkinsonbehandlung in den 1990-er Jahren überlegte man sich, welche anderen Krankheiten man auch durch elektrische Stimulation behandeln könnte. In der Psychiatrie gibt es einige Erkrankungen, die manchmal extrem schwer zu behandeln sind. Dazu gehören behandlungsresistente Depressionen[73], aber vor allem auch schwere Zwangsstörungen. Dabei handelt es sich um Menschen, die achtzig Mal am Tag die Hände waschen müssen, morgens zwei Stunden damit verbringen müssen, alles in der Wohnung zu ordnen, oder für das Anziehen allein drei Stunden brauchen, weil sie Angst haben, sich dabei aus Versehen mit Keimen anzustecken. Wenn auch die meisten dieser Patienten mit Psychotherapie und Medikamenten gut behandelt werden können, gibt es immer wieder Fälle, bei denen alle Therapieversuche versagen. Eine neue Methode ist eben die Tiefenhirnstimulation. Das Problem dabei ist, ehrlich gesagt, dass man nicht weiß, wo im Gehirn Zwangsstörungen ihren Ursprung nehmen. Wenn man das wüsste, könnte man die Elektroden einfach in dieses Gebiet einführen, wie man es bei der Parkinsonerkrankung auch macht. Daher gab es einige Experimente, bei denen man Regionen aussuchte, die nach dem bisherigen Wissensstand mit großer Wahrscheinlichkeit etwas mit der Zwangsstörung zu tun haben. Dabei fand man auch den sogenannten Nucleus accumbens im Gehirn.[74] Dieses Gebiet haben wir ja bereits als eines kennengelernt, das zum Belohnungssystem gehört.

Auf einem Kongress in Stellenbosch in Südafrika, bei

dem es um die Behandlung von Zwangserkrankungen ging, wurde von einem niederländischen Wissenschaftler ein Video vorgeführt. Eine junge Frau mit schwerster Zwangserkrankung, bei der alle Psychotherapien und Medikamente nicht geholfen hatten, und die kurz davorstand, verzweifelt aufzugeben und ihrem Leben ein Ende zu setzen, bekam eine Tiefenhirn-Stimulationselektrode in den Nucleus accumbens implantiert. In dem Video berichtete die Patientin nicht nur, dass ihre Zwangsstörung deutlich besser wurde, sondern sie schilderte auch, dass sie starke Glücksgefühle verspürte, wenn die Elektrode angeschaltet wurde. „Ist es jetzt an?" – „Ich fühle mich toll!", rief sie fast ekstatisch. „Bitte nicht abschalten!". Es war schön und ermutigend, diese Frau in diesem Glückszustand zu sehen. Dennoch beschlich mich ein mulmiges Gefühl. Bei dieser jungen Frau war es sicher ethisch vertretbar, diesen doch nicht ganz harmlosen Gehirneingriff durchzuführen, da sie sich sonst möglicherweise aus Verzweiflung das Leben genommen hätte. Was aber, wenn Menschen, die nicht krank sind, sich solche Drähte ins Hirn schrauben lassen, weil sie für immer glücklich sein wollen, ohne sich dafür anzustrengen? Ich stellte diese Frage in der Kongresssitzung in den Raum und wir diskutierten lange darüber. Dann meldete sich ein südafrikanischer Wissenschaftler und merkte an, dass es in seinem Land bereits gewissenlose Neurochirurgen gibt, die betuchten Kunden für 50 000 Dollar eine Tiefenhirnelektrode ins Gehirn basteln, sodass sie sich den lieben langen Tag selbst stimulieren konnten. Ob das wirklich der Wahrheit entsprach, konnte ich nicht nachprüfen, denn selbstverständlich werden solche illegalen Experimente nicht an die große Glocke gehängt.

Vorausgesetzt, die Wissenschaft ist eines Tages so weit, dass man solche Eingriffe zielsicher und ohne großes Risiko durchführen kann, würde man versuchen, diejenigen psychischen Erkrankungen, die ich grob vereinfachend als „Endorphinmangel-Krankheiten" in einen Topf geworfen habe, zu kurieren. Ähnlich wie die vorher beschriebene „Paradiespille" würde man diese Tiefenelektroden bei Menschen mit inkurablen Borderline-Störungen, Anorexie oder Alkoholsucht anwenden. Einen antisozialen Intensivtäter, der immer wieder wegen Vergewaltigung oder Körperverletzung ins Gefängnis geht, würde man vor die Wahl stellen, in die lebenslange Sicherungsverwahrung zu gehen oder sich dem Eingriff zu unterziehen und freizukommen. Aber wo ist die Grenze des ethisch Vertretbaren? Wenn das zur Routinemethode würde, würde man auch geringere Probleme wie Rauchen oder Internetabhängigkeit mit neurochirurgischer Hilfe behandeln.

Prinzipiell müssen wir aber damit rechnen, dass sich demnächst überall in der Welt die Doktor Frankensteins mit der Frage beschäftigen, wie man das Glücksgefühl des Menschen chemisch oder elektrisch fördern kann. Denn wenn der Bann erst mal gebrochen ist, kämen auch gesunde, aber allgemein unzufriedene Menschen auf den Gedanken, sich in einem Wellnesssanatorium neben einer Bauchdeckenstraffung und Nasenkorrektur auch noch einen Glücksstimulator verpassen zu lassen. Vielleicht ist es eines Tages selbstverständlich, dass man sich zum Neurochirurgen begibt, um die Seele tunen zu lassen, so wie man sich heute die Zähne richten, das Fett absaugen oder die Brüste vergrößern lässt.

Mit 54 fängt das Leben erst an …

Bei einer Umfrage zum Thema Lebenszufriedenheit würden sich manche Dreißigjährigen das Leben eines Achtzigjährigen wie den Vorhof zur Hölle vorstellen. Mit achtzig werden Sex, Drugs and Rock 'n' Roll nach und nach ersetzt durch Inkontinenz, Blutdruckpillen und Rollator. Keine wilden Skiabfahrten, kein Flirten beim Bootsausflug, keine frechen Studentenstreiche, keine ausgelassenen Tanzpartys mit Durchmachen bis zu den ersten Sonnenstrahlen des neuen Tages. Schon ab dreißig haben diese Leute gemerkt, dass das Leben nicht mehr ganz so lustig ist wie mit zwanzig. Sie rechnen sich aus, dass ihre Grundstimmung wohl immer weiter in den Keller gehen wird, und räsonieren: „Hoffentlich bin ich tot, bevor ich alt werde.“ Wie steht es aber tatsächlich um das Wohlbefinden im Verlauf des Älterwerdens?

Der amerikanische Psychologe Arthur S. Stone von der Gallup Organization untersuchte die Zufriedenheit der Amerikaner, indem er 300 000 Erwachsene jeden Alters telefonisch befragen ließ.[75] Das bemerkenswerte Ergebnis: Ab dem achtzehnten Lebensjahr sinkt das Wohlbefinden kontinuierlich ab. Der Tiefpunkt wird Anfang 50 erreicht. Aber ab 54 wird alles wieder besser.

Warum? Die Hochstimmung der Achtzehnjährigen ist leicht nachvollziehbar. Man kann jede Menge Spaß haben, ohne dass einen schon zahllose Verpflichtungen drücken. Der Körper strotzt vor Kraft. Die Interaktion mit dem anderen Geschlecht ist in vollem Gange. Alles ist offen, alles ist möglich, alles ist unverbindlich. Aber warum geht es den Leuten Anfang fünfzig eigentlich so miserabel? Man redet gerne von der Midlife-Crisis. Die meisten Menschen verdienen in diesem Lebensabschnitt doch das meiste Geld – das kann es also nicht sein. Die Kinder lösen sich allmählich von den Eltern. Das reduziert den Stress, aber nimmt einem gleichzeitig auch viele Freuden. Ehen scheitern, aber neue Partnerschaften werden geknüpft. Es gibt kaum eine belastbare psychologische Theorie, mit der man erklären könnte, warum ausgerechnet in diesem Alter das Lebensgefühl schlechter ist als in anderen Jahren. Und warum geht es ab dem 54. Lebensjahr wieder steil bergauf mit dem Wohlgefühl? Die Untersuchung endete bei der Altersgruppe 82 bis 85. In diesem Alter war das Wohlbefinden auf dem Höchststand, also besser als mit 18 Jahren. Wenn die Lebensqualität mit 82 sogar besser ist als mit 18, werden Sie jetzt fragen: „Welche Lebensqualität?" Zugegeben: Liebesbriefe, Sex, Tanzpartys, Tennisspielen, berufliche Höhenflüge oder rosige Zukunftsaussichten fallen als Quelle der Daseinsfreude weg. Man träumt nicht mehr von einem Dinner zu zweit im Drei-Sterne-Restaurant, Frühjahrsausflügen im Aston-Martin-Oldtimer, der Beförderung zum Abteilungschef, einer Liebesnacht mit der dunkelhaarigen Volljuristin beziehungsweise einem Quickie mit dem blonden Surflehrer. Keine Saufgelage mit den Basketballkumpels, kein Wasserskifahren in der Ägäis. Früher war mehr Lametta, jammert man den alten Zeiten nach.

Der Trick in diesem Alter ist: Man braucht alle diese Dinge nicht mehr zum Glücklichsein. Objektiv gesehen, müsste es alten Menschen eigentlich richtig dreckig gehen. Alte Freunde sterben weg, vielleicht ist der Partner schon viele Jahre tot, selbst hat man jede Menge Zipperlein oder auch echte gesundheitliche Probleme; überall zwickt und zwackt es. Und trotzdem diese Zufriedenheit? Man kann lange darüber spekulieren, welche vordergründigen Erklärungen es für dieses Phänomen gibt, dass die subjektive Wahrnehmung der eigenen Situation eine ganz andere ist.

Die einfachste Erklärung ist aber die, dass das Belohnungssystem in diesem Alter nicht mehr ständig seinen Tribut fordert. Alles lässt nach im Alter, die Reaktionsgeschwindigkeit, die Sehkraft, das Gehör, das Denken, das Gedächtnis, die sexuelle Erregbarkeit, der Hunger, der Durst – und so auch das Verlangen nach ständiger Bedürfnisbefriedigung. Die Rezeptoren im Gehirn sind – so könnte man es platt sagen – abgenutzt. Der Drops ist gelutscht. Und das hat teilweise positive Seiten, da man nicht mehr unter Zwang steht, ständig etwas für das eigene Wohlbefinden zu tun.

Aber noch ein anderer Aspekt trug entscheidend zu einer Zunahme des Wohlgefühls im Alter bei. Die Autoren der Studie befragten die Teilnehmer auch noch zu den verschiedenen Teilaspekten des Wohlbefindens wie Genuss, Freude, Stress, Ärger, Sorge und Traurigkeit. Während Genuss und Freude auf einem recht hohen Level über alle Lebensabschnitte hinweg mehr oder weniger gleich blieben und auch Traurigkeit sich auf einem eher niedrigen Niveau kaum veränderte, nahmen Stress, Sorgen und Ärger mit zunehmendem Alter kontinuierlich ab. Auch das ist sicher nicht darauf zurückzuführen, dass die Probleme tatsächlich weniger werden, sondern dass man sich nicht mehr über jede Kleinigkeit einen Kopf macht. Man wird „altersmild".

In den Medien wird wenig Reklame für das Alter gemacht. Alte Menschen, so wird uns suggeriert, haben nichts mehr zu lachen in unserer Gesellschaft. Keiner kümmert sich um die

Großeltern, sie werden ins Altersheim abgeschoben. Kein Jugendlicher steht in der Straßenbahn für sie auf, niemand hat mehr Respekt vor dem Alter. Was uns am Lebensabend droht, sind mickrige Rente, Verlust, Krankheit, Abschied und Depressionen – so wird uns zumindest eingeredet. Dabei erzählt die Statistik eine andere Geschichte: Depressionen sind im Durchschnitt im Alter von 43 Jahren am häufigsten und werden mit zunehmendem Alter seltener.[64] Natürlich ist es möglich, noch mit 75 eine Depression zu haben, aber die Wahrscheinlichkeit nimmt in diesem Alter deutlich ab.

Irgendwie hat die Natur dafür gesorgt, dass ältere Menschen häufiger eine positive Grundstimmung haben, trotz ihres vielleicht beschwerlicheren Lebens. Und das beobachtet man in allen Kulturen, in armen wie in reichen Ländern, im Norden wie im Süden.

„Was für ein fabelhaftes Leben hatte ich doch“, resümiert vielleicht ein Achtzigjähriger. „Nur schade, dass mir das so spät erst klargeworden ist.“

Siebzig ist das neue Sechzig

Die Eltern der heute Sechzigjährigen haben sich früher im Rentenalter ans Kaminfeuer oder auf die Fernsehcouch zurückgezogen. In Kursanatorien pflegten sie ihr Rheuma und ihre durch zu viel Qualmen entstandenen Lungenerkrankungen. Die heutigen Roaring Sixties dagegen rasen rüstig mit dem Mountainbike oder dem Strom-Velo über die Hügel, machen den Katamaran-Segelschein und tanzen auf großen Oldie-Partys zu Liedern der Beatles und Stones. Während die Elterngeneration den Krieg und ein hartes

Arbeitsleben zu verkraften hatte und der Meinung war, dass sie sich für den Rest des Lebens nicht mehr anstrengen sollten, will sich die jetzige Sechziger-Generation nicht mit den ersten Anzeichen der Altersschwäche abfinden. Es sind nicht nur die Errungenschaften der modernen Medizin, die die Menschen jünger erscheinen lassen, sondern es ist auch eine neue Grundeinstellung. Die frühere Generation hatte kaum Zeit, an Sport und Wellness zu denken, da die Aufbaujahre nach dem Krieg ihre ganze Energie kosteten. Die jetzigen Rentner dagegen waren schon während ihres Erwerbslebens mehr auf Freizeit getrimmt und haben sich im Laufe ihres Lebens einige Sportarten angewöhnt, die sie im Alter nicht missen möchten. Durch neue Behandlungsmethoden für Krebs- und Herz-Kreislauf-Erkrankungen steigt nicht nur unsere Lebenserwartung, sondern auch allgemein die Gesundheit und somit das körperliche Wohlbefinden in späteren Lebensjahren. So ist es zwar richtig, dass die Zahl der Menschen mit Alzheimer-Demenz immer weiter zunimmt; das liegt aber nur daran, dass die Zahl der älteren Menschen insgesamt steigt. In Wirklichkeit bekommen die Menschen immer später Altersdemenzen. Ein heutiger Achtzigjähriger hat eine deutlich geringere Chance, Alzheimer zu bekommen, als ein Achtzigjähriger in der Generation davor.

TIPP:

- **Wenn Sie Angst vor dem Alter haben: Die Statistik spricht dagegen, dass Sie im Rentenalter unglücklich werden. Dafür gibt es zwei Hauptgründe: Zum einen jagt man nicht mehr dem Glücklichsein nach, zum anderen regt man sich nicht mehr über alles auf.**

Du schaffst es!

Jede vollschlanke Diät-Versagerin kann ein Laufstegmodell werden, jeder Obdachlose Villenbesitzer, jeder ungelenke Rotzlöffel Stürmer bei Real Madrid und jede Vorstadtfriseurin eine angehimmelte Vorabendserien-Darstellerin. Auch wenn Sie bis vor Kurzem „Influencer" für eine Art Grippe gehalten haben, können Sie in diesem Beruf ohne große Einarbeitung millionenfach „gelikt" werden!

Das versucht uns jedenfalls die Ratgeber-Literatur, die zuhauf in den Bahnhofsbuchhandlungen in den Regalen steht, zu suggerieren. Fünf geniale Methoden, mit denen Sie es garantiert schaffen, früh aufzustehen! Jeder Glatzkopf kann wieder volles Haupthaar bekommen! Vom Lausejungen mit Flächenakne zum begehrten Mädchenschwarm! Vom Hartz-IV-Empfänger zum Finanzgenie! Von der Badewannen-Diseuse zur Hip-Hop-Queen! Lifestyle-Berater versprechen uns das Blaue vom Himmel.

Aber bis zum Erfolg ist es ein weiter Weg. Hobbyschriftsteller, die es schaffen, „Zehn erfolgreiche Strategien, um ein Erfolgsautor zu werden" anzuwenden, wären vielleicht auch schon ohne diese Tipps in der Lage gewesen, Bestseller zu schreiben. Auf einen, der nach Lektüre des Buches „How to be a big boss" ein aufstrebender Unternehmer geworden ist, kommen 99, die weiter im Angestelltenverhältnis buckeln. Unzählig sind die Möglichkeiten des kläglichen Scheiterns. Warum gibt es sonst unbetuchte Finanzberater, dreimal geschiedene Eheberaterinnen, übergewichtige

Schlankheitspäpstinnen und suizidale Glücksforscher? Bücher wie „Selbstverwirklichung für Anfänger“, „Glückseligkeit for Dummys“ oder „Vom Miesepeter zum Charmebolzen in fünf Schritten!“ verheißen eine grundlegende Änderung unserer Persönlichkeit in dreißig Tagen, obwohl wir dreißig Jahre damit verbracht haben, diese Charaktereigenschaften hartnäckig zu verfestigen.

Wer diesem Vermarktungstrick der Medien leichtgläubig aufsitzt, wird sich schnell seiner eigenen Defizite bewusst. Es wird einem suggeriert, dass man ein Taugenichts und Versager ist, wenn man nicht auf der Siegerschiene fährt. Die Welt wird in Gewinner und Verlierer eingeteilt, dazwischen gibt es nichts. „Ich bin nichts wert, weil ich immer noch nicht Chefsekretärin bin/weil ich immer noch nicht in den gehobenen Dienst aufgestiegen bin/weil ich immer noch als Fahrradkurier unterwegs bin.“ Eine Mutter liest einen Bericht einer erfolgreichen Frau, die sieben Kinder großgezogen hat, gleichzeitig CEO einer großen Firma ist und zudem als Regattaseglerin Preise gewonnen hat, und fragt sich, warum sie selbst ständig mit den Nerven völlig am Ende ist, obwohl sie nur ein Kind hat und lediglich einen Halbtagsjob absolvieren muss. Jedes ADHS-Kind kann einen Hochschulabschluss machen, liest eine andere Mutter, deren hyperkinetischer Knabe ein banaler Schulversager ist, und fragt sich, was sie falsch gemacht hat.

TIPPS:

- Positive Veränderungen im Leben brauchen manchmal unendlich viel Zeit. Es reicht nicht, eine Liste von einigen Tipps in einem Buch oder im Internet zu lesen. Proaktive Veränderung ist wichtig! Die Entwicklung der Persönlichkeitseigenschaften, so sagt man, ist mit dem sechzehnten Lebensjahr abgeschlossen. Natürlich können sich Menschen im Lauf ihres Lebens deutlich wandeln. Man kann sich vom pubertierenden Halbstarken zum Bürgermeister hocharbeiten oder vom schüchternen Einzelgänger zum gefragten Philosophieprofessor. Aber bei den meisten Menschen bleiben die Grundstrukturen ein Leben lang gleich. Daher ist es wichtig, dass Sie Ihren Grundplan erkennen und das Beste daraus machen. Jemand, der schon in der Jugend Klassensprecher war, wird vielleicht später andere Leute anleiten können. Wer schon als Jugendlicher eine passive Rolle eingenommen hat, tut vielleicht am besten daran, auch im späteren Leben keine Führungsposition anzustreben.
- Wichtig ist auch, dass Sie eine eigene Fantasie entwickeln, wie Sie im Leben vorwärtskommen möchten. Ein Ratgeber kann keine allgemeingültigen Regeln aufstellen, die für alle Menschen zutreffen.

Werden Sie Ihr eigener Mentaltrainer!

Der Personalcoach Bodo von Fluncker redet in einem gut gefüllten Hotelsaal vor zahlreichen zahlenden Gästen: „Stellen Sie sich vor, Sie haben einen Termin auf dem Kurfürstendamm in Berlin, einer Straße, auf der es fast unmöglich ist, einen Parkplatz zu finden. Bevor Sie losfahren, pressen Sie einfach drei Finger Ihrer rechten Hand an den Spitzen ganz fest zusammen und denken Sie intensiv an eine freie Lücke – und Sie werden sehen: Wenn Sie zum Ku'damm kommen, ist genau dort ein Parkplatz frei, wo Sie hinwollten." Alle lachen, aber sie beschließen, beim nächsten Mal diesen Trick auszuprobieren, wenn sie auf Parkplatzsuche sind. Wer aber erwartet, dass er im weiteren Verlauf des Vortrags tatsächlich noch echte Erkenntnisse gewinnt, die zu einem effizienteren und glücklicheren Leben führen, wird enttäuscht – der ganze restliche Abend wird mit ähnlichen Plattitüden ausgefüllt. Und dennoch scheinen die meisten der Anwesenden sich der Illusion hinzugeben, dass sich die saftige Seminargebühr gelohnt hat.

Es gibt unzählige Coaches, Berater und Trainer, die Ihnen sagen wollen, wo es langgeht. Sie haben perfekt durchgestylte Webseiten, auf denen sie für ihre Veranstaltungen oder Ratgeber werben. Manche von ihnen haben noch nicht einmal eine Berufsausbildung, geschweige denn ein Studium in Psychologie abgeschlossen, aber sie haben die absolute Überzeugung, dass sie ihre Kunden, von denen einige in jeder Beziehung erfolgreicher sind als sie selbst, auf den richtigen Weg bringen können. Das Einzige, was Sie von solchen Mental Coaches übernehmen können, ist das unerschütterliche Selbstbewusstsein. Obwohl sie nie in einer

Firma gearbeitet haben, trauen sie sich zu, allen bis hinauf zur Führungsetage Ratschläge für ein effizienteres Berufsleben und erfolgreichere Unternehmensführung zu erteilen.

Sie sollten kein Geld für die Seminare und Handbücher dieser Berater ausgeben, sondern sich stattdessen überlegen, ob Sie nicht selbst in die Branche der Mentaltrainer gehen. Es ist ganz leicht, wenn Sie die folgenden goldenen Regeln beachten:

- Schmücke Dich mit nicht geschützten Berufsbezeichnungen oder Fantasietiteln wie Supervisor, Hirnforscher, Hypnotherapeut, Psychocoach, Feelgood Manager oder Chief Happiness Officer.
- Verkaufe alte Hüte als neue Erkenntnisse. Erzähle den Leuten, was sie ohnehin schon wissen, aber mit anderen Worten, und lass es Dir teuer bezahlen.
- Benutze im Vortrag Pfeildiagramme, in denen von jedem Stichwort ein Pfeil zu jedem anderen Stichwort führt; das hat am Ende überhaupt keine Aussage, aber es sieht sehr strukturiert und wahnsinnig wichtig aus!
- Formuliere steile Hypothesen, die jeder wissenschaftlichen Begründung entbehren.
- Erzeuge ein Vakuum, das Du mit heißer Luft füllst.
- Wirf mit nichtssagenden Worthülsen wie systemisch, achtsam, nachhaltig, ganzheitlich oder ressourcenorientiert um Dich.
- Benutze raffinierte Formulierungen wie Life-Balance-Coaching oder Neologismen (Wortneubildungen) wie Happiness Enhancing.
- Streue pseudowissenschaftliche Erkenntnisse ein,

die suggerieren, dass Du Dich in Psychologie oder Neurobiologie auskennst, indem Du Zauberwörter wie Kognition, Adrenalin, Serotonin oder Neuroplastizität großzügig und sinnfrei verwendest.

Der Glücksindex

Unser Glücksindex setzt sich aus verschiedenen Faktoren zusammen. In allen Bereichen können Sie Punkte sammeln oder Punkte verlieren. Und in gewisser Weise sind die verschiedenen Posten, die zum Gesamtwohlbefinden beitragen, gegeneinander austauschbar:

Da sind zum einen die Äußerlichkeiten: Bringt mein Job genug Geld ein, kommt mein Auto durch den TÜV, kann ich mir die neue Ledersitzgarnitur für das Wohnzimmer leisten? Wenn man sich die Werbung anschaut, reduziert sich scheinbar das Wohlbefinden der Menschen auf diese Trivialitäten. Für den Gesamtindex des Hochgefühls spielen sie aber nur eine untergeordnete Rolle. Dinge, die wir uns sehnlichst wünschen, wie zum Beispiel eine geräumige, helle, preiswerte Wohnung in Zentrumsnähe, würden am Ende, wenn wir sie bekommen würden, unseren Glücksindex vielleicht nur um wenige Prozentpunkte steigern. Bonuspunkte gibt es auch für Ruhm und Ehre. Aber Menschen, die viele Titel, Belobigungen, Ehrenpreise oder Verdienstkreuze gesammelt haben, können ein Lied davon singen, dass der nachhaltige Selbstbeweihräucherungseffekt solcher Auszeichnungen sich arg in Grenzen hält. Punktabzug beim Index gibt es, wenn unser Sicherheitsgefühl bedroht wird oder die Zukunft ungewiss ist. Weit wichtiger als Besitztum ist die Gesundheit, aber das wissen meist nur diejenigen zu schätzen, die schon schwere Krankheiten durchgemacht haben. Und dann sind da die emotionalen Glücksfaktoren: meine Kinder, meine Familie, meine Liebesbeziehungen. Dazu gehören auch Freundschaften, Anerkennung und Wertschätzung durch andere Menschen. Nicht zu vergessen: Habe ich die Freiheit, zu tun und zu lassen, was ich möchte?

Das sind alles objektive Faktoren. Aber nun kommen wir zu einem wichtigen Punkt: Es gibt Menschen, die in allen diesen Bereichen in ihrem Lebensgefühlindex einen ordentlichen Punktestand erreichen, aber eine wichtige Sache fehlt: Sie empfinden den Punktestand dieser äußerlichen Einflüsse in ihrem Gehirn nicht als ausreichend. Die Chemie muss stimmen – im wahrsten Sinne des Wortes. Manche Menschen wurden mit einem Belohnungssystem auf die Welt gebracht, das keine großen Ansprüche stellt, sodass sie nicht ständig für ihr Glück kämpfen müssen. Wenn aber unsere Hirnchemie nicht mitmacht, empfinden wir das Leben als langweilig, fade, deprimierend, schrecklich oder gar bedrohlich – selbst wenn die äußeren Gegebenheiten durchweg positiv sind. Gründe für eine Beeinträchtigung der Hirnchemie gibt es mehrere: Zum einen psychische Erkrankungen wie Depressionen oder Angststörungen. Dann gibt es noch die ausführlich beschriebenen Endorphinmangel-Erkrankungen wie Suchterkrankungen oder die Borderline-Störung. Dabei haben die Betroffenen einen Mangel an Glückshormonen, der zu einer negativen Lebenseinstellung führt. Sie versuchen, diesen Mangel auszugleichen, und benutzen dabei selbstschädigende Methoden wie Drogen, Selbstverletzungen oder Hungern.

Aber auch bei psychisch gesunden Menschen wird die Hirnchemie durch Bedingungen gesteuert, auf die wir wenig Einfluss haben, wie den Breitengrad unseres Wohnorts, das Alter und den Luftdruck – so banal es klingt. Menschen, die am Äquator geboren werden, haben weniger Bedenkenträger-Gene geerbt als Nordfriesen oder die Bewohner von Spitzbergen. In Yogyakarta in Indonesien sehen Sie mehr lachende Gesichter der armen Menschen auf der Straße als im Börsenviertel von London. Bei Hochdruckwetterlage, wenn die helle Sonne am blauen Himmel scheint, ob nun an einem warmen Sommertag oder in den schneebedeckten Bergen, steigt der Stimmungspegel bei den meisten Leuten um ein paar Oechsle an. Und wir haben gesehen, dass das Alter den Zufriedenheitsfaktor bestimmt – wenn man sehr jung oder alt ist (aber nicht um die 53), wird der Schieberegler für Zufriedenheit nach oben gedreht.

Und letztlich kommt es noch auf die Interpretation unserer Lebensbedingungen an. Dabei spielt eine Rolle, was für ein Glückstyp Sie sind. Grämen Sie sich leicht über die vielen kleinen Dinge, die im Leben schieflaufen, oder können Sie schwere Rückschläge locker wegstecken? Denken Sie immer, dass Sie ein zu kleines Stück abbekommen haben, als die große Torte des Glücks verteilt wurde? Oder denken Sie, dass Sie trotz aller Schläge in die Magengrube im Großen und Ganzen ein lebenswertes Leben führen? Es gibt Menschen, die in ihrem Leben nie reich geworden sind, die vielleicht nicht den Traumprinzen oder die Beauty Queen abbekommen haben, die tapfer gegen Krankheiten angekämpft haben und trotzdem immer gedacht haben, dass das Leben einiges zu bieten hat. Und dann gibt es andere Menschen, die mit einem goldenen Löffel im Mund geboren wurden, bildschön aussehen und eine exquisite Bildung genossen haben – und dennoch nie mit dem Leben zufrieden sind.

Welcher Glückstyp sind Sie?

Gustav Gans ist der Gegenspieler von Donald Duck. Gustav hat immer Glück – ob es nun um Geld, Jobs oder Frauengeschichten geht. Während Donald ständig von einem Missgeschick ins nächste tappt, gelingt Gustav alles. Gibt es Menschen, die zum Glücklichsein geboren sind?

Viele Persönlichkeitseigenschaften sind vererbt. Man kann grob sagen, dass etwa fünfzig Prozent der Eigenschaften, sei es nun Geiz, Aggressivität, Charme, Intelligenz oder Durchtriebenheit mit den Genen übertragen werden. Dies fand man mithilfe von Zwillingsstudien heraus. So rechnete der amerikanische Psychologe Auke Tellegen aus, dass auch Wohlbefinden zu etwa fünfzig Prozent erblich ist.[76]

Gehören Sie nun zu den vom Pech verfolgten Menschen, die denken, dass Sie nicht genug der Wohlbefindensgene abbekommen haben, als Ihre Erbmasse zusammengewürfelt wurde? Wahrscheinlich ja, denn die Glückspilze dieser Welt haben dieses Buch nicht gekauft. Denken Sie nun auch, Sie müssten hier nicht weiterlesen, denn Ihr unglückliches Schicksal sei mit dieser Aussage besiegelt? Ist persönliche Zufriedenheit eine Eigenschaft wie Körpergröße, die man nicht ändern kann, weil der Glückspegel ohnehin schon vor der Geburt festgelegt wurde?

Versuchen Sie, das Ganze sportlich zu sehen. Fünfzig

Prozent Vererbung heißt ja auch, dass Sie an den anderen fünfzig Prozent drehen und schrauben können. Die Untersuchung zeigte eigentlich nur, dass Menschen auf Glück und Pech im Leben unterschiedlich reagieren. Rein statistisch gesehen, hatten alle Zwillinge in der Untersuchung eine ähnliche Anzahl von Glücksmomenten und Pechsträhnen durchgemacht. Es ist ja nicht so, dass die glücklichen Menschen in dieser Untersuchung auch tatsächlich mehr erfreuliche Ereignisse im Leben hatten, sondern dass sie sich einfach einigermaßen wohlfühlen – unabhängig von ihren Schicksalsschlägen oder positiven Erfahrungen. Andere dagegen hadern mit ihrem Schicksal, obwohl sie auch nur eine durchschnittliche Anzahl von guten und schlechten Begebenheiten in ihrem Leben hatten. Es kommt also auf die Interpretation an. Nun kann man ja nicht mal so eben seine Grundhaltung ändern. Man kann sich nicht leicht einreden, dass das Glas halb voll ist, wenn man das untrügliche Gefühl hat, dass es halb leer ist.

Wenn Sie sich als unglücklichen Menschen bezeichnen würden: Versuchen Sie erst einmal, herauszufinden, ob Ihr Unglücklichsein damit zusammenhängt, dass Sie der geborene Pessimist, Bedenkenträger, Skeptiker und Schwarzmaler sind, oder ob es mit den tatsächlich schwierigen Bedingungen zu tun hat, mit denen Sie zu kämpfen haben. Manche Menschen brauchen einfach mehr positive Impulse als andere, um sich glücklich zu schätzen. Taxieren Sie erst einmal Ihren Glücksbedarf. Man kann die Menschen in verschiedene Typen einteilen, je nachdem, wie viel Endorphine sie brauchen.

Uwe Überholspur

Da gibt es den Typ „Uwe Überholspur". Uwe schiebt einen eklatanten Endorphinmangel vor sich her. Sein Leben besteht aus der ständigen Jagd nach den wertvollen Hormonen, um die Opiatrezeptoren im Gehirn bei Laune zu halten. Dazu gehört, dass er von einem sexuellen Erlebnis zum anderen hetzen muss, immer wieder sportliche Höchstleistungen vollbringen will, um für mögliche Partnerinnen attraktiv zu bleiben, im Beruf Überstunden bis an die Schmerzgrenze macht, um der erfolgreichste Mitarbeiter des Jahres zu werden oder möglichst vielen Leuten freundlich grinsend die Hände schüttelt, um bei der nächsten Wahl die meisten Stimmen einzuheimsen. Helicopter Skiing, Oldtimer-Rallyes und Springreitturniere müssen sich abwechseln, um ihn bei Laune zu halten. Er braucht den feinsten Champagner, Trüffelravioli und eine Hummer-Bouillabaisse, um den Abend als gelungen zu empfinden. Und wenn er alles durch hat, sitzt er am Ende des Tages da und fragt sich, wie er alles noch toppen kann. Um herauszufinden, wie stark bei Ihnen der Drang nach Befriedigung Ihres Spaßgehirns ist, können Sie den Test „Bin ich ein Endorphinjunkie?" durchführen (siehe Anhang). Sollten Sie hier die Höchstpunktzahl erreichen, würde man Sie dem Typ „Uwe Überholspur" zuordnen.

Gisela Genügsam

Sollten Sie dagegen null Punkte haben, was nicht zu hoffen ist, wären Sie der Typ „Gisela Genügsam". Vielleicht kennen

Sie solche Menschen, die sich in der Einöde von den Früchten ihres kargen Ackers ernähren und allen weltlichen Genüssen wie Bordeauxverkostungen, Doppelkopfabenden, Gothic Festivals, „All White"-Partys, Erlebnisbädern, Krimidinner oder Ü-30-Discoabenden entsagen. Sie ziehen sich von allen Menschen zurück und fristen ein überaus sparsames Dasein. Sie ernähren sich ganz naturverbunden von Steckrüben oder selbst angebautem Spinat und brauchen keine Tiefkühlpizzas oder T-Bone-Steaks. Sie verzichten auf E-Zigaretten, Eierlikör und Sportwetten. Serien auf Netflix können sie auch nichts abgewinnen. Gelegentliche Einkäufe erledigen sie mit dem Bollerwagen. Handys, TV und Computer halten sie für Verblödungsinstrumente. Daher kann man sich mit ihnen auch nicht mal eben über WhatsApp verabreden.

Aber sind diese Einsiedler wirklich glücklich? Oft haben solche Menschen ein Leben hinter sich, das von Enttäuschungen durch andere Menschen geprägt war – oder sie haben es zumindest so empfunden. Sie brauchen keine Hilfe von anderen Menschen, aber sie können auch anderen nicht helfen.

Trude Traumichnich

Menschen vom Typ „Trude Traumichnich" versagen sich viele Möglichkeiten, das persönliche Glück zu erreichen – aber nicht, weil sie die Endorphine nicht brauchen, sondern weil sie Angst davor haben, sich ihre Wünsche zu erfüllen.

Trude T. ist eine sehr attraktive, freundliche und gebildete Lehrerin. Sie hat keinen Partner. Ihre letzte Beziehung ging vor fünf Jahren zu Ende, da ihr Ex mehrfach fremdgegangen war. Alle ihre Freundinnen wollen ihr einen neuen Mann vermitteln. Aber sie steht sich selbst im Weg. Sie geht nicht mit ihrem Bekanntenkreis in einen angesagten Club, weil sie gehört hat, dass in diesem Etablissement schon einmal einer gekifft haben soll. Sie meldet sich nicht bei einer Internet-Partnervermittlung an, weil sie Angst hat, dabei Männern auf den Leim zu gehen, die nur schnellen Sex wollen. Wird sie zum Essen eingeladen, begnügt sie sich mit einer Tomatensuppe oder einem kleinen Salat, obwohl sie mit ihrer schlanken Figur keinen Grund hätte, auf Kalorien zu achten. Sie trinkt auf Partys nie mehr als ein Gläschen Wein, da sie Angst hat, sie könnte die Beherrschung verlieren. Wenn ihre beste Freundin sie zu einem Date mit zwei Männern mitnehmen will, findet sie immer irgendeine Ausrede, warum sie in letzter Minute absagen muss. Würde sie alle die Gelegenheiten wahrnehmen, die sich ihr bieten, wären dabei auch langweilige Partys, verplemperte Kneipenabende oder Dates mit Typen, die sich nicht als Erfinder der tiefen Teller herausstellen – so jedenfalls ihre Ausrede. Dennoch ist sie unglücklich. Sie ist der Meinung, dass sie nicht genug abbekommen hat, als das Glück verteilt wurde. Sie hat genaue Vorstellungen, wie der Mann ihrer Träume auszusehen hat: groß, gut aussehend, dunkelhaarig, sportlich, humorvoll, intelligent und trotzdem sehr bescheiden. Und er darf auf keinen Fall gebunden sein. Einen solchen Mann zu finden, wäre wie sechs Richtige im Lotto zu haben – das klappt aber nur, wenn man seinen Lottoschein abgibt. Und genau das macht Trude nicht: Sie lässt sämtliche Gelegenheiten verstreichen, bei denen sie auch nur eine hauchdünne Chance hätte, einen Mann kennenzulernen. Trude steht sich selbst im Weg. Ihr Problem sind zu große Skrupel und Bedenken.

Ein Chip in unserem Hirn, der für soziale Ängste zuständig ist, fungiert als Gegenspieler des Belohnungssystems. Wann immer das endogene Opiatsystem (EOS) einen Wunsch anmeldet, zum Beispiel das Verlangen nach Liebe und Zärtlichkeit, warnt dieser Chip und meldet allergrößte Bedenken an. Manche Menschen haben die Erfahrung gemacht, dass ganz fantastische Dinge passiert sind, nachdem sie einmal drei Gläser Sekt zu viel getrunken hatten. Wenn man aber diesen Chip im Gehirn hat, dann kommt es nie so weit – nach einem halben Glas ist Schluss.

Niemand hat gesagt, dass das Paradies leicht zu erreichen ist. Wenn Sie auch zum Typ „Trude Traumichnich" gehören, haben Sie durchaus einige Optionen offen, an Ihrem Glücksempfinden zu schrauben. Sie brauchen nur deutlich mehr Mut.

Antonia Ausgeglichen

Und dann gibt es noch den Typ „Antonia Ausgeglichen". Antonia gönnt sich was, sie kauft sich alle paar Monate ein neues Paar Schuhe oder genießt gern ein Gläschen Sekt mit ihren Freundinnen. Sie strebt in ihrem Job nach Höherem, aber in Maßen, und muss nicht ständig durch berufliche Erfolge Anerkennung einheimsen. Ganz ohne ehrgeizige Projekte würde ihr der Job aber auch keinen Spaß machen.

Manchmal denkt sie, dass sie zu viele Sachen auf einmal angefangen hat. Aber welches ihrer Hobbys sollte sie aufgeben? Das Reiten, das Tennisspielen, das Kartenspielen mit Freundinnen, ihren Italienischkurs in der Volkshochschule, die gelegentlichen Kochabende mit ihrem Freundeskreis

– das alles sind Dinge, die Spaß machen, auch wenn sie manchmal Terminprobleme bekommt. Was Sport angeht, quält sie sich nicht unbedingt für einen Traumkörper. Sie hat eine wunderbare Beziehung mit ihrem Ehemann Patrick, die auch sexuell einiges zu bieten hat. Sie muss nicht ständig durch ausgeklügeltes Make-up mögliche Alternativpartner auf sich aufmerksam machen. Und trotzdem hat sie es gern, wenn Männer mit ihr flirten, obwohl sie weiß, dass sie nie ihre stabile Beziehung mit ihrem netten Mann aufs Spiel setzen würde. Sie ist eine Frohnatur, und nichts kann sie so leicht aus der Bahn werfen.

Wenn Sie das Leben so entspannt und ausgeglichen angehen wie Antonia, haben Sie alles richtig gemacht.

Merksatz:
Das Leben ohne Genüsse dauert auch nicht länger, aber es kommt einem länger vor!

TIPPS:

- Die Hirnchemie muss stimmen, damit wir uns glücklich fühlen. Glück oder Unglück hängen nicht nur von den äußeren Lebensumständen ab, sondern davon, wie wir beides empfinden und interpretieren. Es gibt kaum einen Menschen, der sein Leben völlig ohne Maßnahmen zur Endorphinsteigerung gestaltet.

Daher sollte auch niemand ein schlechtes Gewissen haben, wenn er sich auf dem Weg zur Glückseligkeit der vielen kleinen Genüsse bedient, die das Leben so bietet.

- **Wenn Sie gerne etwas von der großen Torte des Glücks abhaben möchten, aber zu ängstlich sind, ändern Sie Ihre Strategie. Leben Sie wild und gefährlich!**
- **Meist gilt aber: Suchen Sie sich den goldenen Mittelweg! Die ständige Jagd nach dem Glück ist ebenso eitel wie der Verzicht auf alle Genüsse.**

Bruttosozialglück

Bhutan ist ein kleines, armes Land in Südasien mit 800 000 Einwohnern, etwa so viel wie Frankfurt am Main. Es liegt im Osthimalaya und erstreckt sich von den saftigen subtropischen Ebenen bis zu den schneebedeckten Bergen des Himalayas, eingeklemmt zwischen den Supermächten China und Indien. Als Staatsphilosophie wurde dort das „Bruttosozialglück" eingeführt, womit gemeint ist, dass nicht der materielle Fortschritt, sondern vor allem das Wohlergehen der Menschen im Vordergrund stehen muss. Die vier Grundpfeiler des Bruttosozialglücks sind der Schutz der Umwelt, die Bewahrung der kulturellen Werte, die wirtschaftliche und soziale Entwicklung und „eine gute Regierung". Der König selbst sorgte für eine Umwandlung des Landes in eine konstitutionelle Monarchie und führte freie Wahlen ein (bei denen dann praktischerweise sein Sohn zum König gewählt wurde). Immer wieder werden bei den Bürgern des Landes Umfragen durchgeführt, um den „Gross National Happiness"-Index zu erheben. Nun ist Bhutan ein armes Land, kein Scheichtum, das aus dem Vollen schöpfen kann. Trotzdem sind Bildung und Gesundheitsversorgung für die Bürger des Landes frei. Ein Viertel des Landes besteht aus Nationalparks und Tierreservaten, in denen sich Tiger, Schneeleoparden, Elefanten, Kragenbären, Warane, Moschustiere und Blauschafe tummeln. Umweltschutz wird großgeschrieben. Sicher, es gibt auch Korruption, Fremdenfeindlichkeit und Jugendarbeitslosigkeit in Bhutan. Aber warum nehmen wir uns nicht dieses kleine Land als Vorbild? Warum gibt es bei uns keine Partei, die sich das Glück der Menschen als vornehmliches Ziel ins Wahlprogramm geschrieben hat?

Vierzehn Merksätze

Jeder Mensch hat seinen eigenen Weg, das Glück zu finden. Der Philosoph Friedrich Nietzsche sagte: „Dem Individuum, sofern es sein Glück will, soll man keine Vorschriften über den Weg zum Glück geben: Denn das individuelle Glück quillt aus eigenen, jedermann unbekannten Gesetzen, es kann mit Vorschriften von außen nur verhindert, gehemmt werden."[77]

Nehmen Sie es also selbst in die Hand! Dieses Buch kann Ihnen nur Anregungen geben, wie Sie Ihr Wohlbefinden optimieren können. Wenn Sie diese Lektüre aufmerksam studiert haben, werden Sie einige Grundprinzipien erkannt haben, wie das zentrale Glückssystem in unserem Kopf, das Belohnungssystem, gestrickt ist. Diese Prinzipien sind in vierzehn Merksätzen zusammengefasst, die hier noch einmal aufgelistet sind. Wenn Sie diese Erkenntnisse verinnerlicht haben, verstehen Sie vielleicht, warum Sie in manchen Situationen unerwartet Glück verspürt haben – oder aber das schöne Gefühl ausblieb, obwohl die besten Voraussetzungen gegeben waren. Sie werden vielleicht erkennen, was Sie in Ihrem Leben ändern können, um persönlich häufiger ein Hochgefühl zu haben, aber auch, wie Sie Enttäuschungen vermeiden können.

Am besten, Sie drucken sich viele kleine Zettel mit diesen Merksätzen, backen sie in Glückskekse ein und knacken immer wieder einen auf, wenn Ihnen danach ist! Das Rezept für Glückskekse finden Sie im Anhang (siehe S. 315).

Hier sind noch einmal die Merksätze dieses Buches zusammengefasst:

- Glück ist eine Ausschüttung von Endorphinen im Belohnungssystem.
- Glück ist ein seltenes Vögelchen – kaum hat man es gefunden, ist es schon wieder weggeflogen.
- Nicht der absolute Wert, sondern die relative Veränderung des Glücks ist entscheidend.
- In einem ruhigen Teich spiegelt sich das Licht der Sterne.

- Lebe unbewusst!
- Ohne Jammertal kein Bergfest!
- Glück ist, die richtige Dosis zu finden.
- Glücksquellen sind austauschbar – tausche die schädlichen gegen die nützlichen.
- Vorfreude bewirkt nicht so starke Glücksgefühle wie die Freude selbst, dafür hält sie länger an.
- Das Belohnungssystem ist so kompromissbereit wie ein hungriger Pitbull.
- Das Belohnungssystem hat den IQ von Schweinskopfsülze, du kannst es leicht täuschen!
- Das Leben ohne Genüsse dauert auch nicht länger, aber es kommt einem länger vor!
- Wenn du dein Glück suchst, beachte dabei Paragraf 1 der Straßenverkehrsordnung.
- Erst wenn du aufhörst, dem Glück nachzujagen, hast du es gefunden! Aber bis dahin kannst du jede Menge Spaß haben …

SCHLUSS

Merksatz:
Wenn du dein Glück suchst, beachte dabei Paragraf 1 der Straßenverkehrsordnung.

Auf der Suche nach dem Höchsten der Gefühle sollte man aber nicht einem uneingeschränkten Hedonismus Tür und Tor öffnen. Man kann natürlich nach der Devise leben: „Das Leben kann so ungerecht sein – aber nicht notwendigerweise zu meinen Ungunsten.“ Besser ist es, darauf zu achten, dass man einerseits genug vom Glück abbekommt, aber andere Menschen dabei nicht benachteiligt. Immanuel Kant formulierte den kategorischen Imperativ: „Handle nur nach derjenigen Maxime, durch die du zugleich wollen kannst, dass sie ein allgemeines Gesetz werde.“ Und wer den Kant nicht gelesen hat, kann sich hilfsweise mit dem ersten Paragrafen der Straßenverkehrsordnung begnügen. Dort heißt es: „Die Teilnahme am Straßenverkehr erfordert ständige Vorsicht und gegenseitige Rücksicht. Wer am Verkehr teilnimmt, hat sich so zu verhalten, dass kein anderer geschädigt, gefährdet oder, mehr als nach den Umständen unvermeidbar, behindert oder belästigt wird.“ Das kann man ohne weiteres übertragen: Bei jedem Streben nach Wohlbefinden sollte man darauf achten, dass dies nicht zulasten anderer Menschen geht. Denn nicht zuletzt besteht ein großer Teil des persönlichen Glücks auch im gelungenen Zusammenleben mit anderen Menschen. Genießen soll man mit Würde und Anstand!

Jeder Glückszustand ist nur von kurzer Dauer. Der Mensch und sein Gehirn sind nicht für ein andauerndes Hochgefühl gebaut. Die Vorfreude auf einen Glückszustand ist zwar nicht ganz so erfüllend wie der eigentliche Glückszustand selbst, dafür hält sie aber deutlich länger an. Das Streben nach Glück aber ist das eigentliche Vergnügen.

Merksatz:
Erst wenn du aufhörst, dem Glück nachzujagen, hast du es gefunden! Aber bis dahin kannst du jede Menge Spaß haben ...

ANHANG

Selbsttest: Bin ich ein Endorphinjunkie?

Mithilfe dieses Tests können Sie feststellen, ob Sie jemand sind, der den Endorphinen hinterherjagt oder eher in sich ruht.	
Ich treibe sehr viel Aufwand, um attraktiv zu wirken. Ich verbringe relativ viel Zeit vor dem Spiegel. Ich versuche, mich mit geschmackvoller oder auffälliger Kleidung attraktiv zu machen.	
Ich lege viel Wert darauf, meinen Körper ansehnlich und jugendlich zu erhalten. Ich treibe sehr viel Sport, aber vor allem solche Sportarten, die den Körper kräftig und durchtrainiert erscheinen lassen, wie Fitnesstraining. Manchmal habe ich Entzugserscheinungen, wenn ich keinen Sport treiben kann.	
Ich rauche zu viel und habe mehrfach vergeblich versucht, damit aufzuhören.	
Ich trinke zu viel Alkohol und habe große Probleme, meinen Alkoholkonsum zu kontrollieren.	
Ich bin sehr ehrgeizig und stecke sehr viel Energie in mein berufliches Fortkommen.	

	0 = trifft überhaupt nicht zu	1 = trifft kaum zu	2 = trifft teilweise zu	3 = trifft überwiegend zu	4 = trifft ausgesprochen zu

Ich lege sehr viel Wert darauf, bei vielen Menschen beliebt, hoch angesehen oder gar von ihnen bewundert zu werden. Ich treibe einen erheblichen Aufwand, um Aufmerksamkeit zu bekommen.	
Ich habe ein großes Bedürfnis, immer wieder aufregende und spannende Dinge zu erleben.	
Ich möchte gern ein Leben auf der Überholspur leben.	
Ich habe immer das Gefühl, dass ich etwas verpasse, wenn ich nicht auf jede Party gehe.	
Ich muss sehr häufig an Sex denken.	
Es wäre toll, wenn mich sehr viele Männer bzw. Frauen begehren würden.	
Ich habe häufig das Gefühl, dass ich in diesem Leben nicht genügend Liebe bekomme.	
Mir macht es Spaß, vor anderen Menschen aufzutreten und viel Applaus zu bekommen.	
Ich verbringe sehr viel Zeit damit, an meinem Computer oder Handy Spiele zu spielen.	

	0 = trifft überhaupt nicht zu	1 = trifft kaum zu	2 = trifft teilweise zu	3 = trifft überwiegend zu	4 = trifft ausgesprochen zu

Ich brauche in meinem Leben ständig Abwechslung – in jeder Beziehung. Wenn ich eins hasse, ist es Langeweile.	
Ich habe häufig das Gefühl, unbefriedigt zu sein.	
Ich esse gern scharfe und gut gewürzte Speisen.	
Ich muss immer Sportarten mit einem gewissen Nervenkitzel betreiben.	
Es macht mir Spaß, andere Menschen anzuleiten, und ich kann das auch gut.	
Ich führe ein sehr interessantes Leben, ich bin aber nie so richtig glücklich.	
GESAMT	

	0 = trifft überhaupt nicht zu	1 = trifft kaum zu	2 = trifft teilweise zu	3 = trifft überwiegend zu	4 = trifft ausgesprochen zu

Auswertung:
Siehe folgende Seite

Selbsttest: Auswertung

0–19 Punkte:
Eigentlich sollten Sie ein sehr zufriedener Mensch sein. Sie haben eigentlich alles, was Sie brauchen. Vielleicht könnten Sie Ihrem Leben eine gewisse Würze geben, wenn Sie mal über die Stränge schlagen, etwas anderes ausprobieren und auch einmal ein kleines Risiko eingehen.

20–39 Punkte:
Sie haben eine fast optimale Einstellung zum Leben. Es gibt nur wenige Dinge, mit denen Sie nicht zufrieden sind. Vielleicht sollten Sie ein paar Tipps aus diesem Buch versuchen, um Ihr Leben etwas abwechslungsreicher zu gestalten.

40–59 Punkte:
Sie haben häufiger das Gefühl, dass Sie im Leben noch viel mehr erleben könnten. Sie tun aber sehr viel, um sich das Leben spannender zu machen.

60–80 Punkte:
Sie sind ständig auf der Suche nach dem Endorphinkick. Sie sollten alle ungefährlichen, legalen Tipps zur Endorphinsteigerung in diesem Buch ausprobieren, um Ihr unersättliches Opiatsystem zu befriedigen. Werden Sie dabei nicht unvorsichtig! Sie gehen viele Risiken ein, um sich ständig neue Kicks zu geben. Es ist fast wie eine Sucht, wie Sie dem Glück nachjagen.

Rezept für Glückskekse

2 Eiweiß
130 g Zucker
eine Messerspitze Vanille aus der Stange
80 g flüssige Butter
1 Prise Salz
100 g Weizenmehl, Type 405

Reicht für ca. 14 Glückskekse.

• Die Merksprüche ausdrucken und ausschneiden.
• Alle Zutaten verrühren, dabei das Mehl zuletzt dazugeben.
• Auf einem Backblech Backpapier auslegen.
• Mit einem Löffel den Teig kreisrund auf dem Backpapier glatt verstreichen (ca. 7 cm Durchmesser).
• In den auf 175°C/Umluft vorgeheizten Backofen schieben. Nach etwa 5 Minuten werden die Ränder goldbraun.
• Jetzt muss man schnell arbeiten, sonst wird der Teig zu fest. Deswegen am besten immer nur 2 bis 3 Kekse auf einmal backen.
• Zettelchen auf den Teig legen, eine Hälfte über die andere legen, knicken und den Teig an der geknickten Stelle über den Rand einer Schüssel hängen.
• Auskühlen lassen.

QUELLEN

1 IPSOS: Level of Happiness by Country. 2019; https://www.ipsos.com/sites/default/files/ct/news/documents/2019-08/happinessstudy_global_deck_aug2019_0.pdf

2 Olds, J., und Milner, P.: Positive reinforcement produced by electrical stimulation of septal area and other regions of rat brain. J Comp Physiol Psychol 47, S. 419-427, 1954

3 Le Merrer, J., et al.: Reward processing by the opioid system in the brain. Physiol Rev 89, S. 1379-1412, 2009

4 Nummenmaa, L., und Tuominen, L.: Opioid system and human emotions. British journal of pharmacology 175, S. 2737-2749, 2018

5 Aristoteles: Nikomachische Ethik, 1098a. Hamburg, 1985

6 Heath, R. G.: Pleasure and brain activity in man. Deep and surface electroencephalograms during orgasm. J Nerv Ment Dis 154, S. 3-18, 1972

7 ElitePartner: Elite Partner Studien Sexualität. 2015; https://www.elitepartner.de/studien/archiv/page/2/?study_category=sexualitaet

8 Gade, K., Haussinger, C., und Bandelow, B.: Atypical anorexia in a male patient accompanied by strong obsessive-compulsive symptoms successfully treated with naltrexone. Pharmacopsychiatry 42, S. 164-165, 2009

9 Knutson, B., et al.: Anticipation of increasing monetary reward selectively recruits nucleus accumbens. J Neurosci 21, S. RC159, 2001

10 Horn, C.: Glück bei Platon. In: Thomä, D., Henning, C. und Mitscherlich-Schönherr, O. (Hg.): Glück. Ein interdisziplinäres Handbuch. Stuttgart, J. B. Metzler, S. 117, 2011

11 Horn, C.: Glück bei Platon. In: Thomä, D., Henning, C. und Mitscherlich-Schönherr, C. (Hg.): Glück. Ein interdisziplinäres Handbuch. S. 117 ff., 2011

12 Gonzaga, G. C., et al.: Romantic love and sexual desire in close relationships. Emotion (Washington, D.C. 6, S. 163-179, 2006)

13 Zeki, S.: The neurobiology of love. FEBS letters 581, S. 2575-2579, 2007

14 Esch, T., und Stefano, G. B.: The Neurobiology of Love. Neuro endocrinology letters 26, S. 175-192, 2005

15 Younger, J., et al.: Viewing pictures of a romantic partner reduces experimental pain: involvement of neural reward systems. PLoS One 5, S. e13309, 2010

16 Shapiro, L. E., und Dewsbury, D. A.: Differences in affiliative behavior, pair bonding, and vaginal cytology in two species of vole (Microtus ochrogaster and M. montanus). J Comp Psychol 104, S. 268-274, 1990

17 Zimbardo, P. G.: Shyness: what ist it, what to do about it. New York, N.Y., Jove 1977

18 Statista: Umfrage in Deutschland zum Kennenlernen des Partners. 2023; https://de.statista.com/statistik/daten/studie/1025036/umfrage/umfrage-in-deutschland-zum-ort-des-kennenlernens-des-partners/

19 Bundesinstitut für Bevölkerungsforschung: Scheidungsziffern nach Ehedauergruppen in Deutschland (1990-2020). 2021; https://www.bib.bund.de/Permalink.html

20 ElitePartner: Elite Partner Studien Beziehungen. 2020; https://www.elitepartner.de/studien/archiv/page/3/?study_category=beziehungen

21 Foster, P.: Stone Age tribe kills fishermen who strayed on to island. 2006; telegraph.co.uk

22 Helbling, J.: Tribale Kriege. Konflikte in Gesellschaften ohne Zentralgewalt. Frankfurt, Campus 2006

23 Eisner, M.: Long-Term Historical Trends in Violent Crime. Crime and Justice 30, S. 83-142, 2003

24 Berridge, K. C., et al.: The tempted brain eats: pleasure and desire circuits in obesity and eating disorders. Brain Res 1350, S. 43-64, 2010

25 Walker, R., und Lupien, J. R.: The safety evaluation of monosodium glutamate. J Nutr 130, S. 1049S-1052S, 2000

26 Pecina, S., und Berridge, K. C.: Hedonic hot spot in nucleus accumbens shell: where do mu-opioids cause increased hedonic impact of sweetness? J Neurosci 25, S. 11777-11786, 2005

27 Rolls, E. T.: Taste, olfactory and food texture reward processing in the brain and obesity. Int J Obes (Lond) 35, S. 550-561, 2011

28 Yerkes, R. M., und Dodson, J. D.: The relation of strength of stimulus to rapidity of habit-formation. Journal of Comparative Neurology and Psychology 18, S. 459–482, 1908

29 Cholotta, K., und Drobnič, S.: Was macht Selbständige zufrieden? Faktoren der Arbeitszufriedenheit bei Gründern/innen. Wirtschaftspsychologie 13, S. 2013-2019, 2011

30 Kahneman, D., und Deaton, A.: High income improves evaluation of life but not emotional well-being. Proc Natl Acad Sci U S A 107, S. 16489-16493, 2010

31 Moll, J., et al.: Human fronto-mesolimbic networks guide decisions about charitable donation. Proc Natl Acad Sci U S A 103, S. 15623-15628, 2006

32 Buckholtz, J. W., et al.: Mesolimbic dopamine reward system hypersensitivity in individuals with psychopathic traits. Nat Neurosci 13, S. 419–421, 2010

33 Jussila, A., et al.: Narrow-band ultraviolet B radiation induces the expression of beta-endorphin in human skin in vivo. J Photochem Photobiol B 155, S. 104-108, 2016

34 van der Rhee, H., et al.: Sunlight: For Better or For Worse? A Review of Positive and Negative Effects of Sun Exposure. Cancer Research Frontiers 2, S. 156-183, 2016

35 Yang, A. C., et al.: Do seasons have an influence on the incidence of depression? The use of an internet search engine query data as a proxy of human affect. PLoS One 5, S. e13728, 2010

36 Boecker, H., et al.: The runner's high: opioidergic mechanisms in the human brain. Cerebral cortex 18, S. 2523-2531, 2008

37 Howland, R. H.: Hey Mister Tambourine Man, Play a Drug for Me: Music as Medication. Journal of psychosocial nursing and mental health services 54, S. 23-27, 2016

38 Osuch, E. A., et al.: Brain activation to favorite music in healthy controls and depressed patients. Neuroreport 20, S. 1204-1208, 2009

39 Mallik, A., Chanda, M. L., und Levitin, D. J.: Anhedonia to music and mu-opioids: Evidence from the administration of naltrexone. Scientific reports 7, S. 41952, 2017

40 Hsu, D. T., et al.: It still hurts: altered endogenous opioid activity in the brain during social rejection and acceptance in major depressive disorder. Mol Psychiatry 20, S. 193-200, 2015

41 Kühn, V.: Totentanz - Kabarett im KZ. Neckargemünd: Edition Mnemosyne, 2000

42 Manninen, S., et al.: Social Laughter Triggers Endogenous Opioid Release in Humans. J Neurosci 37, S. 6125-6131, 2017

43 Tacitus: Schriften der Antike: Germania. Norderstedt, Books on Demand 2022

44 Köbler, G.: Volles Risiko! Glücksspiel von der Antike bis heute. Zeitschrift der Savigny-Stiftung für Rechtsgeschichte: Germanistische Abteilung 126, 2008

45 Hessisches Ministerium des Inneren und für Sport: Jahresreport 2016 der Glücksspielaufsichtsbehörden der Länder. Der deutsche Glücksspielmarkt 2016 – Eine ökonomische Darstellung. 2018; https://innen.hessen.de/sites/default/files/media/hmdis/jahresreport_2016_0.pdf

46 Barth, D.: Der deutsche Glücksspiel- und Wettmarkt: Staatliche Einnahmen aus Steuern und Abgaben und deren Verwendung 2001-2010. 2013; https://gluecksspiel.uni-hohenheim.de/markt

47 dpa: Experte warnt: Freude über Lottogewinn währt nur kurz. 2010; https://www.nordbayern.de/panorama/experte-warnt-freude-uber-lotto-gewinn-wahrt-nur-kurz

48 Bandelow, B., et al.: Borderline personality disorder: a dysregulation of the endogenous opioid system? Psychol Rev 117, S. 623-636, 2010

49 Kerr, M., Siegle, G. J., und Orsini, J.: Voluntary arousing negative experiences (VANE): Why we like to be scared. Emotion (Washington, D.C. 19, S. 682-698, 2019

50 Ferguson, M. A., et al.: Reward, salience, and attentional networks are activated by religious experience in devout Mormons. Social neuroscience 13, S. 104-116, 2018

51 Torchalla, I., et al.: Religious participation and substance use behaviors in a Canadian sample of homeless people. Community Ment Health J 50, S. 862-869, 2014

52 Bandelow, B., und Wedekind, D.: Possible role of a dysregulation of the endogenous opioid system in antisocial personality disorder. Hum Psychopharmacol 30, S. 393-415, 2015

53 Roose, J.: Sie sind überall. Eine repräsentative Umfrage zu Verschwörungstheorien. 2020

54 Cipriani, A., et al.: Comparative efficacy and acceptability of 21 antidepressant drugs for the acute treatment of adults with major depressive disorder: a systematic review and network meta-analysis. Lancet 391, S. 1357-1366, 2018

55 Erb, W.: Über die wachsende Nervosität unserer Zeit. Heidelberg, 1893

56 Grimm, K.: Die 90-Stunden-Woche - als wir begannen, wie Maschinen zu schuften. https://www.stern.de/wirtschaft/job/arbeitzeit--16-stunden-pro-tag--als-wir-wie-maschinen-schufteten-8624588.html

57 Lebenserwartung. https://de.wikipedia.org/wiki/Lebenserwartung

58 Kessler, R. C., et al.: Posttraumatic stress disorder in the National Comorbidity Survey. Arch Gen Psychiatry 52, S. 1048-1060, 1995

59 Stevens, A., Fabra, M., und Thies, E.: Self-report vs. Clinical Interview for Posttraumatic Stress Disorder in Medicolegal Assessment. German Journal of Psychiatry 16, S. 87-94, 2013

60 Furedi, F.: From the Narrative of the Blitz to the Rhetoric of Vulnerability. Cultural Sociology 1, S. 235-254, 2007

61 Krebber, A. M., et al.: Prevalence of depression in cancer patients: a meta-analysis of diagnostic interviews and self-report instruments. Psychooncology 23, S. 121-130, 2014

62 Harris, E. C., und Barraclough, B.: Suicide as an outcome for mental disorders - A meta-analysis. Brit J Psychiat 170, S. 205-228, 1997

63 Benedetti, F., Arduino, C., und Amanzio, M.: Somatotopic activation of opioid systems by target-directed expectations of analgesia. J Neurosci 19, S. 3639-3648, 1999

64 Bandelow, B., und Schuller, K.: Mean age and gender distribution of patients with major mental disorders participating in clinical trials. Eur Arch Psychiatry Clin Neurosci, 2019

65 Bandelow, B., et al.: S3-Leitlinie Angststörungen. Berlin: Springer, 2015:

66 Nestler, E. J.: Is there a common molecular pathway for addiction? Nat Neurosci 8, S. 1445-1449, 2005

67 Hofvander, B., et al.: Continuity of aggressive antisocial behavior from childhood to adulthood: The question of phenotype definition. Int J Law Psychiatry 32, S. 224-234, 2009

68 Bernardi, S., et al.: The lifetime impact of attention deficit hyperactivity disorder: results from the National Epidemiologic Survey on Alcohol and Related Conditions (NESARC). Psychol Med 42, S. 875-887, 2012

69 Öhlin, L., et al.: Poly-substance use and antisocial personality traits at admission predict cumulative retention in a buprenorphine programme with mandatory work and high compliance profile. BMC psychiatry 11, S. 81, 2011

70 Hatzitaskos, P., et al.: Substance abuse patterns and their association with psychopathology and type of hostility in male patients with borderline and antisocial personality disorder. Compr Psychiatry 40, S. 278-282, 1999

71 Hnasko, T. S., Sotak, B. N., und Palmiter, R. D.: Morphine reward in dopamine-deficient mice. Nature 438, S. 854-857, 2005

72 Portenoy, R. K., et al.: Compulsive thalamic self-stimulation: a case with metabolic, electrophysiologic and behavioral correlates. Pain 27, S. 277-290, 1986

73 Coenen, V. A., et al.: Superolateral medial forebrain bundle deep brain stimulation in major depression: a gateway trial. Neuropsychopharmacology, 2019

74 Denys, D., et al.: Efficacy of Deep Brain Stimulation of the Ventral Anterior Limb of the Internal Capsule for Refractory Obsessive-Compulsive Disorder: A Clinical Cohort of 70 Patients. Am J Psychiatry 177, S. 265-271, 2020

75 Stone, A. A., et al.: A snapshot of the age distribution of psychological well-being in the United States. Proc Natl Acad Sci U S A 107, S. 9985-9990, 2010

76 Tellegen, A., et al.: Personality similarity in twins reared apart and together. J Pers Soc Psychol 54, S. 1031-1039, 1988

77 Nietzsche, F.: Morgenröte, S. 95 ff. Stuttgart, Kröner 1964

BORWIN BANDELOW

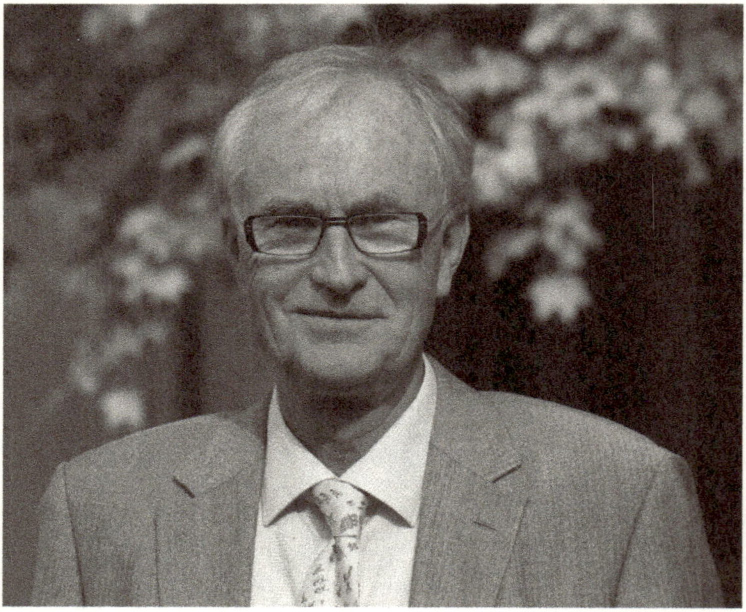

Deutschlands bekanntester Angstforscher

Prof. Dr. Borwin Bandelow, geboren 1951, Facharzt für Neurologie und Psychiatrie, Diplompsychologe, Psychotherapeut und Professor für Psychiatrie und Psychotherapie an der Universität Göttingen, ist ein international anerkannter Experte für Angsterkrankungen und Deutschlands bekanntester Angstforscher.

Er hat mehr als 350 Zeitschriften- und Buchartikel sowie Fachbücher geschrieben oder herausgegeben und hat Hunderte von Vorträgen über sein Thema in vielen Ländern der Welt gehalten. Er ist Gründer und Ehrenpräsident der deutschen Gesellschaft für Angstforschung (GAF). In der „Ärzteliste" des Focus wird Prof. Bandelow regelmäßig als Angstexperte empfohlen. In der Zeitschrift Cicero wurde Prof. Bandelow in der Liste der 500 führenden deutschen Intellektuellen geführt.

Seine Bücher über psychologische Themen sind Bestseller und wurden in mehrere Sprachen übersetzt. Bisher erschienen unter anderem „Das Angstbuch", „Das Buch für Schüchterne", „Wenn die Seele leidet" und aktuell „Das Endorphin-Prinzip – Wie Glück im Gehirn entsteht".

Er gilt seit seiner Schulzeit in Westerstede als Erfinder des Ostfriesenwitzes und ist Mitglied der Göttinger Ärzte-Band „Hot Docs", die ihre Gagen für karitative Zwecke spendet. Er lebt in Göttingen, ist verheiratet und hat drei Kinder.

maximum-verlag.de

/MaximumVerlag

@maximumverlag